交大医学 医源丛书

交大医学与创新

主　编　范先群　陈国强
执行主编　赵文华　江帆
副主编　杨　静　唐闻佳　黄　祺　宋琼芳

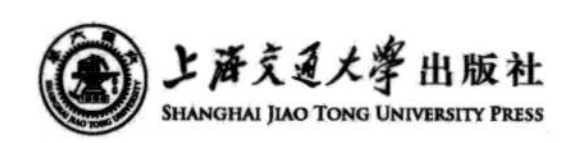

内容提要

本书共收录了上海交通大学医学院28项创新成果，记述了这些创新背后的人与事。上海交通大学医学院及附属医院自建立之初就秉承着守护人民健康的职责，在国家发展波澜壮阔的征程中做出了不平凡的业绩，从中华人民共和国成立之初抢救大面积烧伤工人、全面消灭血吸虫病等工作，到改革年代使用全反式维甲酸治愈急性早幼粒细胞白血病患者，把微创手术引入中国并全面推广，具有开拓性、引领力的创新成果层出不穷，体现了医者的初心与担当，展现了“世界一流、中国特色、上海风格、交医特质”理念下始终闪耀着的科学精神和人文情怀。通过回顾和总结这些创新成就，希望能在建设世界一流医学院的新的奋斗征程中激发更多的有志者敢于创新，追求卓越。

图书在版编目(CIP)数据

交大医学与创新 / 范先群，陈国强主编. —上海：上海交通大学出版社，2019

ISBN 978-7-313-22103-2

Ⅰ.①交… Ⅱ.①范…②陈… Ⅲ.①医学-文集 Ⅳ.①R-53

中国版本图书馆CIP数据核字(2019)第223833号

交大医学与创新

JIAO-DA YIXUE YU CHUANGXIN

主　　编：范先群　陈国强

出版发行：上海交通大学出版社　　地　　址：上海市番禺路951号

邮政编码：200030　　电　　话：021-64071208

印　　刷：上海万卷印刷股份有限公司　　经　　销：全国新华书店

开　　本：710mm×1000mm　1/16　　印　　张：17.75

字　　数：305千字

版　　次：2019年11月第1版　　印　　次：2019年11月第1次印刷

书　　号：ISBN 978-7-313-22103-2

定　　价：68.00元

交大医学医源丛书

交大医学与创新

主　编

范先群　陈国强

执行主编　赵文华　江　帆

副主编　杨　静　唐闻佳　黄　祺　宋琼芳

序 | 唯有创新，方能卓越

王振义

上海交通大学医学院编写了这本《交大医学与创新》。当我读到那么多耳闻目睹的故事、见到那么多亲切熟悉的名字时，深感这本书不但有历史意义，而且有引导年轻一代树立创新意识的价值。

今年是中华人民共和国建国 70 周年，70 年来，中国医学和医疗服务的进步与发展有目共睹，毋庸置疑，上海交通大学医学院各家附属医院的医务工作者，也在这 70 年间默默地作出了创新的贡献。

《交大医学与创新》一书，正是选取了从中华人民共和国建立初期到今天，上海交通大学医学院系统中特别突出的创新成绩。从抢救钢铁英雄邱财康、完成中国首例断指（肢）再植，到开创中国小儿心胸外科、建设和发展有中国特色的口腔颌面外科，再到阻断家族病“遗传通道”、开展胎儿宫内心脏术等 28 个创新成果背后的故事，娓娓道来，各有精彩。这 28 个故事是无数创新故事中的代表，是上海交通大学医学院过去 67 年坚守医学初心、牢记健康使命成绩单的一个缩影。记录这些故事，不但是记录时代洪流中的故事、人物，更重要的是记录下了创新故事背后的信念和创新精神。

大家都说创新者要有勇气，但我认为创新者更多的是要勤奋、钻研、敢于想象和担当。作为培养未来医学人才的高等院校，如果我们身处其间的老师、医生没有创新的意识、勇气和敢于担当的精神，没有汇集众家所长，在自己从事的行业、探索的领域想得比前人深一些、走得比前人远一些的意识和本领，那就无法完成党和人民交托给我们的培养德才兼备的卓越医学人才的重任。

年轻一代，在师长、前辈精神的激励下，在总结前人经验教训之后，应该如何走上这条创新之路？我想，离不开“勤于学习、善于思考、勇于实践、敢于负责”这十六个字。

首先应该勤于学习，创新建立在牢固的知识基础之上，要有“板凳甘坐十年冷”的扎实之功，而非急于求名逐利。创新是对既往知识经验的突破，前提必然是对既往经验知识的全面掌握和理解，没有刻苦钻研之功，没有站在巨人肩膀上的高度，坐井观天、故步自封是不可能创新的。

其次应该善于思考，对于既往经验知识在学习掌握的同时，也应该常怀探索之心，不明处、模糊处多问几句为什么。路漫漫其修远兮，吾将上下而求索。质疑和批判精神是创新者必备的品质。

再次应该勇于实践，都说知易行难，创新成果都是脚踏实地探索而得，纸上得来终觉浅，绝知此事要躬行，如果让疑问仅仅停留在头脑中，而没有大胆去求证、亲自去判断，那么所谓创新不过是南柯一梦、纸上谈兵。

最后也是最重要的是敢于负责，不是所有的质疑都能取得正面的结果，通往创新的道路蜿蜒曲折，机遇青睐有准备的人，但也未必所有有准备的出发都能导向终点，走弯路、撞南墙可能才是创新路上的常态。瑞金医院血液科从 1959 年设立白血病病房，到 1986 年成功完成第一例急性早幼粒细胞白血病治疗的研究，其成果获得了国内外的公认。该研究团队曾经历了漫长的摸索，遇到了很多困难和失败，但他们坚持不懈，迎难而上，最终取得胜利的成果。

现在是 21 世纪第一个 20 年的末尾，人类的科技进步达到了前所未有的高度。人工智能、大数据、基因技术……新兴的技术各自加速发展，随后互相交叉，已经在医学领域得到了应用。接下来，新技术与医学的深度融合，必将促成更多的医学进步，但要让各种设想成为现实，依然需要有更多原创性的、划时代的创新。

今日的医学，与我所在的时代已经完全不同，但创新所需要的精神和动力，没有改变。不断学习，深入思考，刻苦钻研，努力实践，伟大的时代呼唤更多的担当、更多的创新，愿有更多的年轻人，敢于创新，成就卓越，在新时代的华章中，唱响自己的节拍。

目　录　Contents

筚路蓝缕

春风始新

敢立潮头

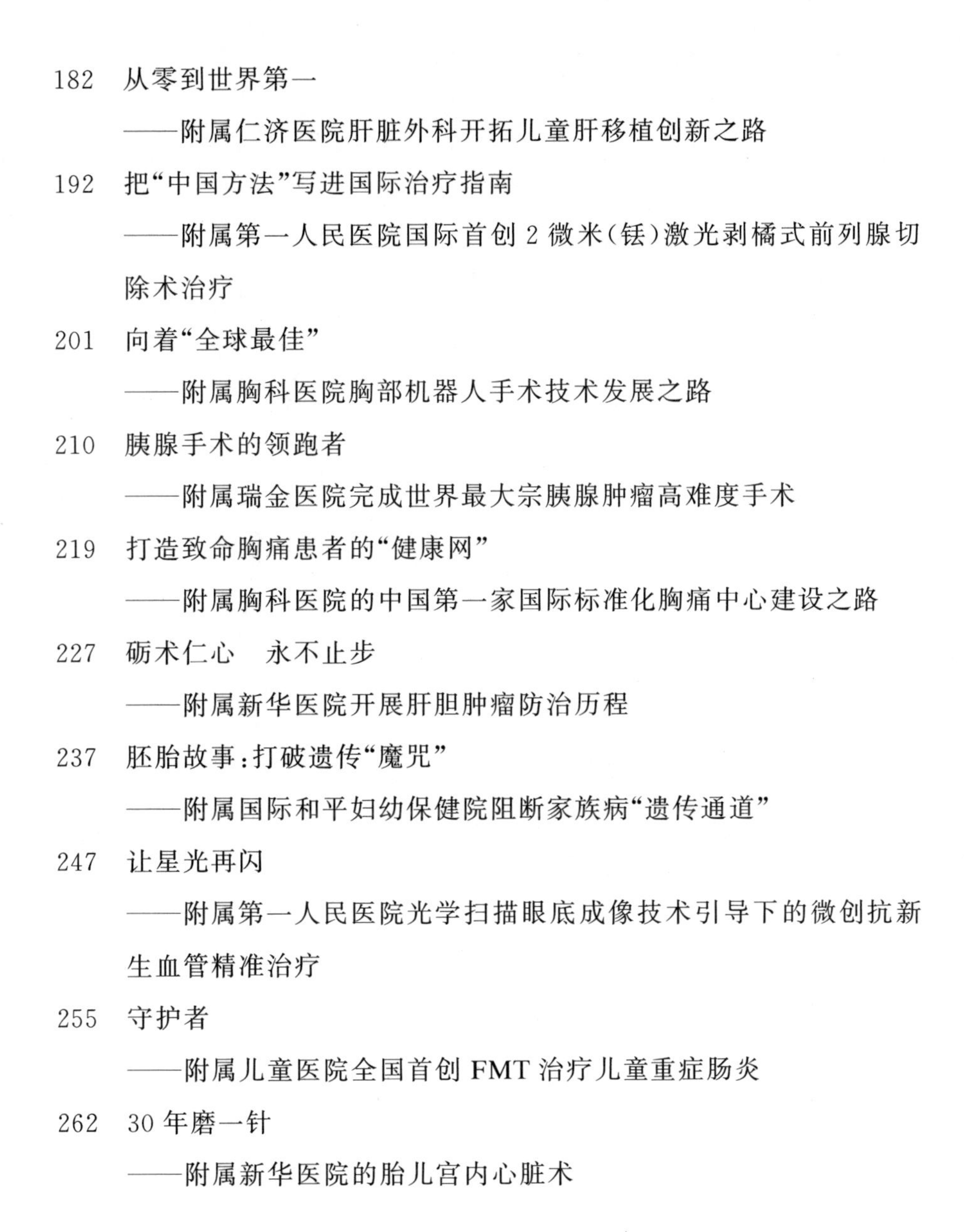

筚路蓝缕

蛛丝马迹觅真凶

——附属瑞金医院首次在我国成功诊断并治疗原发性醛固酮增多症

在瑞金医院百十年院庆的晚会上，内分泌科学科带头人宁光院士小心翼翼地拿出了一件珍藏的物件——中国第一例原发性醛固酮增多症(简称原醛症)的病案。要知道，第一例原醛症的诊治不仅是瑞金医院内分泌代谢专业成立的标志，更是中国内分泌学发展的里程碑。

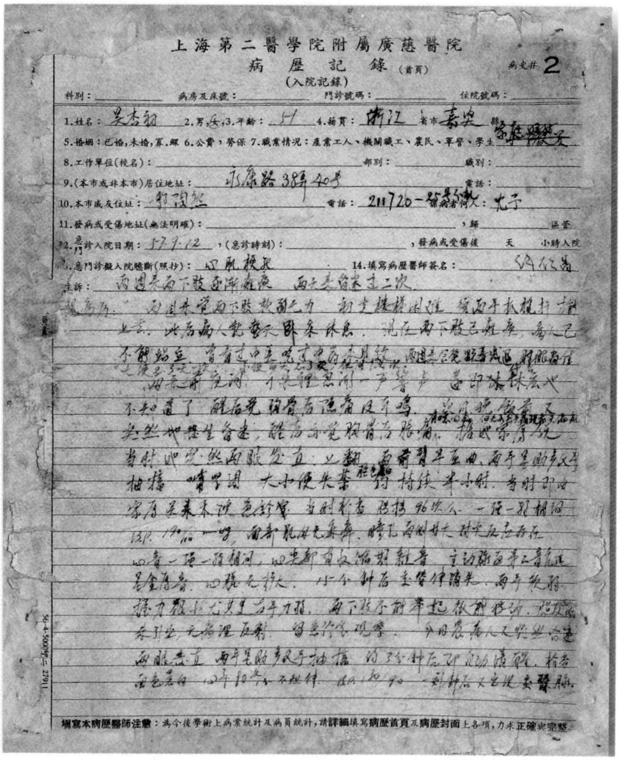
上海第二醫學院附屬廣慈醫院
病歷記錄(首頁)
(入院記錄)
病史# 2
科别： 病房及床號： 門診號碼： 住院號碼：
1.姓名： 2.男,女,3.年齡：51 4.籍貫：浙江 省市 縣
5.婚姻：已婚,未婚,寡,鰥 6.公費，勞保 7.職業情況：產業工人、機關職工、農民、軍警、學生
8.工作單位(校名)： 部别： 職别：
9.(本市或非本市)居住地址： 電話：
10.本市戚友住址： 電話：211720- 陪病者何人：
11.發病或受傷地址(無法明確)： ，縣 區管
12.急門診入院日期：57.9.12，(急診時刻)： ，發病或受傷後 天 小時入院
13.急門診擬入院臆斷(照抄)： 14.填寫病歷醫師簽名：
主訴：
填寫本病歷醫師注意：為今後學術上病案統計及病員統計，請詳細填寫病歷首頁及病歷封面上各項，力求正確與完整。

图 1-1　中国第一例原发性醛固酮增多症的病案

它的珍贵还在于这份病案里有邝安堃、傅培彬、程一雄、许曼音和陈家伦亲笔书写的病历和签名，不仅记录了那个艰辛的过程，而且很好地诠释了流淌在瑞金内分泌科血液中的文化和精神。

这是一个急诊病人，1957 年入院时拟诊“低血钾，原发性醛固酮增多症?”，写下这个诊断的是陈家伦教授。虽然有一个问号，但能写下这个诊断已是非常不易，要知道，美国的 Conn 教授发现并诊断全球第一例并报道仅仅是在一年前(1956 年)。其后，在邝安堃教授领导下，陈家伦教授和许曼音教授成功地将该病例诊断为原发性醛固酮增多症，并由傅培彬教授和程一雄教授手术。回顾此例病人的诊断，似乎是偶然或者幸运，因为病人就诊于瑞金，瑞金巧遇并成功诊治。

但是，探究整个过程，就会发现偶然背后的必然性：他们师生在 1956 年就发表过有关醛固酮的综述，为 1957 年遇到并诊断和成功治疗奠定了基础。而再向前推，1949 年邝安堃教授就带领陈家伦教授、许曼音教授和王振义教授开始肾上腺的研究，他们用嗜酸细胞表示肾上腺皮质激素水平，很好地观察皮质醇功能……

国内首诊原醛，初创学科高地

原醛症，在国内被发现并确诊以前一直被视为是一种疑难的内分泌的病种，有高血压，有低血钾，其在高血压人群中的患病率占比 1%～2%。直到 20 世纪 90 年代，人们对原醛症的认识发生了重大的改变。

1933 年，邝安堃在法国巴黎大学医学院获得医学博士学位后毅然放弃了法国优越的生活回国从业。回国第二天，他就被震旦大学校长 Germain 聘到震旦医学院任教，教授皮肤科和小儿科，并担任这两个科的主任，而后又担任广慈医院(瑞金医院前身)大内科主任。解放初期，邝安堃与学生陈家伦、许曼音发现肾上腺皮质在应激状态下分泌大量皮质醇使得血中嗜酸性细胞减少甚至到零，如应激减轻则嗜酸细胞回升。1951

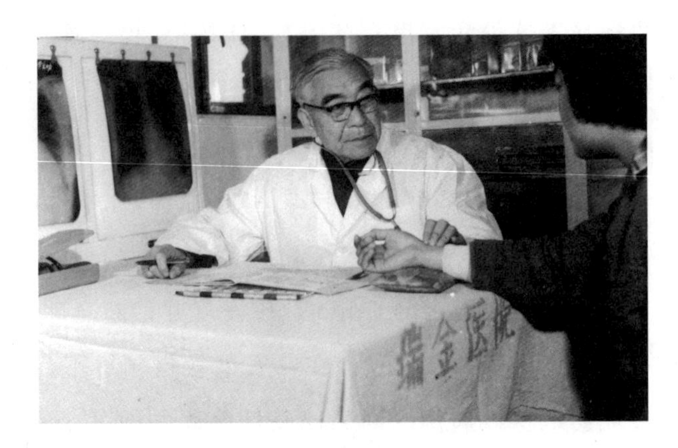

图 1-2 邝安堃教授(摄于 1979 年)

年开始,他们利用一台简单的直视显微镜做嗜酸细胞直接计数,用以评估肾上腺皮质功能,同时对许多急性传染病如伤寒和外科病人的预后做出准确预测,这是文献中可查的中国有关肾上腺皮质功能最早的研究,也成为瑞金内分泌科的起源。

1955 年,Conn 发现了世界上第一例原发性醛固酮增多症(简称原醛症)。两年后,邝安堃、陈家伦、许曼音等发现并成功诊治了国内第一例原醛症,据此,奠定了瑞金医院在我国内分泌领域的领先地位。

在第一例原醛症的病案中这样记录到:"1957 年 9 月 12 日,51 岁的女性患者吴××,因高血压脑血管意外发生昏迷、手足抽搐及'截瘫'而急诊入院。患者于 8 年前开始逐渐出现多饮、多尿。一天内饮水量约 3000 毫升,夜尿增加,多饮多尿情况一直持续至转入瑞金医院。"之后,在对该患者进行体格检查时,除了心电图早搏、明显的低钾特征以外,还呈现双侧下肢瘫痪的症状。当时病房里的责任医生许曼音立刻发现了疑点,"脑血管意外的典型表现为健侧偏瘫,双侧下肢瘫痪考虑低钾性周期性麻痹。"许曼音注意到的这个临床特征对病因诊断非常重要,尽管这些临床特征在当时并不少见,但瑞金医院年轻的主治大夫能够最早注意到,并考虑将双下肢麻痹甚或周身麻痹与低血钾、高尿钾联系起来,对医者来说,是机遇，是运气，更是平日里好学求新的厚积薄发。

“能够最早发现疾病，主要受益于邝安堃教授对于学习的要求。假使没有看过文献不了解这个病，就永远无知无为。”作为邝安堃教授的得意门生，如今已经耄耋之年的陈家伦提及原醛症的发现之路依然难掩激动之情。他动情地回忆道，邝教授在学习上有要求：“你必须把自己学科里的主要杂志发表的论文掌握下来”，即所谓的掌握新知。能够第一个发现疾病是机遇，但是要抓住机遇靠的还是不断的学习。也正是这种代代相传的求新精神，使瑞金医院内分泌研究至今保持着不甘人后的奋斗理念。

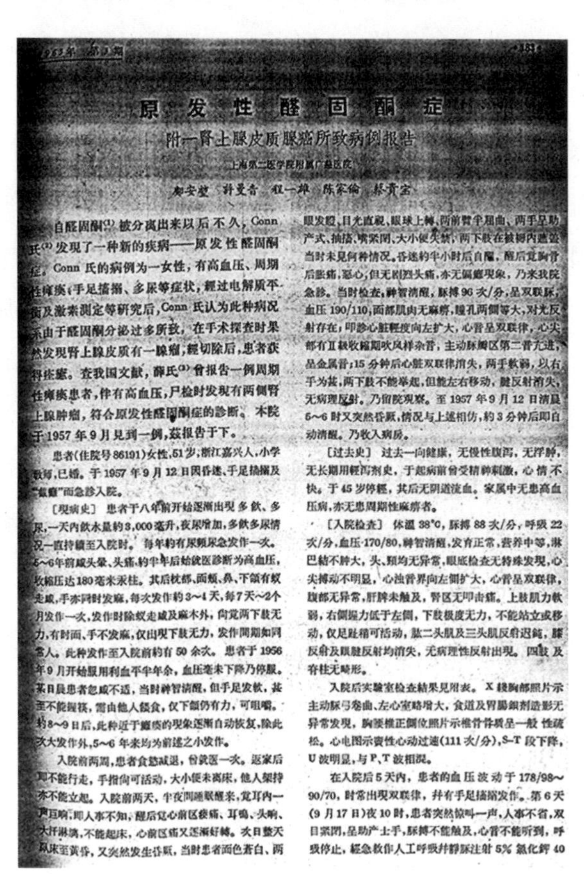

1963年 第3期　·181·

原发性醛固酮症

附一肾上腺皮质腺癌所致病例报告

上海第二医学院附属广慈医院

邝安堃　许曼音　程一雄　陈家倫　蔡贵宝

自醛固酮[1]被分离出来以后不久，Conn氏[2]发现了一种新的疾病——原发性醛固酮症。Conn氏的病例为一女性，有高血压、周期性瘫痪、手足搐搦、多尿等症状，經过电解质平衡及激素测定等研究后，Conn氏认为此种病况系由于醛固酮分泌过多所致，在手术探查时果然发現腎上腺皮质有一腺瘤，經切除后，患者获得痊癒。查我国文献，薛氏[3]曾报告一例周期性瘫痪患者，伴有高血压，尸检时发現有两側腎上腺肿瘤，符合原发性醛固酮症的診断。本院于1957年9月見到一例，兹报告于下。

患者（住院号86191）女性，51岁，浙江嘉兴人，小学教师，已婚。于1957年9月12日因昏迷、手足搐搦及“癲癇”而急診入院。

〔現病史〕 患者于八年前开始逐渐出現多飲、多尿，一天內飲水量約3,000毫升，夜尿增加，多飲多尿情况一直持續至入院时。每年約有尿频尿急发作一次。5～6年前感头暈、头痛，約半年后始就医診断为高血压，收縮压达180毫米汞柱。其后枕部、面頰、鼻、下頜有蚁走感，手亦同时发麻，每次发作約3～4天，每7天～2个月发作一次，发作时除蚁走感及麻木外，尚觉两下肢无力，有时面、手不发麻，仅出現下肢无力，发作間期如同常人。此种发作至入院前約有50余次。患者于1956年9月开始服用利血平半年余，血压毫未下降乃停服。某日晨患者忽感不适，当时神智清醒，但手足发軟，甚至不能握筷，需由他人餵食，仅下頜仍有力，可咀嚼。約8～9日后，此种近于癱痪的現象逐渐自动恢复，除此次大发作外，5～6年来均为前述之小发作。

入院前两周，患者食慾减退，曾就医一次。返家后即不能行走，手指尚可活动，大小便未离床，他人架持亦不能立起。入院前两天，半夜間睡眠醒来，觉耳內一声巨响，即人事不知，醒后觉心前区疼痛、耳鳴、头晌、大汗淋漓，不能起床，心前区痛又逐渐好轉。次日整天臥床至黄昏，又突然发生昏厥，当时患者面色蒼白、两眼发瞪，目光直视、眼球上轉，两前臂半屈曲、两手呈助产式、抽搐、嘴紧閉、大小便失禁，两下肢在被褥內屈曲，当时未見何种情况。昏迷約半小时后自醒，醒后觉胸骨后脹痛，恶心，但无剧烈头痛，亦无偏癱現象，乃来我院急診。当时检查，神智清醒，脉搏96次/分，呈双联脉，血压190/110，面部肌肉无麻痹，瞳孔两側等大，对光反射存在，叩診心脏輕度向左扩大，心音呈双联律，心尖部有Ⅱ級收縮期吹风样杂音，主动脉瓣区第二音亢进，呈金属音；15分钟后心脏双联律消失，两手軟弱，以右手为甚，两下肢不能举起，但能左右移动，腱反射消失，无病理反射。乃留院观察。至1957年9月12日清晨5～6时又突然昏厥，情况与上述相仿，約3分钟后即自动清醒。乃收入病房。

〔过去史〕 过去一向健康，无慢性腹泻，无浮肿，无长期用輕瀉剂史，于起病前曾受精神刺激，心情不快。于45岁停經，其后无阴道流血。家属中无患高血压病，亦无患周期性麻痹者。

〔入院检查〕 体溫38℃，脉搏88次/分，呼吸22次/分，血压170/80，神智清醒，发育正常，营养中等，淋巴結不肿大，头、頸均无异常，眼底检查无特殊发現，心尖搏动不明显，心浊音界向左側扩大，心音呈双联律，腹部无异常，肝脾未触及，腎区无叩击痛。上肢肌力軟弱，右側握力低于左側，下肢极度无力，不能站立或移动，仅足趾稍可活动，肱二头肌及三头肌反射迟鈍，膝反射及跟腱反射均消失，无病理性反射出現。四肢及脊柱无畸形。

入院后实驗室检查結果見附表。X綫胸部照片示主动脉弓卷曲、左心室略增大，食道及胃腸鋇剂造影无异常发現，胸腰椎正側位照片示椎骨骨质呈一般性疏松。心电图示竇性心动过速（111次/分），S-T段下降，U波明显，与P、T波相混。

在入院后5天內，患者的血压波动于178/98～90/70，时常出現双联律，并有手足搐搦发作。第6天（9月17日）夜10时，患者突然惊叫一声，人事不省，双目紧閉，呈助产士手，脉搏不能触及，心音不能听到，呼吸停止，經急救作人工呼吸并靜脉注射5%氯化鈣40

图1－3　1963年发表于《中华内科》上的《原发性醛固酮症》论文

简陋实验条件下的不凡工作

当时的内分泌科实验室是一间只有30平米大小的房间，由一个技术员、三四件仪器拼凑而成。即便是这样的条件，在陈家伦看来已是非常之好了。因为在这之前，在他们开始嗜酸细胞直接计数评估肾上腺皮质功能时，"实验室"只是检验科的一张桌子而已。在仅有的三四件实验仪器当中，最珍贵的要属用于测定电解质的火焰分光光度计了。临床工作之余的陈家伦正是借助这台仪器，证实了原发性醛固酮增多症的患者血钾降低和尿钾增多。

疾病的探索是无止境的。证实了疾病的特征后，又一个疑问萦绕于陈家伦的脑海：如何说明患者血液中醛固酮激素增加呢？在当时还不能直接测定醛固酮的条件下，只能测患者尿液中的"潴钠活性"。简单地说，就是将患者的尿提取物注射到老鼠体内，然后测定老鼠的尿钠和尿钾。经过反复的实验，陈家伦和他的研究团队发现，老鼠的尿钠降低和尿钾升高，证实了患者尿中"潴钠活性"增强，提示盐皮质激素分泌增多。

在证实了尿里潴钠的同时，陈家伦和研究团队一边又开展了十分详细的代谢研究。而实验的对象就是病人的尿液和粪便，在测定粪便电解质的过程中总会散发出难闻的气味，这让隔壁病房的同事也难忍其"臭"，纷纷掩鼻而逃。但就是在这种简陋的条件和恶劣的环境下，陈家伦对原醛在电解质代谢方面的认识更加深入。

没有从天而降的运气

"在当时的国内，能够诊断这个病，应该说是运气。但是运气也不是自己找上门的，也是基于不断地积累和详实的研究。"正如陈家伦所说，从来没有从天而降的运气，每一个发现都是基于一步一个脚印的扎实研究。

在那时，还没有现在实验常用的代谢笼，为了分别收集老鼠粪便和尿液，陈家伦与医院车间的工人师傅一起设计了打孔隔板，然后在隔板之下放置收集器，就这样解决了老鼠尿液收集的问题。

70 年代末期，中国还处于相对封闭，较为落后的局面，科学界与国外的交流甚少。全国还没有一家科研机构能够开展醛固酮测定法。而制备醛固酮抗体是建立醛固酮放免测定法的首要条件，当时，这就成为摆在他们面前的一道难题。可是，要诊断内分泌系统疾病，测定激素是最起码的前提。

志在创新的邝安堃和陈家伦没有停下科研的脚步，他们孜孜以求地寻找直接测定激素的方法。

没有标准就制定标准！在邝安堃的指点下，陈家伦求教于当时的上海第二医学院(现上海交通大学医学院)生化教研室主任丁霆。在经历了无数次失败之后，总算研制出醛固酮测定法，不仅为原醛症的诊断提供了有力的工具，同时弥补了国内在这一领域的研究空白。在此后的 30 年，邝安堃和他的弟子们一共诊断了原醛病人 200 例，为国内最大系列。

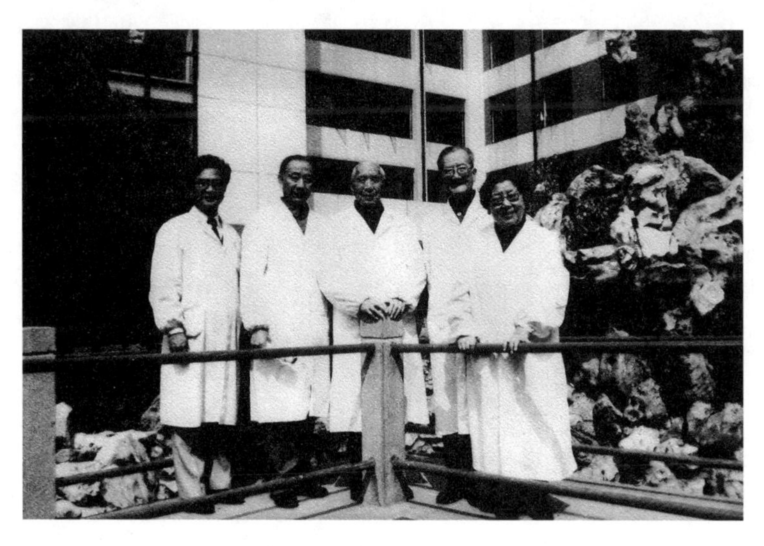

图 1-4 邝安堃、丁霆、陈家伦、许曼音、罗敏等医生合影

成为中国内分泌学的三大起源地

1956年建立的内科实验室是上海第二医学院最早设立的科研机构之一。1959年，丁霆先生在邝安堃的邀请下来到广慈内科实验室工作，并逐渐将重点放在激素测定的研究上，实验室于1964年经学校批准为上海第二医学院内分泌研究室。广慈内分泌的蓬勃发展也极大地推动了中国临床内分泌学的兴起和形成，奠定了广慈内分泌成为中国内分泌学的三大起源地之一的地位。

20世纪60年代，医院内分泌的前辈们在邝安堃的领导下，开始用现代医学方法研究中医阴阳学说和虚症理论的尝试，成为中西医结合研究最早的实践者和开拓者。他们创造性地建立可的松阳虚动物模型、阴虚和阳虚高血压动物模型等，首次用现代医学的方法证实了中医的阴阳拮抗理论。在临床中用中西医结合的方法治疗甲低和甲亢，取得了显著效果。邝安堃将内分泌学比作中西医结合的桥梁，认为激素间的对抗与阴阳学说、激素的反馈与五行学说极为相似，成为西医理论和中医理论的结合的开山之作，至今仍被中西医结合研究奉为经典，邝安堃因此也被尊为中西医结合研究的开创者。

邝安堃教授这位内科学术泰斗带领着学生们不断探索，无论条件优劣，遇到每一个灵感或机遇，都努力捕捉，每一项实验都要追求新意——这些理念也成为瑞金内分泌科的信念。诸多的发现和创新，使得瑞金内分泌科创始之初就功绩卓著，建起了学科高地。

连续多年全国第一，瑞金内分泌成为患者“最后的希望”

一台简陋的显微镜，一个简单的嗜酸细胞计数方法，发源了瑞金内分泌不凡的六十载历程。60多年来，瑞金内分泌团队创新的步伐从未停息。以国内第一例原发性醛固酮增多症的成功诊治为标志，奠定了瑞金内分泌学科的发展的重要基石。20 世纪 60 年代，瑞金医院首次用现代医学的方法证实了中医的阴阳拮抗理论，将其用于治疗甲低和甲亢，效果显著。从 20 世纪 80 年代的"馒头餐"实验到 90 年代国内第一个以宣教为目的的糖尿病中心的成立，瑞金医院已成为内分泌代谢病领域的全国范式。

进入新世纪，新的治疗技术和方法层出不穷。

宁光院士率领的团队曾 3 次获得国家科技进步二等奖，在探索医学未知领域的过程中，追根溯源成了他的思维定式。临床实践中，即使患者得以治愈，他仍会自问：我们用的治疗方法是最好的吗？还有什么可以改进的地方？

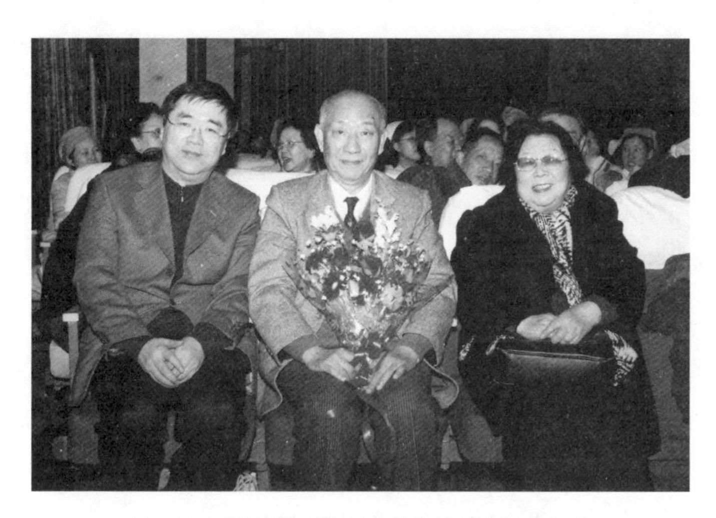

图 1-5 宁光与陈家伦、许曼音合影（摄于 2003 年）

2000 年，宁光在会诊外科收治的一名甲状腺肿大的 12 岁男生时，总觉得这个病人有点特别，将此例罕见病例转到内分泌病房，以期查清病因并更彻底治疗。很快就在临床上做出多发性内分泌腺瘤病 2B 型的诊断，宁光教授又为男生做外显子基因测序，发现他的 RET 原癌基因的第 918 位点发生了基因突变。最后病理证实，该患者是甲状腺髓样癌伴有粘膜神经瘤，正是多发性内分泌腺瘤病 MEN2B 型！也因此，宁光教授通过基因诊断了国内第一例多发性内分泌腺瘤病。

宁光清醒地认识到，长期以来，由于该类疾病发病率相对较低而缺乏系统性研究，常易误诊漏诊，必须有所改变！为此，他经过 7 年潜心研究，在总结大样本临床病例的基础上，构建并逐步完善 3 大类、10 小类的分类体系，理清并提出全新的诊断思路，极大提高了遗传性内分泌疾病的检出率。宁光又通过对临床诊治技术的整合与规范，形成程式化基因诊断流程，使该类疾病基因诊断的周期从 30 多天缩短为 4～6 天，疾病确诊率也由原来的不足 40%一举提高至 90%以上。目前，宁光团队已诊断出 30 种单基因遗传性内分泌疾病，发现 66 种基因突变类型，其中 26 种在世界上均属首次报道。同时，他们还在国际上首次构建病种丰富、管理规范的遗传家系库，这对保护遗传资源、探讨疾病发生机制及高危人群预防都有极其重要的意义。

内分泌肿瘤种类众多，诊治异常困难，而其发病机制更是有许多未知，为此，宁光与他的团队在临床建立多种敏感的诊断方法，在提高诊断水平基础上，又发现了胰岛细胞瘤和肾上腺库欣综合征的致病基因，并继而完成它们的分子分型，实践精准医学和个体化医疗的新理念。

宁光率先建立了“内分泌代谢病学科群”，将心血管科、神经外科、泌尿外科、病理科、放射医学科等各科专家汇聚在一起，为患者打造更好的个体化、综合治疗。来自各学科的专家们每周共同研究疑难杂症的对策，瑞金内分泌也因此成了国内“疑难杂症终极汇聚地”。

如今，在瑞金医院内分泌科看病，跟别处很不同。在这里的“国家标准化代谢性疾病管理中心”，一次挂号就能解决所有检查，再不用跑遍整个医院，多次排队、付费。

“原本病人看病太累，”宁光说，“在这个标准化代谢中心就诊的患者，前往全国其他代谢中心，所有检查指标都被互相认可，不需要重复检查。”原来，这个标准化代谢中心实行“一个中心、一站服务、一个标准”的核心理念，截至2019年10月，全国已有632家医院成功加入代谢中心行列，管理患者总数达20.1万人。2020年全国将突破1000家，有望构成代谢病患者管理的常态模式。

心系患者，瑞金医院内分泌团队60多年的发展始终不忘这条宗旨。

每周一下午，是瑞金内分泌代谢病学科群雷打不动的共同会诊时间，每周这个日子，不论是院士或教授，还是住院或实习医师都会聚拢在瑞金内分泌会议室，进行学科群会诊。来自心血管科、神经外科、泌尿外科、病理科、放射医学科等各科专家汇聚于此，共同研究疑难杂症的对策，为患者打造个体化的治疗方案。他们将会诊诊治的病例汇集成册，出版了《瑞金内分泌疑难病例选》，成为业内最受欢迎的书籍。

瑞金内分泌早已根深叶茂，硕果累累，但这个团队并不就此止步。作为行业翘楚，带领中国医学界的发展，瑞金内分泌团队自觉使命在肩。1985年，该学科创办了中国第一本内分泌领域的中文学术期刊《中华内分泌代谢杂志》，该核心期刊总被引频次和综合评价总分多次位列内分泌代谢病学和风湿病学类期刊首位。秉持着一颗要“发出中国内分泌应有声音”的理想和坚持，2009年，该团队创办了中国第一本糖尿病领域的英文杂志 *Journal of Diabetes*。如今，它的影响因子达到3.039，在亚洲糖尿病期刊中名列第一。

“做学术，不要只做人家做过的事情。”这不仅是瑞金内分泌创始人邝安堃教授教导学生们常说的话，更是代代内分泌人的共同宣言。学习不断、创新不止。从1957年国内第一例原醛症患者被治愈开始，广慈内分泌人从未放慢前行的步伐。

（朱凡　徐焰）

创造世界烧伤学的"瑞金公式"

——附属瑞金医院成功抢救钢铁英雄邱财康

邱财康，一名普通的炼钢工人，从没想到过自己的名字，会与医院、医学乃至医学史如此紧密地联系在一起。作为世界烧伤医学史上的一个奇迹。和他有关的这个故事，成为中国乃至世界医学史上的一个重要标记——"1958年广慈医院(瑞金医院前身)成功抢救大面积烧伤工人邱财康"的案例，成就了中国烧伤学科的源起；而后医院探索、总结出的烧伤休克复苏"瑞金公式"，应用"冬眠合剂"降低应激反应、保护脏器功能的危重烧伤救治策略以及早期切痂、大张同种异体皮覆盖创面、自体皮片和同种异体皮嵌植的"皮肤混合移植技术"三大危重烧伤救治的核心技术，奠定了现代中国烧伤治疗的基础，也启发了后续诸多重症烧伤救治和创面处理技术的发展。

大胆创新，补液公式被改写

1958年5月26日，深夜11点，"大炼钢铁"中的上钢三厂，一辆行车在悬空吊运时主扣松开，重量10吨半、温度1300℃的铁水包掉了下来，爆炸……瞬间，时年31岁的青年炉长邱财康，表皮成了焦炭，头肿得像个气球。经确诊，全身89.3%皮肤面积被灼伤，三度灼伤面达23%。邱财康的生命危在旦夕，死神已经站在他身旁。

按照烧伤程度的标准，当时的邱财康全身只有头皮、两个臂膀、腰部皮带束着的一窄条部分和两只脚底，还能看到皮肤，其他地方全部被烧伤，而且除了23%全层皮肤损毁的三度烧伤创面外，大部分创面属于深二度烧伤创面。当时业界公认的烧伤治疗极限是烧伤总面积占体表面积80%，世界上尚无超过如此面积烧伤病人救治成功的先例。而液体复苏方法只有美国烧伤学科权威伊文思提出的伊文思公式，这个公式只适用于防治全身烧伤面积低于50%的病人出现休克，也就是说，邱财康的伤情，无救治成功先例，更缺少可借鉴类似病例救治的经验，是没有救治希望的，更何况当时我国的医学水平和设施条件并不占优。

国际权威结论摆在面前，医学的极限似乎已划好了生死线，但没有人打算放弃。上海第二医学院和广慈医院迅速组织抢救小组，由普外科董方中任组长，史济湘任副组长，专家名单上还有傅培彬、邝安堃、杨之骏、戴自英、张涤生……这些如今在中国医学史上响当当的大师，当年都聚在邱财康的病床旁。据统计，医院当年派出40多名最顶尖的专家成立专门救治小组，还有难以计数的护理团队、后勤小组。医护工作者只有一个单纯的目标：全力以赴抢救这位工人兄弟的生命，希望创造属于中国的奇迹。

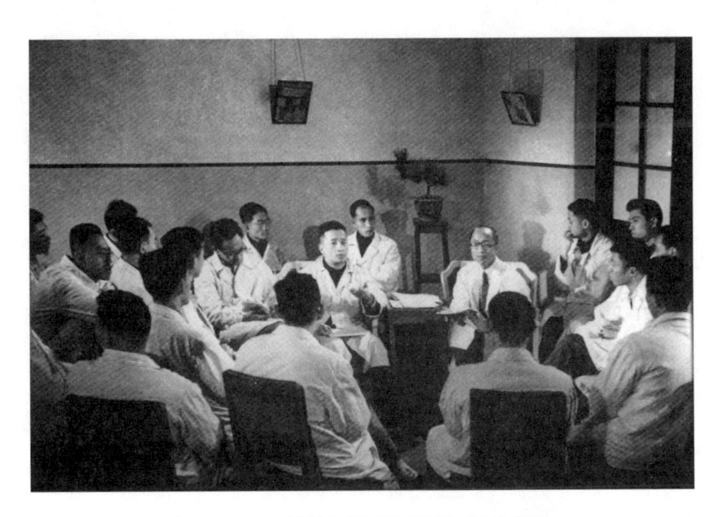

图2-1 医师正在研究抢救邱财康的措施

医院党总支高度重视邱财康的抢救工作，专门开会讨论其救治工作，经研究决定:(1)加强、充实专门治疗小组力量:由傅培彬、董方中领导,史济湘、张涤生、杨之骏、陈德昌、朱德安等人组成专门治疗小组;(2)指定杨之骏专门负责医务人员和烧伤病员的思想工作及抢救的组织工作;(3)建立临时护理小组,由护理干事李利伯、副护士长殷增雪、顾耀平、裘月波和护士裘幽玉、奚德娟、方树岚、印丽华等人组成,李利伯任组长;(4)建立院内外专家会诊制度,充分发挥各学科专家在技术上的指导作用。

医院党总支书记兼副院长程贤家、上海第二医学院党委书记关子展在接到病情汇报后,先后召开全院医生紧急会议和动员大会,鼓励全院医务人员发扬救死扶伤的精神,从死神手中为钢铁战士夺回生命。邱财康整个治疗期间,上海第二医学院党委书记关子展、医院党总支副书记金伯刚等多次参加专家会诊,听取史济湘、杨之骏等的抢救工作汇报,讨论研究治疗措施并做出重要指示。

5 月 28 日,傅培彬再次主持会议,会议讨论结果决心解放思想,打破陈规,要做出一些创新性的临床治疗。普外科发动全科三十多名医生,立刻分工查阅近十年来全世界各国发表的烧伤医学文献。当天下午再次开会讨论治疗方案,根据大家查阅的文献结果归纳成 15 条治疗措施。

在最初两天,烧伤后的休克关尤其致命。因为烧伤后创面大量体液流失,需要补充体液,但补多少,难以计算——权威的“伊文思公式”在这里不适用了。为此,医护人员创新地提出增加补液尤其是血浆的方法,以维持正常血容量。在此过程中,救治小组日夜不眠,每 4 小时用 1% 的肝素冲洗一次,以防血栓形成……

为了应对意外情况,董方中、史济湘、张涤生三位教授 24 小时轮流值班,随时调整治疗方案;杨之骏、陈德昌、朱德安等年轻医生几乎寸步不离,对心率、足背动脉搏动和尿量进行严密监测;护理小组 12 小时轮换一班,以确保补液通畅、顺利输入,下班后护士们还主动留下来修补清洗手套、口罩,做纱布垫等,以备邱财康随时换药的需要。

经过 5 天 5 夜的全力抢救,邱财康安然度过了休克关。

汇集智慧，闯过生死三关

严重烧伤后的病人要经历三个生死关：休克关、感染关、植皮关。闯过休克关后，另两个挑战紧随而来。

为了避免邱财康发生创面感染，医院特地设置专门的烧伤病房，创新性地制定了一整套消毒隔离措施，如将病房隔离消毒，医护人员每天上下班都从专用出入口进出，进出病房要严格更换衣物，并经过换鞋、换衣、洗手才可进入邱财康病房。五六月的上海温暖而潮湿，细菌容易快速繁殖，保持创面干燥才能防治细菌过快生长，治疗小组还提出采用暴露疗法取代传统的包扎疗法。

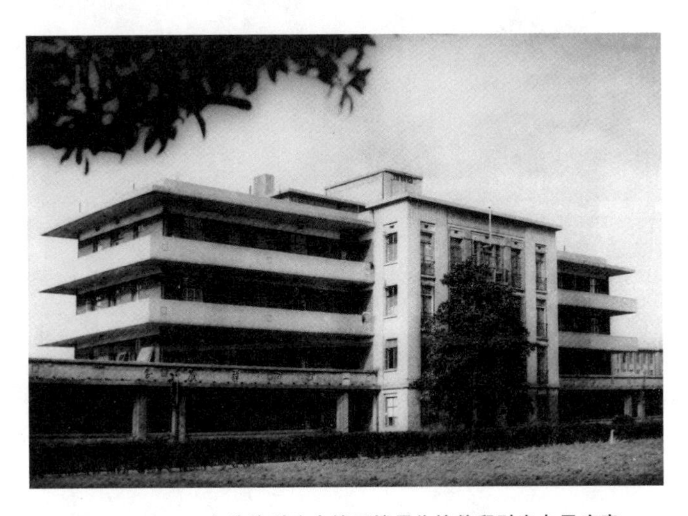

图 2-2　1958 年传染科病房楼四楼用作抢救邱财康专用病房

但邱财康伤势实在太严重了，感染还是发生了。6 月 2 日，邱财康背部创面出现了铜绿假单胞菌也就是绿脓杆菌感染，6 月 7 日的血培养结果显示阳性，证实邱财康发生绿脓杆菌败血症。

败血症对于此时处于极度衰弱状态的邱财康来说，分分秒秒可以致命。瑞金医院先后请来上海第一医学院附属华山医院副院长戴自英、上海第二医学院余濱和医院内科王耆令等专家紧急会诊，决定使用当时国内尚未临床应用的多黏菌素 B 治疗绿脓杆菌感染，这种药当时内地买不到，需要紧急从香港采购。

此后，为了邱财康的病情，又举行了第二次上海市专家大会诊，参加会诊的“大咖”有：黄铭新、沈克非、崔之义、戴自英、吴钰、傅培彬、董方中、王耆令、邝翠娥、史济湘、徐福燕、蓝鸿泰、王德芬、乐德因（营养师）及程贤家等。会诊结果认为，如此严重的烧伤病人能够成功救治 11 天，说明临床处理是有效的。会上大家提出注意肾功能、控制尿量、增加热量、减少肢体受压、输入白蛋白等进一步治疗措施。医院开始为烧伤隔离病房专门配备了配膳室和厨师，根据每天营养查房配置需要的膳食。

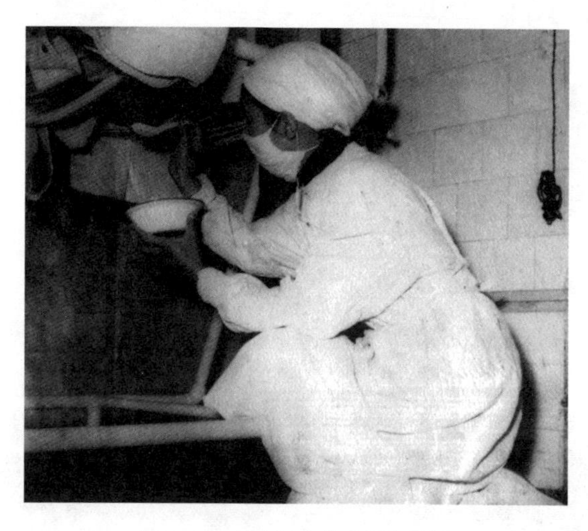

图 2-3　护士正在给邱财康喂饭

为了有效应对感染，董方中、史济湘决定紧急为邱财康施行右下肢坏死组织切除和植皮术以控制全身感染。但当时邱财康仅有腹部一块完整皮肤，可以说就是“体无完肤”，因此必须要使用异体皮作为补充。

异体皮从哪里来呢？瑞金医院党总支向全院职工发出“为邱财康献皮”的号召，外科医生、医院医护人员和工人踊跃报名，报名人数达到 800 多人。后来，医院征得部分死亡病人家属的同意，通过捐献的遗体取皮片,并采用冷藏方法短期保存皮片。这个方法,不仅解决了邱财康的植皮来源难题,也成为后来瑞金医院“烧伤皮库”的雏形。

6月9日,由董方中主刀,李杏芳主持麻醉,邱财康接受了首次植皮术,植皮后状况良好,6天后,又做了第二次植皮手术。为了控制感染,这次手术使用的方法是大张异体皮片覆盖创面。但几天后,新植的异体皮片大部脱落,只能不断更换新皮片。

6月下旬,多黏菌素B全身应用也无法完全控制发生在邱财康身上的感染。在如此紧急的情况下,抢救团队决定尝试一种新的方法——为邱财康输入带有细菌抗体的血液。

6月21日,瑞金医院征集志愿者,最终选中儿科系四年级学生共青团员江悦琴、护校二年级学生共产党员朱根梅作为健康的输血者,在她们身上注射了三种细菌的混合菌苗,待血液里产生抗体后再输给邱财康,以增加他身体的免疫力,帮助杀死血液中的细菌。

上海第二医学院余濱教授也从国外文献中查阅到噬菌体治疗办法,于是上海第二医学院广泛动员医学生寻找噬菌体,再由微生物教研组作噬菌体培养。7月份,噬菌体被用到邱财康腿上,不到24小时,脓液明显减少了。

在创面感染得到控制后,邱财康又接受了一次植皮术,创面被暂时覆盖。经过各种方法的综合应用,邱财康的绿脓杆菌败血症被控制,血液培养转为阴性。

半年后邱财康出院时,是由妻子搀扶着,自己走出医院的——很多人不知道,为了控制感染,医生们曾经考虑过截肢的方案。

邱财康医疗小组于7月4日、5日、8日接连举行了三次会诊,讨论是否需要通过右下肢截肢来控制可能引发的全身感染。参加会诊的专家,是当时上海外科界最优秀的医生:裘法祖、屠开元、李鸿儒、崔之义、戴自英、吴钰、蓝锡纯、邝安堃、余濱、陶寿琪、董方中、张涤生、陶清、王耆令、李杏芳、史济湘等。三次讨论后,大家决定暂不截肢。

8月2日，董方中、张涤生、史济湘、陈德昌、朱德安等医生彻夜为邱财康进行又一次面积较广的植皮手术。经过这次手术，病人的感染得到根本控制。治疗小组还创新采用在异体皮中剪开大洞进行邮票植皮的方法，以新鲜采集的邱财康自体皮片嵌入其中进行创面覆盖。邱财康的双下肢创面终于在异体皮和自体皮相互替代的过程中得到治愈。

在医务人员大胆的尝试和创新之下，邱财康终于度过了最危险的时期，赢得一丝生机。

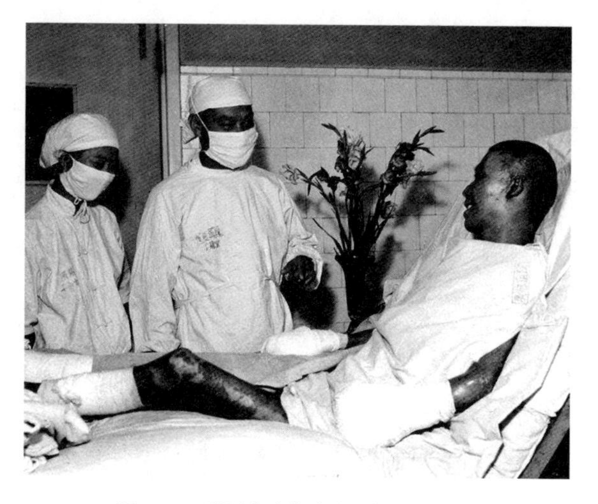

图 2-4 邱财康病情稳定后与医生交谈

为了减轻邱财康翻身换药的痛苦，减轻背部创面受压后感染，瑞金医院技工间师傅陈秋炳、周伯英应医生要求，按照医生提供的国外文献的照片，制作出国内第一张翻身床。为了避免病人右下肢受压，他们应用骨科使用的牵引装置，把下肢腾空吊起，暴露周围组织。为了减轻邱财康的痛苦，护理小组除护理工作外，还给他读报聊天，进行心理辅导。

1958年11月，经过近半年的治疗，邱财康痊愈出院，重返钢城，分管安全生产，一直干到退休。

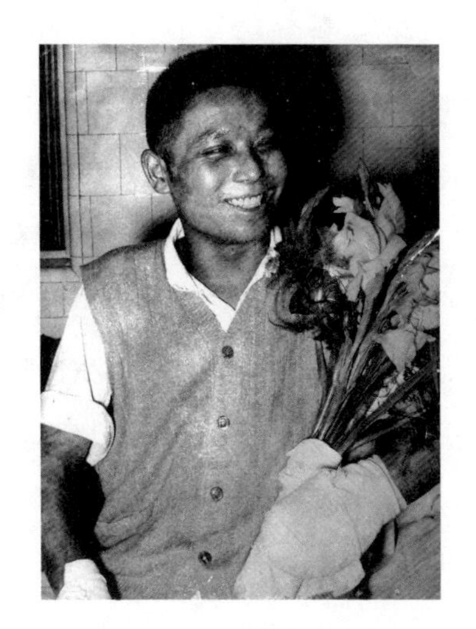

图 2-5 邱财康伤愈出院

2007 年,瑞金医院庆祝百年华诞,新老瑞金人齐聚开阔的草坪,共话百年荣光。邱财康也受邀再次回到瑞金医院,他虽然不是严格意义上的瑞金人,却胜似医院一员。这一年,邱财康 79 岁,身体健康。他与当年参与抢救他的医生们合影,回顾医患之间长达 50 年的特殊情谊,他写道:"感谢瑞金医院给了我新的生命,祝愿瑞金医院再创百年辉煌。"

2014 年 3 月,86 岁的邱财康因老年性疾病走完一生。

影响深远,新中国烧伤学跻身国际前列

成功抢救钢铁工人邱财康的事迹,传遍大江南北,在那个特殊的年代,抢救成功不仅是医疗技术的成果,也是中国医学界勇于挑战、敢于创新的象征。

后来,邱财康的事迹被改编成许多文学、影视作品。作家巴金专访了邱财康,创作了长篇报告文学《一场挽救生命的战斗》,被广为传播。纪录片《生命的凯歌——抢救邱财康的胜利》,中国第一部纪实性电视剧《党救活了他》,以及影星白杨主演的电影《春暖人间》,艺术家孙道临等排演的

话剧《共产主义凯歌》等，讲的都是抢救邱财康的故事。20 世纪 80 年代末的小学课本里，还曾收录讲述邱财康故事的文章作为课文。

1964 年 1 月 21 日，卫生部在北京隆重举行大会，表彰广慈医院成功抢救钢铁工人邱财康的巨大成绩，大会授予医院外科、烧伤护理小组和检验科集体荣誉奖状各一面，大会还表彰了参与抢救的个人。

邱财康的成功抢救，对于中国医学发展产生的影响，更加深远。由于抢救邱财康，广慈医院建立了我国第一个严重烧伤治疗小组、烧伤病房及烧伤护理组，1963 年 8 月，广慈医院正式成立烧伤科。

20 世纪五六十年代，全国各地还发生了许多严重烧伤事故，产生了大量烧伤病人。广慈医院抢救邱财康获得成功后，各地医务人员纷纷来到广慈医院学习大面积烧伤治疗的经验。他们或慕名来广慈医院求援，或要求派出抢救治疗小组去协助工作。史济湘、杨之骏、朱德安等分赴各地指导，并参与到全国各地严重烧伤病人的抢救治疗工作中，推进了全国烧伤、护理、院感、重症监护等学科的发展。

在抢救邱财康过程中所获得的经验，后来成为瑞金医院烧伤学科宝贵的财富，瑞金医院烧伤科从普外科独立出来，并形成中国危重烧伤救治的雏形，奠定了我国烧伤外科治疗水平跃居国际领先地位的基础。

抢救邱财康，不仅开启了中国烧伤救治学科，还推动了我国整形修复外科的发展。1961 年，邱财康抢救小组的主要专家张涤生在广慈医院成立整形外科，1966 年，该科室迁至上海第九人民医院，更名为整复外科，成为中国整形外科四大发源地之一，现在已经是中国最强的整复外科临床科室，张涤生因其在整复外科上的开创性贡献，于 1996 年被评选为中国工程院院士。

从成功救治邱财康到今天，瑞金医院烧伤救治团队参加了国内许多重大突发烧伤救治，近年来，在上海市 11·15 高楼火灾、昆山工厂燃爆事件、天津港化学品燃爆事件、杭州煤气燃爆、乌鲁木齐工厂事件以及盐城化工厂爆炸等大型突发性事件中，国家卫计委都第一时间指派瑞金医院烧伤救治专家团队到现场指导和参加抢救。

从抢救邱财康到中国烧伤学今天的发展，60 年来，瑞金医院灼伤整形团队始终怀揣着与当年一样的开拓精神，挑战最难的伤情、最紧急的救治，将我国灼伤整形学科推向更高峰。

（朱凡　张勤　韩康妮）

中国第一例心脏手术

——附属仁济医院实施国内首例闭式二尖瓣分离术的前前后后

20世纪四五十年代，风湿性心脏病引起的二尖瓣狭窄是一种比较普遍的病症，患者很多是青壮年人，很多病人都因长期心动过速、气喘、咳血而丧失劳动力。当时，这种病症只有内科保守治疗，缓解症状而无法根治。

1948年，美国外科医生贝利（Bailey）及哈肯（Harken）先后施行二尖瓣分离术成功，从此外科手术成了治疗二尖瓣狭窄的热潮。成功实施一例心脏手术需要心脏外科、心内科与麻醉科的联合协同，体现了当时医疗技术的最高水平，这在新中国刚刚宣告成立时的物资匮乏的年代里几乎是难以企及的高度。

20世纪50年代起，仁济医院以兰锡纯、梁其琛、王一山、冯卓荣等为代表的中国第一批心胸外科的先驱们，最早在国内提出开展心脏外科手术。通过不断努力创新，在心脏外科手术开展、体外循环机的研制、人工心脏瓣膜研制、重症监护室创立等方面都取得了很大成绩，开创了国内多个第一，也填补了国内多个空白，推动了中国心胸外科的发展。

1954年2月8日，一位名叫王积德的病人，接受了全国第一例心脏二尖瓣狭窄症闭合手指分离术。这一手术的成功标志着中国心脏外科开始由心外手术阶段进入心内闭式手术阶段，被公认为中国心脏外科手术的开端。

大胆开拓，施行全国首例心脏手术

60多年前，心脏外科手术在国外刚刚开始发展，国内是一片空白。1953年，兰锡纯调入仁济医院任外科主任，在他的带领下，仁济医院外科有了较大的发展。20世纪50年代初，兰锡纯在苏联杂志上看到巴库烈夫教授施行心脏手术成功，为了能够在国内弥补心脏手术的空白，外科兰锡纯、梁其琛、董方中和内科李丕光、陶清、黄铭新等医师专门成立了研究小组。

他们常常讨论如何开展心脏手术，并开始广泛参阅国外医学文献，进行技术探讨。自1953年起，他们在上海第二医学院进行了多次动物试验，都收到了良好的结果。以后，兰锡纯又在大体标本上用心脏加以实验。

那个时代最重要的心脏病是风湿性心脏病，其次才是动脉粥样硬化性心脏病、先天性心脏病、心肌病等。当外科兰锡纯教授提出要对二尖瓣风湿性狭窄拟进行心内手术分离狭窄的措施时，内科医生黄铭新早已准备了七八名符合手术指征的患者。

20世纪40年代初，仁济医院没有专科麻醉医师，也没有麻醉科。手术麻醉由病区实习医师在外科医师指导下完成，并由手术室护士协助，其麻醉方法以局麻为主。1947年，李杏芳留美回国，主持仁济医院的麻醉工作，同时带来了一台Ohio麻醉机、全身麻醉药如环丙烷、金属和橡胶气管导管以及各种麻醉穿刺针(如连硬、腰椎等)等，利用这些简陋的设备，成功地在腹腔大手术中使用全身麻醉，为外科大手术病人提供了安全保障。至1952年，麻醉医疗任务增多，逐渐发展了气管内插管全身麻醉和蛛网下腔阻滞等。1954年，仁济医院正式成立了麻醉科。

1954年2月8日，兰锡纯与麻醉科主任李杏芳和黄铭新合作，为全国第一例心脏二尖瓣狭窄症患者施行闭合手指分离术，当天的手术一助是冯卓荣。

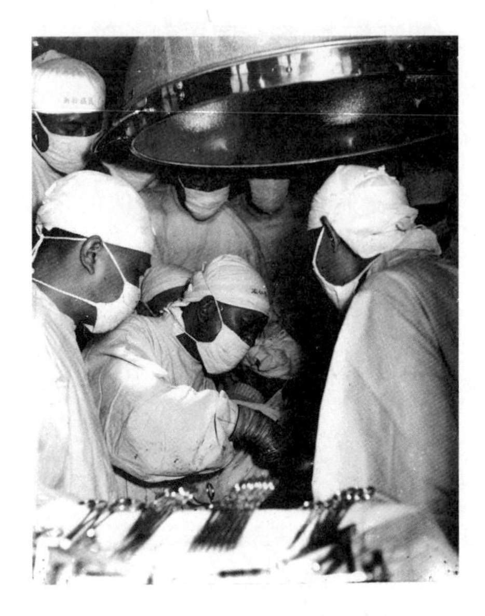

图 3-1 兰锡纯(左二)在手术中

当时的条件极其艰苦,常用的全身麻醉药只有乙醚、三氯乙烯和硫喷妥钠,没有氧化亚氮、肌松药等药物。麻醉机也十分简陋,是一台旧式进口的机器,在回路内盛装乙醚的纱蕊玻璃瓶,没有麻醉呼吸机。

病人监测设备也很单一,仅有弹簧血压表和一副听诊器,还有一台国产心电描记仪,没有屏幕,仅在麻醉诱导前后、气管插管期间,以及进胸、切开心包、手指进入心耳心房、分离二尖瓣口等主要操作步骤中记录心电图,并由内科黄铭新现场协助诊断。

手术的关键时刻,兰教授用手指伸进了二尖瓣狭窄的部位,他分离了粘连起来的瓣膜。手术就这样迅速完成了。病人在术后第五天就能起床走动,不久即完全恢复健康出院。

这是中国第一例心脏手术,中华医学会上海分会专门举行学术报告会,请兰锡纯作二尖瓣分离术的报告,场内座无虚席。同年,梁其琛又进行了全国首例经右心室闭式切开肺动脉狭窄术,也获得成功。

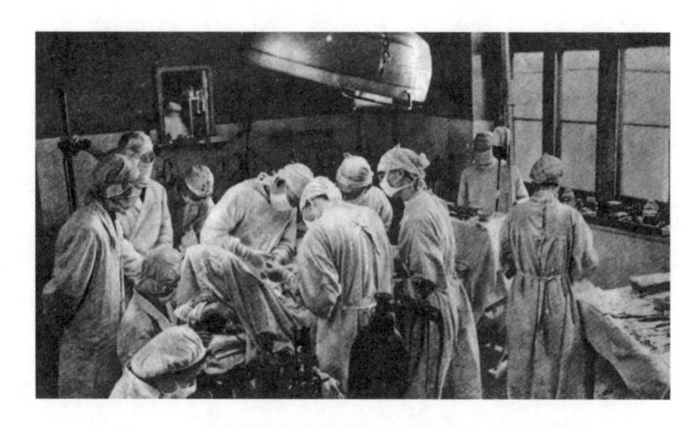

图 3-2 中国首例二尖瓣闭式扩张术手术室场景

兰锡纯在国内首例心脏手术取得成功后，从 1954 年 2 月到 1956 年 3 月，他带领仁济胸外科共施行了 165 例“二尖瓣分离”手术，术后总体有效率达到 85%，获得了显著效果，达到国际水平。世界许多国家极重视这一成就，很多国家的医学工作者纷纷写信向兰锡纯要论文。

深度耕耘，推动中国心脏手术发展

首例心脏手术在全国有了知名度，各地前来就诊的病人络绎不绝，但同时也出现了住院床位紧缺、一床难求的情况。为了更好地诊治疾病和开展心脏外科手术，仁济医院于 1955 年 3 月 7 日开设了胸外科专科病房，占用了一整层楼面，病房让病人得到及时医治，也促进了仁济医院心脏外科手术团队的进一步发展。

1956 年，一位铁路工人因外伤引起的位于肾动脉以上腹主动脉瘤需要施行切除吻合术。由于动脉瘤部位在肾动脉以上，为保护肾功能，麻醉科李杏芳医师大胆地采用了全身低温麻醉，这是中国首例在临床上使用低温施行腹主动脉瘤切除吻合术。全麻后，将病人置于冰浴中，使鼻咽温度降至 30℃ 左右，在低温麻醉下，手术顺利进行，术后恢复良好，痊愈出院。

总结低温下施行腹主动脉瘤切除吻合术的经验后,仁济医院于1957年1月4日在低温下施行国内首例心内直视术—先天性肺动脉瓣狭窄切开术。该例手术由胸外科梁其琛主任、王一山副主任、心脏内科陶清主任、麻醉科李杏芳主任以及其他医护人员共同合作施行成功。手术中将患者鼻腔温度降至30℃左右,阻断心脏供血进行心内直视手术,心内没有血液,手术区域保持清晰。手术医生可以在肉眼直接观察下,在病变的地方肺动脉瓣上施行手术,这改变了以往心脏外科医生手术只能在心脏内接触几秒钟、医生的眼睛看不见内部病变部位的情况,从而更好地保证手术的治疗效果和手术安全。手术持续了5个小时,非常成功,一周后病人已能起床。

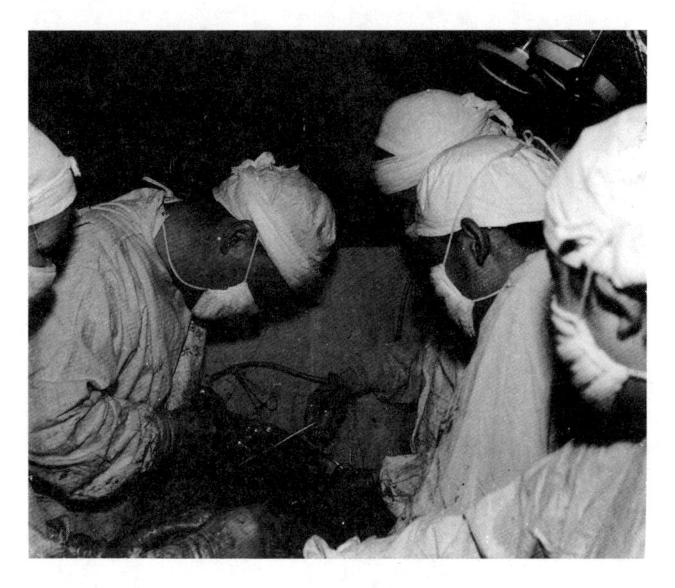

图3-3 王一山(左二)在手术中

在之前的基础上,仁济医院心脏手术不断挑战,取得了一系列全国第一。

1957年7月,兰锡纯等开展了国内首例右径二尖瓣交界分离术,医治左心耳狭小及有左心房血栓的患者,手术获得成功。1958年,兰锡纯等在低温麻醉下开展了房间隔缺损直接缝合术，获得成功。1958年，兰锡纯开始开展低温麻醉下的房间隔缺损直接缝合术，同年又在国内最早施行了低温麻醉下经主动脉直视切开主动脉瓣治疗主动脉瓣狭窄，获得成功。

1960年，兰锡纯等在修补房间隔缺损的基础上，开展了法洛三联症的心内直视修补术，即在两次阻断血运下，一期完成两个病变的纠正，第一次进行肺动脉瓣狭窄的切开，第二次施行房间隔缺损的缝合。

由于肺动脉瓣狭窄多较严重，有时狭窄位于右心室流出道，需在体外循环下进行心内直视手术，才能获得良好效果，这在当时的条件下手术难度相当大。1960年，冯卓荣等首先开展右冠状动脉与肺动脉瘘的结扎术，取得良好效果；同年又为一例左冠状动脉起源于肺动脉的患者施行结扎手术。这是国内最早开展的冠状动脉手术。

1962年，冯卓荣等为一例左心房黏液瘤患者，在体外循环下施行切除术获得成功，这是国内最早报道的心房肿瘤的切除手术。仁济医院也是国内较早攻克法洛氏四联症的单位之一，20世纪60年代即开始手术治疗法洛氏四联症，但早期由于对此疾病认识不足，死亡率较高，经过不断地手术改进，摸索了一整套手术方案，并制定了一期根治手术的适应证，手术死亡率显著降低。

科研创新，为心脏手术创造更好条件

仁济医院胸外科除了开创心脏手术的多个全国第一，还致力于发展心脏血管手术器械的研制，领导和参与研制二尖瓣扩张器、人工心肺机、人工瓣膜等，为改进我国心脏手术创造条件，为保障心脏手术安全打下了良好的基础。

1956年，叶椿秀设计出指压泵，并于1956年制成全国第一个体外循环血泵，开始中国体外循环机的设计。1961年，以上海第二医学院心血管研究组叶椿秀为主设计的上海Ⅱ型人工心肺机，经大量动物实验后，于1961年4月26日开始施行第一例手术，在陆续成功施行8例手术后，向全国推广。这台设备的特点是构造简单、成本低、操作方便、节省劳力，更主要的是在用血量方面比过去使用的器械减少了50%以上。1964年，叶椿秀又设计上海Ⅲ型人工心肺机，获上海市协作奖。上海Ⅱ型、Ⅲ型人工心肺机的成功应用，推动了中国体外循环和心血管外科的发展。

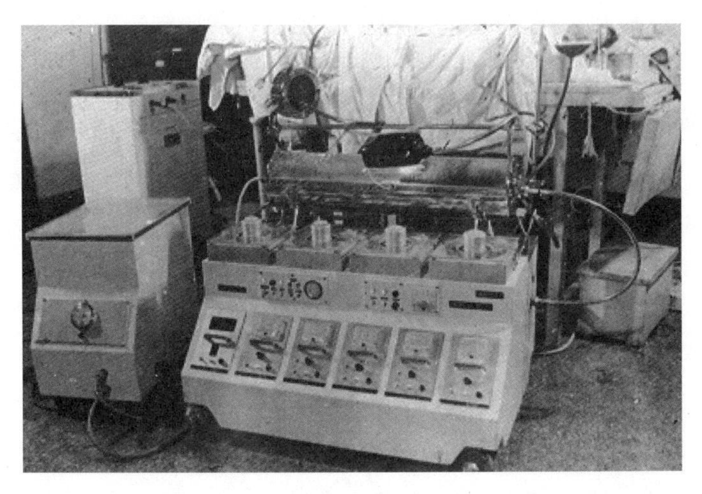

图3-4 与上海医疗手术器械厂合作研制我国第一台上海Ⅱ型人工心肺机

1961年，仁济医院自己改制成功“向量心电图”机，是利用一架有两个直接描记的普通心电图机改装的。由于把两道电路横直相交，再接上示波器，所以它能表示出由心脏的正面、侧面和横切面构成的整个心电的动态。它的电波在示波器上呈粒状，有一定的方向，并且电波的距离有疏密，可以看到心脏电波的整个动向，用它来诊断心脏疾病，不仅比普通心电图正确，并且容易掌握。1964年，叶椿秀又设计出中国第一具囊型血泵，当时在国际上处于领先水平。1976年，叶椿秀设计并制作的助搏反搏器，连同控制台，组成“助搏反搏装置”，于1979年9月进行中国首次搏动血流体外循环心内直视手术，并作术后反搏辅助，取得良好效果，获卫生部重大科技成果乙等奖。

20 世纪 70 年代后期，仁济医院心胸外科成立瓣膜研究室，王一山、朱洪生等开展了人工生物瓣膜、人工瓣环的研究，自制牛心包生物瓣及人工瓣环，1972 年 2 月自制的牛心包瓣膜正式应用于临床，先后施行了二尖瓣、主动脉瓣以及双瓣膜替换术。研究室前后总共缝制牛心包瓣膜 500 余只，除本院使用外，推广到国内 14 个省市的 17 家医院使用，为国家节约了大量外汇，推动了中国瓣膜外科的发展。1995 年，叶椿秀主持设计的“罗-叶泵”，被列为国家“九五”规划项目并获国家专利，处于国际先进水平。

攻坚克难，挑战高难度心脏手术

1975 年 2 月，为了严密观察和护理心脏手术后病人，王一山、朱洪生在全国率先开展重症监护技术，并创立国内第一个重症监护病房。

当时条件非常简陋，朱洪生将一个扩音器连接到病人身上，使病人的心跳声音放大，以此来监护病人的心跳次数和大致心律。1976 年，为了节约用血，减少输血并发症，麻醉科开展了自身输血和血液稀释的应用和研究。1977 年与胸外科合作进行自身输血在体外循环心内直视术中的应用，并发表于心血管疾病专题讲座资料选编。

进入 20 世纪 80 年代，冠状动脉搭桥手术开始在国内陆续开展，朱洪生同时也在国内较早开展冠状动脉搭桥术，并于 1986 年进行了国内首例急诊冠状动脉搭桥术和上海市第一例利用胸廓内动脉进行冠脉搭桥手术，均获得成功。1990 年，朱洪生又进行了国内首例回旋支动脉激光血运成形术。

自 2004 年以后，仁济医院每年完成的冠状动脉旁路移植手术以 15%的速度增长，2010 年后稳居上海前三位，其中不停跳搭桥手术占搭桥手术总数的 90%以上。2004 年 11 月，薛松完成一例 99 岁高龄的急诊不停跳冠状动脉搭桥术并获得成功，这是当时国内报道的最大年龄的冠脉搭桥手术。2007 年,薛松完成经左侧第四肋间小切口行 MidCABG 冠脉搭桥手术。其后,又逐步开展了全动脉化搭桥手术以及与心内科合作的杂交手术。2010 年 6 月 2 日,薛松和朱洪生合作,朱洪生获取病人的骨髓单核细胞,薛松在冠脉搭桥的同时,注射骨髓单核细胞,开展冠脉搭桥手术同期行干细胞治疗心肌梗死。

瓣膜外科专业早期主要施行闭式扩张,后逐步发展到瓣膜置换和瓣膜成形手术。进入 20 世纪以后,瓣膜外科专业逐步向微创小切口方向发展。薛松自 2004 年主持心胸外科工作后,陆续开展了胸骨旁小切口、胸骨上段小切口、胸骨下端小切口以及腋下小切口等手术。同时,医院危重瓣膜病根治手术开展得越来越多,2010 年 5 月,薛松为一位年轻女性施行了主动脉瓣、二尖瓣和肺动脉瓣三瓣膜置换加三尖瓣成形的手术。

主动脉外科在国内起步较晚,特别是急性主动脉夹层手术,被认为是心血管外科"金字塔顶尖"手术。从 2005 年开始,薛松在国内较早开展运用四分叉血管行全主动脉弓置换。2010 年 11 月 3 日,薛松又完成上海首例应用术中三分叉支架血管治疗急性 Ⅰ 型主动脉夹层动脉瘤,简化手术方式,大大缩短手术时间,术后随访效果良好。同年 12 月,薛松主持完成仁济医院首例杂交技术治疗主动脉夹层,进一步简化部分主动脉夹层手术。

传道授业,提升仁济心脏手术影响力

重视教学是仁济医院一直以来的传统,这点在心脏外科的发展上也得到体现。兰锡纯教授在承担繁忙的医疗、科研任务的同时,还十分重视教学工作。作为一名造诣精深的外科学家,他从教几十年,积累了丰富的临床教学经验,但每次上课前仍要认真备课、写好教案。他对学生和青年医师细心指导、严格要求,引导他们重视"三基"训练,培养独立思考的能力;他对青年医师所写的文稿,总是细心审阅,逐句逐字地修改,为培养医学事业接班人呕心沥血，甘当人梯。

兰锡纯在医学教育界德高望重，培养了一代又一代的医学人才，仁济胸外科是国内最早的硕士、博士授予点。1957年，兰锡纯开始招收硕士研究生，1962年又开始招收副博士研究生（苏联招生制度）。截至2010年，总共培养硕士研究生48名，博士研究生32名，学生遍布全国，其中不少人已成为国内、外著名的专家学者。

兰锡纯总是把自己的学术研究结果，及时、毫不保留地写成论文，供医务界同道参考。1955年3月后，他参与和主编了诸多著作，如黄家驷主编的《外科学》中肝、胆、胰、脾等章，沈克非主编《外科学》中后天性心脏病外科治疗部分；黄家驷、吴阶平主编的《外科学》上册中手术操作、水电解质代谢和酸碱平衡失调、腹外疝等章；全国医学试用教材《外科学》上册中水电解质代谢和酸碱平衡失调、烧伤和冻伤等。除了发表论文100多篇外，兰锡纯还主编了《心脏外科学》《血管外科学》和《心脏血管外科学》等多部医学专著。

带着丰硕的科学研究成果，兰锡纯参加了国内外多方面的学术活动。他在国际学术交流中的报告得到外国专家学者的好评，不少国家的报刊均予以刊登或转载。

1955年9月，兰锡纯成为国际外科协会会员；1956年5月，受聘成为阿根廷拉普塔拉外科协会国外通讯会员；1981年12月，加入中国生物医学工程学会；1984年加入国际人工器官学会。1981年11月，日本大阪齿科大学授予他该校名誉教授；1982年11月，美国密苏里堪萨斯大学医学院授予他为该校荣誉教授。

仁济医院在开创了国内心脏手术的多个首例后，一直坚持对外医疗合作和协助，积极推动国内心脏外科手术的整体水平。

为创建上海市胸科医院，1957年，由兰锡纯与中山医院石美鑫牵头，仁济医院派遣冯卓荣与朱洪生负责胸科医院的心脏和血管外科手术，中山医院派遣的两名医生负责普胸外科手术，历时8年，共同创办了胸科医院的胸心外科。

1965 年 6 月至 1967 年 11 月，朱洪生作为中华人民共和国医疗队成员赴东非索马里共和国开展工作。在那里，他带领医疗队成员开展胸心外科工作并成功完成当地首例二尖瓣分离术，得到该国卫生部的嘉奖并受总统接见。

20 世纪 80 年代，为推动心胸外科在全国的开展，由朱洪生牵头，成立华东六省一市心胸外科协作网，帮助国内十余省市近 20 余家医院开展心脏外科手术。2004 年后，薛松进一步扩大协作网，为推动冠状动脉外科等在国内的普及和开展，与全国 30 余家医院开展合作，协助他们开展冠状动脉搭桥等手术。

王一山教授、冯卓荣教授、叶椿秀教授、朱洪生教授、薛松教授……在兰锡纯等的引领下，仁济医院心脏外科涌现出了一代代在国内外具有很大影响力的优秀医师，为中国心脏外科事业的奠基和发展作出了卓越贡献。

中国超声医学发源地

——附属第六人民医院成功研制出中国第一台医用A型超声诊断仪

如今，去医院看病，大家很习惯做超声检查。但在大半个世纪前，超声在医学上的应用方兴未艾，探路者需有远见，更要有拓荒精神。

我国的医学超声诊断研究起源于上海市第六人民医院。自1958年进入临床应用以来，已逾六十载。医学超声诊断技术已在全国推广并不断发展，超声诊断已成为医学影像学的一个重要分支，被认为是临床医学中不可缺少的一种影像诊断方法。上海市第六人民医院，也被誉为中国超声诊断的发源地。

回眸往昔，当年上海的超声研发开拓团队中不仅有上海市第六人民医院朱瑞镛院长、中国超声诊断创始人安适先生，还有周永昌教授领衔的前辈们（多来自临床各学科），他们在人才批量培养、新技术全国性规模推广、学科形成及发展中，取得了历史性的突破，作出了巨大贡献。

从工业到医用，开创中国超声诊断先河

我国的超声诊断研究始于1958年，始于上海。当时，超声医学前辈安适先生在上海市第六人民医院负责医学情报资料工作，看到国外有用工业超声探伤仪（A超）诊断疾病的报道。那时江南造船厂用超声仪来探测检查锻压的船用钢轴有无内伤和气泡，借以保障质量，因为介质不同或者介质密度不一，反射波就会有差异。那么，是否可以用超声来探测人体组织的变异和病障呢？

有一次，他经过南京路时，见到某商店橱窗里陈列着江南造船厂生产的Ⅰ型工业探伤仪待出售。回来后就向当时的六院院长朱瑞镛同志提出了自己的想法：想用江南Ⅰ型工业探伤仪诊断疾病。这一想法立即得到了朱瑞镛院长的支持。他们通过六院的姚居廉同志和江南造船厂的中国人民解放军军代表孙仲引同志，向江南造船厂借得了一台江南Ⅰ型工业探伤仪，并派了设计该仪器的吴绳武工程师来六院指导仪器的使用。一经试验，效果良好。正常人和病人的相同部位显现了不同的发射波，那就是超声诊断第一次在我国医学领域的应用。

于是，朱瑞镛院长调集人员，由医院斥资5000元购买了一台江南Ⅰ型工业探伤仪，成立超声研究小组，对多种疾病进行探索性诊断。其时为1958年12月。本着当时盛行的"先进经验传经送宝不过夜"的做法，以第六人民医院超声波研究室的名义，于1959年1月27日在《新民晚报》发表了"用超声波探查癌肿"的消息，引起许多兄弟医院的注意和重视，纷纷派人来参观学习。所以，安适先生成为开创中国超声诊断的第一人。

当时江南Ⅰ型工业探伤仪的探头为钢制外壳，钛酸钡压电晶片表面隔一层钢片与皮肤接触，作人体探测时与皮肤耦合不良，诊断效果受到影响，后经江南造船厂改进，制成塑料外壳，压电晶片表面改为环氧树脂涂层，与皮肤耦合较好，较为符合人体诊断的要求，但诊断是以波型为依据的，波多、波少、波宽、波窄、波的振幅高低，都影响诊断。当时江南Ⅰ型的灵敏度各台不统一，尤其在江南造船厂生产出江南Ⅰ型A工业探伤仪后，新仪器灵敏度高，波细窄且密，与江南Ⅰ型相差很多，因此超声诊断仪的灵敏度和波型不统一问题在当时一直是一种困扰，影响工作的开展和交流。因此仪器和波型统一的研究被提到日程上来了。这一研究分两个部分，一是研制医学专用的性能一致的超声诊断仪，二是医学用标准试块的研制。六院超声研究室接受了由当时市卫生局科研处下达的研制医学专用超声诊断仪的任务，陈艺生、徐国柱、邹其昌等人于1961—1962年研制成功一式3台A型超声诊断仪（线路仍用江南Ⅰ型），做到了3台仪器的灵敏度和波型的一致，亦证明灵敏度和波型是可以统一的，由时任市卫生局副局长杜大公和科研处验收。

1959 年 1 月 27 日，《新民晚报》发表了“用超声波探查癌肿”报道后，广慈医院、新华医院、仁济医院和肿瘤医院也相继开展了超声诊断的研究，并都去江南造船厂邀请吴绳武工程师到医院指导，致使吴工程师忙不过来，而对各家医院的要求仍不能满足。朱瑞镛院长看到这种情况，就向市卫生局如实反映，并建议把几个医院组织起来，成立协作组，统一请吴工程师讲课，研究课题由各医院根据其条件分工，定期交流经验，论文发表用协作组名义。这个建议得到市卫生局领导的重视和支持，第六人民医院、广慈医院、新华医院、仁济医院、肿瘤医院、江南造船厂和国营精密医疗器械厂组织成立协作组，称为“上海市超声医学应用研究小组”，由朱瑞镛任组长。这个小组分为两个层次：一是领导组，由各单位领导组成，根据需要，每年 1—2 次不定期召开会议，其任务是制定研究方向和协调关系；二是由具体超声工作人员组成一组，又分为超声诊断组和仪器组两部分，超声诊断组每周碰头 1 次，仪器组的任务是接受领导组和诊断组提出的要求，研制和改进超声诊断仪供临床试用。第一次协作组交流会议在 1959 年 4 月 13 日召开，同年 5 月 14 日召开领导组会议。后来，中山医院、宇宙医用仪器厂、第二军医大学、第一人民医院等单位也相继参加协作组。

由于成立了上海市超声医学应用研究小组，研究任务有分工，有合作，及时交流经验，短短一两年内发表了许多篇论文，在某些方面处于国际领先地位，还研制成功了医学专用的超声诊断仪(包括 A 超和 B 超)，开办了超声诊断学习班，出版了《超声诊断学》，把经验推广到全国。

医学拓荒，在国际上荣获“超声医学先驱工作者奖”

要说中国的超声医学，绕不开一个人——周永昌，如今凡学医者，都读过《超声诊断学》《超声医学》等著作，都知晓周永昌这个如雷贯耳的名字。他是我国超声诊断先驱、超声医学学科奠基人，曾任上海市超声医学培训中心主任、上海超声医学研究所所长、上海市第六人民医院超声医学科主任等职，还是市六医院的首批医务人员。

"1958 年，正是他，在全国医学界率先涉足超声领域，以泌尿外科医师的身份，从事超声粉碎尿路结石等临床探索性研究。"六院超声医学科主任、周老的学生胡兵教授深情回忆，"他对中国超声医学事业的贡献，毋庸置疑。"

超声以前主要应用于工业领域。1958 年，六院开始将工业超声应用于医学诊断，为更快推进这一新技术的临床应用和发展，当时的院领导决定调派已是主治医师的周永昌充实超声研发力量和加强组织协调工作。

1960 年 1 月中旬，第一次全国超声会议在上海国际饭店举行。全国许多医疗单位来六院参观学习超声诊断。有时上下午都有人参观，当时周永昌教授是超声诊断室负责人兼上海市超声医学应用研究小组秘书，于是有了开办超声诊断学习班的想法。此想法得到了朱瑞镛院长的同意和支持，打报告给市卫生局请示，不久，市卫生局批准了报告，同意开办超声诊断班。经协作组讨论，于 1960 年 4 月先试办一期。学习班的名称暂定为"上海市超声诊断训练班"。试办一举成功，反映良好，恰好当时卫生部下达了委托上海市第六人民医院举办超声诊断学习班的批文，于是接着在 1960 年 5 月正式开办了第一届超声训练班，除理论课外，增加了 1 个月的实习，学员分配到各协作组医院实习。这个班自 1960 年到 1962 年共举办了 4 届，连同试办的一届，共为 5 届。以后改为各医院自行招收超声诊断进修医师。

周永昌在 1959 年 5 月参加上海市超声医学应用研究领导小组会议，1959 年底任上海市医用超声医学研究组秘书。1960 年组建超声医学研究室，先后担任副主任、主任，同年兼任上海市医用超声医学研究组秘书，并以实际执行负责人的身份编著出版了我国第一部《超声诊断学》专著。

“他与同济大学、复旦大学、上海医用仪器厂的专家们一道研究，将超声应用于医学诊断。”老同事、六院超声科医生张莲华至今不忘他们最早应用手动超声的场景，“第一次在多普勒超声下看到骨科手术后的血管再通情况，影像画面就跟教科书上一样，我们看到的那一刻兴奋极了。”

这是早期的“医工结合”。当然，新技术的落地并非一蹴而就。张莲华记得，早期超声医学影像很难与现在相提并论，周永昌集合起当时瑞金医院、华山医院、长海医院的专家们，一起研究如何改进超声探头，如何提高诊断率。

不畏艰难，勇于创新，一个新技术、一个新学科就此发展壮大。1958年也被作为我国超声医学的元年，中国超声医学这年在上海六院诞生。

如今，周永昌和同事们所开创的超声医学事业，已惠及千百万患者。他主编的《超声医学》是我国超声诊断的权威著作，影响数代超声专业人员的成长，被中华医学会和国家医学考试中心指定为彩超上岗资格考试教材。

由于周永昌的开创性贡献，1986年他被评为中国十名最佳超声医学专家之一，并作为中国超声医学的奠基人之一，在世界超声医学生物医学联合会和美国超声医学会联合召开的国际超声医学历史会议上荣获“超声医学先驱工作者奖”。

为我国培养首批超声骨干，让好技术普惠亿万百姓

2018年8月，由中华医学会超声分会、中国超声医学工程学会、中国医师协会超声分会、全军超声医学分会等12个全国性超声专业学会等19个单位/机构联合举办，上海市第六人民医院和上海超声医学研究所承办，国家卫健委能力建设和继续教育中心、中华超声影像学杂志等42个单位协办的“中国超声诊断创建六十周年学术大会暨周永昌超声医学讲坛”上，首次设立“周永昌超声医学教育奖”，以此表达全国学界对周永

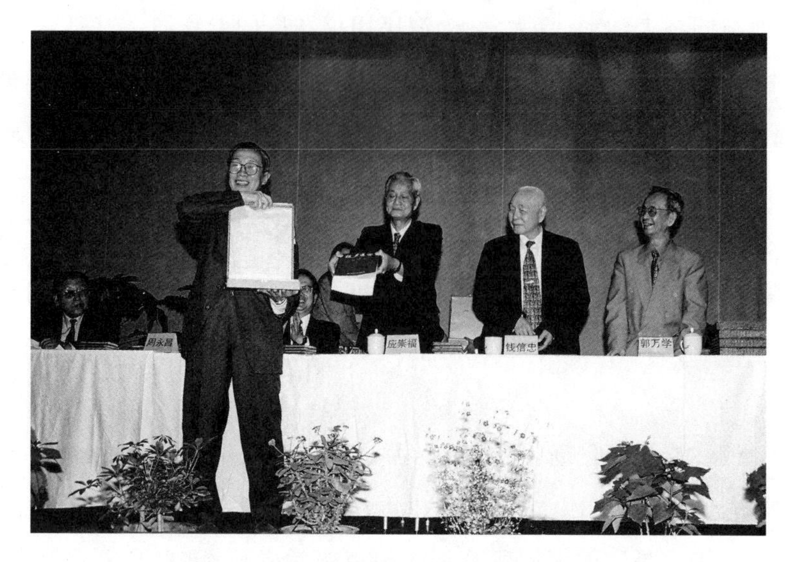

图 4-1 周永昌教授荣获中国超声诊断先驱奖

昌的纪念和尊敬，也是对以他为代表的在中国超声诊疗人才培育、学科传承等方面作出卓越贡献的前辈们（包括王威琪、陈亚珠、徐智章、王新房、钱蕴秋、张缙熙、张武、董宝玮等）的表彰，希望以此激励后继者更加奋发有为，传承创新，推进我国超声诊疗事业不断前进。

好技术诞生了，也需要普及推广。周永昌就是一个学科的普及者。为提高我国超声医学学科水平，为培养学科人才队伍和后备力量，他四处奔走、推广。20 世纪 60 年代初期，六院牵头举办了五期超声诊断训练班，为我国培养了第一代骨干超声诊断学员，如张青萍、王加恩、张武、党渭楞、赵玉华等，这些骨干种子在各省各地继续培训推广应用，从而在短短两三年内，使超声诊断技术迅速在全国各地推广应用，惠及万亿百姓。他还培养了多名研究生，都成为专业翘楚。

“我就是读着他的《超声医学》走进超声领域的，他的专著影响了几代人。”六院超声科医生王燕说，若以专著普及、学习班推广来算，周老真是“桃李满天下”。

上海市第六人民医院原卫生部和原市卫生局指定的超声医学培训基

地，至20世纪90年代起，举办各种学习班20余期，学员4000多人次，遍布全国各地。许多学员如今已是各省市的学科带头人。

捧着真心待病人，为了多看病人不喝水

更为人称道的是，尽管贵为学术泰斗，但周永昌始终捧着一颗真心待病人，以身教、言行影响一代代超声后辈。

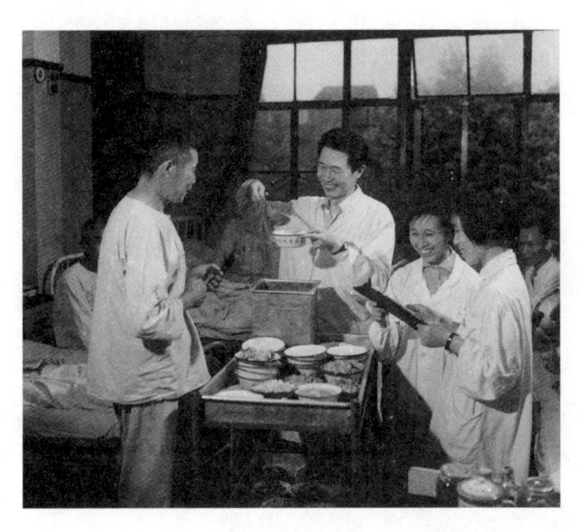

图4-2 周永昌教授热心为病人盛饭

“他的医术精湛，名声传遍全国，大家都说，他下的诊断一定是准确的，业内尊称他为‘周公’。”六院原放射科主任杨世勋说。

也因此，周永昌的门诊，病人总是很多。六院超声科医生王燕记得周老的一个细节：“他很少喝水，茶缸甚至成了摆设，我有时对老师说，你喝口水吧，他说，我少喝水，就少上厕所，早点看完，让病人早点回家。”

同行说，周永昌教授具有高超的技术水平，尤其在泌尿系统疾病的超声诊断方面有独到的见解，是国内泌尿超声诊断的权威专家。他长期坚持工作在临床第一线，积累了丰富的临床经验，一旦有疑难病例会诊，他的意见常常是决定性的，他的医术早已传遍全国各地。

“一锤定音”的诊断来自不懈的科研积累。20 世纪 80 年代，周永昌在肾上腺超声探测方法学上做了大量研究，找到了系统探测肾上腺的有效方法，肾上腺肿瘤的诊断准确率极高，定位定性诊断已达到国际水平。

他还在国内率先开展泌尿介入超声，较早完成了超声引导下肾囊肿穿刺硬化治疗的系统研究，并坚持经会阴行前列腺穿刺术，保持高阳性率，开创了自己的工作流派。

业内外的信任与口碑来自周永昌对病人的责任与爱。几乎所有的同事都谈到一点，老先生始终对病人怀有一颗诚挚的爱心，不仅医术精湛，医德更是高尚。

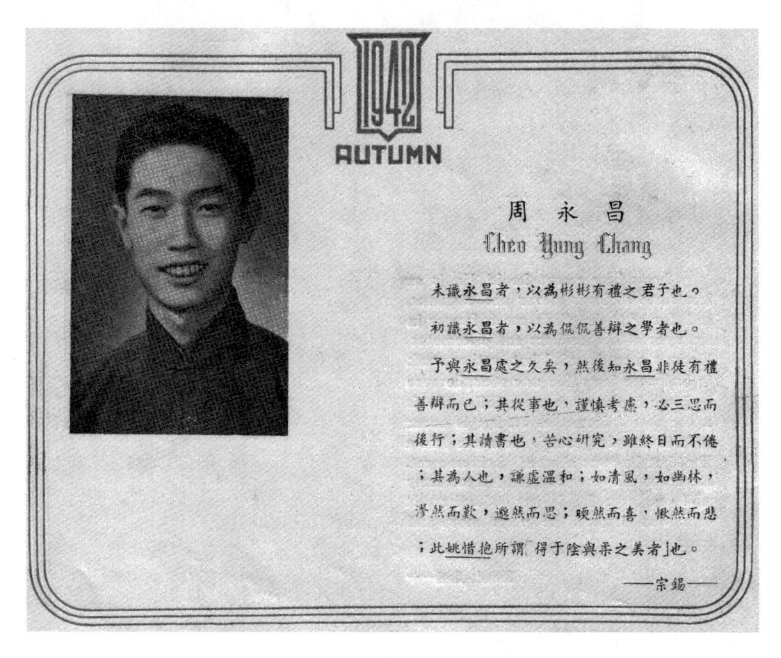

图 4－3　同学眼里的周永昌教授

“为了让病人及早得到诊治，他总是顾不得午餐和下班，即使到了 93 岁高龄，他仍坚持每周四次门诊，直到病倒在家中无法站起。”

“他坚决不同意增加特需门诊的次数，他说病人大多是普通老百姓。遇到生活拮据的患者，他还会关照患者挂他的普通门诊号。”

“他总是下班很晚，他的病人从全国各地涌来。可贵的是，从第一号病人到最后一号病人，他都认真以对，他说，病人等了那么久，更要好好看。”

后辈眼中的老师，就是这样一个高尚的大医。

为了让六院始终站在中国超声医学的前列，周永昌始终怀有向前奔跑的紧迫使命感。原六院院长贾伟平教授记得，为了学科的发展，为了培养后辈，为了争取更多的发展机会，周永昌教授不止一次来找她商议设想。

“六院成为中国超声医学的先驱单位，我们是幸运的，幸运有这样的前辈引领并激励着我们，这是一种无形的力量。”贾伟平说，唯有传扬才能对得起这个享誉中国乃至世界的名医大家。

从 1958 年算起，2018 年正是中国超声医学诞生一甲子。周永昌的学生、六院超声科主任胡兵始终不忘老师的遗愿：超声医学，一代要比一代好。传扬周老的精神，助力中国超声医学创新发展是六院人的应有之义。

（顾卓敏）

中国手

——附属第六人民医院完成中国首例断指(肢)再植

一个人的肢体如果完全被截断了,能不能再接上去,重新成为人体的一部分?对这个问题,医学界已经研究了几十年,在动物实验上取得成功,但在人的身上做成功这样的手术,在20世纪60年代的世界医学界还是少见的,在国内也还没有成功的先例……1963年,上海市第六人民医院的外科医生和护理人员,成功地将一个工人的一只完全被截断了的右手,重新接了上去,在我国乃至世界外科医学史上揭开了新的一页。

"急诊,急诊!"

1963年1月2日的早晨,上海市第六人民医院急诊室的挂钟正指着八时十五分,正在巡视病人的值班护士长华景燕听见有人叫:"急诊,急诊!"

一辆三轮车在急诊室台阶前停下来。车上坐着两个工人,一个年纪稍大的工人用双手托着另一个工人擎起着的右臂。华景燕赶出去,把那个手部受伤的青年工人扶进急诊室。正要问他的病史,三轮车工人递给她一只沾满了油污的劳动手套。她接了过来。奇怪,这只手套怎么这样重?她揭开手套口一看,才发现是一只套着手套的被截断了的手。

这个断了手的工人叫王存柏,27岁,是上海机床钢模厂的钳工。这天,他在成品车间落料冲床上做替班,开车不久,因为操作时粗心,右手(自腕关节上一寸)被冲床上的冲头截断了。生产组长倪国祥赶上去,用双手握住王存柏那只受伤的右臂，陪他到医院去。这时，在王存柏旁边操作的工人在冲床下面的落料盘子中发现了断手。

有人说："把这只手也带去吧，也许有用！"另一个生产组长王茂林拎了这只断手赶出来，把它放在三轮车的踏脚板上。三轮车工人张文明以最快的速度把他们送到第六人民医院。

完全截断的手，华景燕还是第一次碰到。她给值班医师打了电话。五分钟以后，值班医师、共产党员奚学荃赶到急诊室。诊察结果显示：病人一般情况良好，血压正常；截断的右手比较整齐，伤口很新鲜，说明离受伤的时间还不长……

"这样年轻的工人，这样好的一只右手！"看到自己的阶级弟兄遭到这样的不幸，奚学荃的心情很沉重。同来的倪国祥对他说："医生，我们工人全靠这两只手。你们最好想个什么办法，把这只手接上去。"

肢体完全截断，按照通常的疗法，是进行扩创消毒，将残端缝合，待伤口愈合以后再装配一个假肢。本来，值班医师完全可以这样处理。但是，这只工人的手激发了他的责任感："有没有更好的疗法？"

他捧着这只断手去找外科主治医师。

把这只手接上去！

这时，六楼骨科外科医师办公室正在举行每天的例会，住院医师拿着一张 X 光片向主治医师陈中伟汇报病人的情况。

奚学荃捧着那只断手冲了进来。陈中伟从奚学荃手里接过了那只断手，也接过了一个严峻的课题。断肢再植，这是创伤外科的一个尖端课题，在国内还没有做成功过，医学文献资料上也很少见到这样的报道。

但是，这只工人的手，社会主义建设者的手，在这个外科医师心里唤起了强烈的责任感——"把这只断手接上去！"

陈中伟是 1954 年从上海第二医学院毕业的青年医师。在党的教育下，特别是在1958年以后下厂调查工人手外伤的发病原因和治疗方法的过程中，陈中伟同工人和工人的手建立起深厚的感情，增强了对保护工人的手——劳动的手、创造世界的手的责任感。

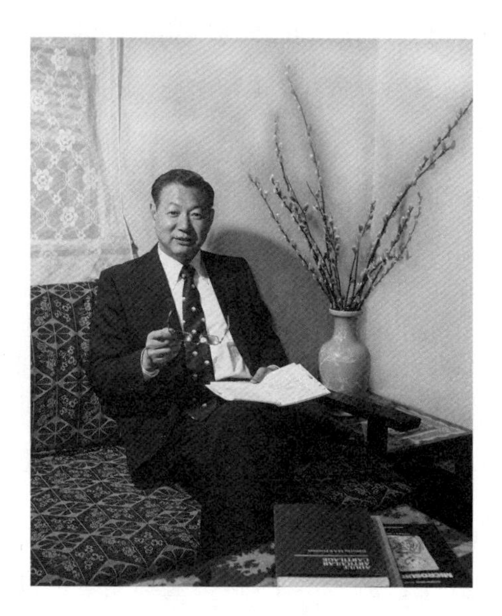

图5－1 陈中伟院士

正是这种责任感推动着他对手外伤的早期愈合、植皮、手指再建、防止感染等一系列课题进行临床研究，尽力提高手外伤的治疗质量。几年来，他们曾经接活过没有完全断下来的手。但是，他知道，要把一只完全截断的手重新接上去，这是一个严峻的考验。这样做，会给自己带来很大的困难，也许会遭到失败。

但是，他相信，有着党的领导，有着集体的支持，这个手术是有可能取得成功的。这是为抢救邱财康的胜利、为各条战线上出现的种种奇迹所证明了的事实。

“立即准备手术，争取把这只断手接上去！”陈中伟坚定地宣布。

在走廊上，陈中伟看到了坐在推车里的病人。这个失去了右手的青年工人用一双眼睛盯着他，仿佛在问：“我的手还有希望吗？”陈中伟对他说:“我们尽一切可能把你的手接上去!”这个意外的讯息给病人灌注了希望和信心,他说:“只要能把这只手接上去,使我能再上机器做活,我愿意忍受一切痛苦,同医生密切合作。”

8时30分,病人被送进手术室。这时,离他进院的时间才只一刻钟。在手术室里,陈中伟给外科党支部副书记、主治医师王智金挂了一个电话,向王智金汇报了王存柏的病史,表达了要把这只断手接上去的愿望。

“对,你这个决定很对!”他听见王智金在电话里说,“我们尽一切可能来支援你。”

手术台上的战斗

一定要抢救这只手——这只工人的手、社会主义建设者的手!整个外科的医务人员进入了战斗。手术室的护士们在护士长宗英的调度下,以最快的速度准备好全套骨科手术器械,包括比半个耳环还纤巧的手术针和比头发还细的丝线,麻醉科准备好手术所需要的麻醉器械和药品。几分钟内,做好了手术前的一切准备工作。

在进行这次不平凡的手术以前,陈中伟回到办公室,又一次从搁在窗台上的那只玻璃瓶里取出了断手的标本,快速复习了手部的组织结构。这是阜丰面粉厂的一个老工人的手。这个老工人在一次意外事故中受了重伤,永远失去了一只手。这个老工人说:“我个人少了一只手没有什么关系,但是,我再也不能用那只手来为国家创造财富了。”

陈中伟派人到这家工厂里把那只断手取回来,把它制成了标本。在他看来,这不仅是一个标本,而且是一个严峻的老师。当他一拿起这只手的时候,那个老工人的话就在他的耳边回响,激励着他:一定要把这只断手救活!

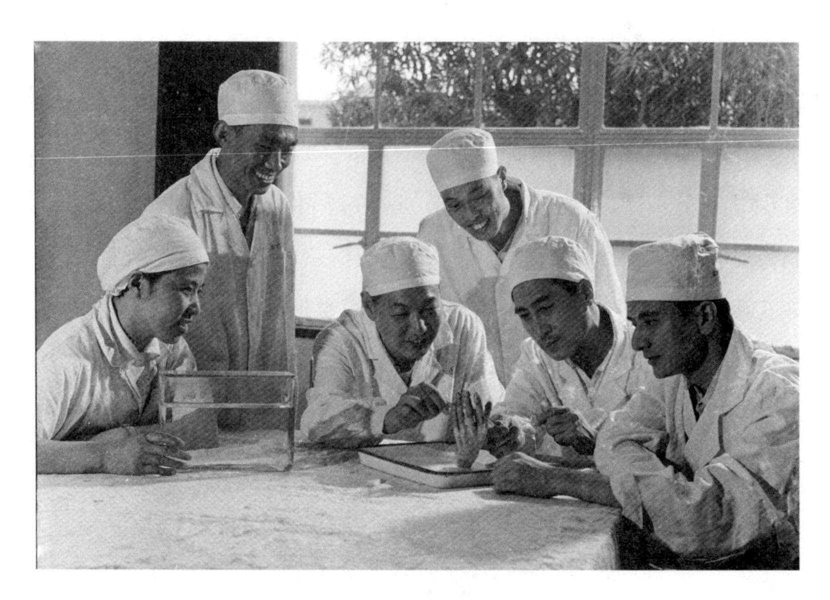

图 5-2 医生们研究断肢构造

在陈中伟和他的助手们在手术台前进行消毒扩创的同时，外科副主任钱允庆正在医院的图书馆里紧张地工作着。王智金在接到陈中伟的电话后，考虑到整个手术的关键之一是小血管的吻合问题，就跑去找钱允庆。钱允庆曾经做过许多血管吻合手术，但没有做过手部小血管（直径 2.5 毫米到 3 毫米）的吻合手术。

血管吻合通常是采用缝合法，但用缝合法接小血管，由于手术时间长，就增加了肢体死亡的危险（按医学文献记载，肢体缺血时间超过 6 小时，细胞就逐渐坏死，即使血液循环恢复，肢体仍不免死亡）。即使缝合成功，也会因血管内腔有缝线、伤口结疤后血管狭窄而可能发生坏死。

一旦血液凝结，使血管阻塞，这样，已经接上去的肢体就将因为缺血而死亡。

要抢救这个工人的手，就一定要解决接通小血管这个难题。他想起曾经看过的有关断肢再植的动物实验报告中所介绍的吻合小血管的一种新方法，就赶到图书馆来，翻阅有关动物实验的资料。

不久，王智金也赶到了。当他们掌握了资料上所介绍的用套管来吻合小血管的技术时，真是如获至宝。

当钱允庆来到手术室时，手术已经开始了。这时，外科医师们，包括副院长刘同坡、外科主任梁树芳等都在手术台旁边。在临床上进行断手再植手术，谁也没有经验，这就需要边实践，边研究。

手术的第一关是接骨。当陈中伟用不锈钢板和螺丝钉固定一根离断的桡骨时，王智金提出了一个建议：由于扩创消毒时必须切除一部分已经失去生命力的软组织（包括肌腱、血管和神经等），骨组织相对地增长了；同时在断手时，软组织有了一定程度的收缩，如果将骨组织再切短一些，接血管就可以避免在张力下进行，这对血管和神经的修复和防止骨端感染都有好处。

这个建议被采纳了，它为整个手术的成功迈出了第一步。

骨头接好以后，接着接好了几根肌腱。

吻合小血管的手术开始了。用套接法接小血管，是用一根套管作为支架，把血管两个残端的内壁连接起来。钱允庆先把塑料套管穿在臂端的血管上，把露出的一段血管翻卷上套管；陈中伟便把断手一端的血管套接上去。读者们可以想象：把这样细的又软又滑的血管从血肉模糊的手部残端中找出来，用套管把它们连接起来，是一个多么艰巨的工作。第一根桡动脉接通，花了半小时以上。他们把血管夹子一松开，生命的血液就在新接通的血管中畅流了，那只断手的指部肤色随之逐渐泛红。

“接通了！接通了！”不知谁叫了起来。这时正好是中午12时，离受伤的时间正好4小时。手术室里的空气变得活跃了，一张张紧绷着的脸上出现了笑容。贯通手臂和手掌的四根血管：两根动脉和两根静脉都顺利地接通了。断手重新获得了血液的供应。断手再植手术的一个难关被攻克了。

紧接着是缝接另外几根肌腱和三根神经。肌腱和神经接得好不好，直接关系到手的功能和感觉能否恢复。外科医师们熟练地把需要接上的肌腱一对一对地缝接起来，接着又用比绣花女工更加纤巧的手法，一针一针地缝合那层附在神经外面像蝉翼似的薄膜……

整个手术进行了七个半小时。他们接好了断骨，接好了四根血管、十八根肌腱、三根神经，又缝合了肌肉和皮肤。等做完石膏托，窗外已经是万家灯火了。

王存柏被送出手术室时，从清早起就守候在手术室外面的倪国祥，以及后来赶到的厂长、工会主席和其他工人一起涌了上来。他们看到：那只接上去的右手的皮肤和指甲已经泛红，一根根血管和常人一样清晰地突现在手背的皮肤的表面。不知谁惊叫起来："存柏这只手又活转来了！"

这时，陈中伟才觉得肚子饿了。他和奚学荃一样，还是在早晨七点多钟吃的早饭哩！

不眠之夜

这天晚上，医院党总支委员会举行扩大会议上，党总支书记兼院长朱瑞镛代表总支表扬了外科医师和外科党支部在抢救这个工人的手的战斗中所表现的高度责任感和在医疗工作中敢于斗争、敢于胜利的精神，要求外科党支部和全体医务人员竭尽全力来夺取这个手术的彻底胜利。

第二天清晨，王智金在外科医师的晨会上传达了党总支扩大会议的意见。同时也提醒大家：初期手术的成功，只是整个工作的开始，更大的困难还在后面，千万不能松懈。

果然，就在手术后的第二天中午，王存柏的那只接上去的右手开始出现了严重的肿胀。在三个小时以内，手背高出三个毫米。医师们初步断定，这是由于手部的无数根细小的血管和淋巴管全部切断(这些小管子是无法接通的，过后会自然生长)，血液回流不畅而引起的。

被指定专门负责手术护理工作的青年医师鲍约瑟隔几分钟测量一次皮肤温度和肿胀程度。皮肤温度正常，但肿胀继续增长着，手术失败的危险也在增长着。

他们知道，如果肿胀继续下去，会把血管压瘪；血液一旦停止输送，接上去的手又会重新脱落。这天夜里，陈中伟和其他几个医师通宵达旦地守护在病人身旁，观察病情变化，及时采取对策。

这天夜里，王存柏的病历卡上写着：

十时：肢体又继续抬高，病人服用罂粟碱（扩张血管）。

十一时：注射高渗葡萄糖（减少手部液体渗出）。

十二时：注射玻璃样酸酶（退肿）。

四日一时：注射激素（增强细胞抵抗力）。

二时：按摩。

三时：冰袋降温。

一切措施都无效，无效！

在黎明来到时，王存柏的那只接上去的右手，肿得比常人的手肥大一倍以上。随着那只手愈来愈肿胀，医师和护理人员的心情也愈来愈沉重。

突破肿胀关

一定要救活这只手！4日下午，医院党总支和行政领导邀请部分院外专家来院会诊。请来的都是上海最有经验的外科专家，其中有在动物身上试验断肢再植手术成功的专家。通常在手术后引起严重肿胀时，都采取切开减压法，即切开皮肤，放掉一部分淋巴液，减轻对血管的压力。但切开后，容易引起细菌感染，而一发生细菌感染，就会造成严重的后果。

同济医院外科副主任徐印坎介绍了动物实验的情况：在动物实验中，断肢再植的手术后也发生严重的肿胀，凡是采取早期切开的，都获得了成功；反之，都遭到失败。

医院的领导和外科医生们在一起，比较了各种方案，决定采取切开减压法。

为了堵住细菌感染的任何一个空隙，外科专门腾出一间病房，用紫外线杀了菌，将王存柏搬到这间房里去住。一切用具都经过最严密的消毒。当天晚上，陈中伟和钱允庆给病手背部作了多处切开。第二天清晨，陈中伟又在病手指部作了多处切开。

切开后十小时，切口周围的肿胀便开始消退。

防止切开后的细菌感染，又是一场紧张的战斗。护士们严格地执行了无菌操作。给病人换药的工作是由青年医师鲍约瑟担任的。在每次换药前，都用紫外线照射病房。换药用的器械，也是从手术室取来的。

切开后，化验室每天从创口采样化验，一连七天，送来的化验报告上都写着：无菌，无菌，无菌！

1月14日的病历卡上写着：伤口长出新皮嫩肉。2月2日的病历卡上写着：创面已全部愈合。细菌感染的这一关安然渡过了。

从施行手术到后来的七个多月，经过X光动脉造影检查和著名外科专家鉴定，这只手的手指血液循环正常，接上的骨头、神经和肌腱（筋）都生长良好，并且有了冷热和痛的感觉，并且病人能用这只手举杯喝水，执笔写字，还能提起四公斤重的物件。

医师们通过理疗，来帮助王存柏右手的神经恢复正常，还为他做了整形手术，并且经常指导他锻炼手腕和手指的活动能力。由于医师、护士的悉心照料和医院顾问、上海市伤科研究所副所长过邦辅的经常指导，王存柏右手的功能恢复得很快。当年，上海市卫生局邀请上海的著名外科专家沈克非、叶衍庆、李鸿儒、傅培彬、徐印坎等，对这只再植的手的功能进行了技术鉴定。专家们对手功能的恢复情况表示满意，一致认为这是一次成功的手术。

就这样，上海市第六人民医院的外科医师成功施行了一次世界医学界少见的手术——把一个工人从腕部被完全轧断的右手重新接了起来。这种“前臂完全性创伤性截肢再植手术”在世界上是第一次成功施行。

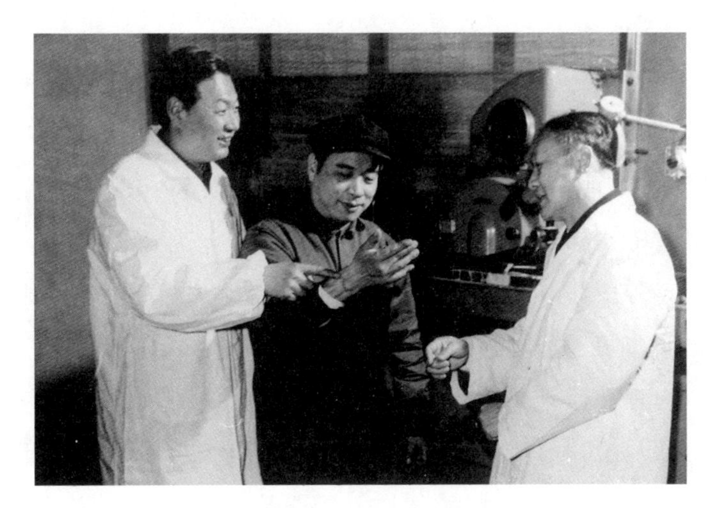

图 5－3 世界首例断肢再植

接受总理两次接见

断肢再植的消息见报第二天，上海市卫生局突然来电话，说中央领导要接见断手再植的有关人员。

消息来得突兀，当时没说是谁，猜不出是哪位首长。陈中伟没有一件像样衣服，临时做，临时买，都不成，临到最后，陈中伟的衣服是从华东医院院长那里借来的。

1963 年 8 月 7 日晚上 7 时，陈中伟一行人奉命来到中苏友谊电影院楼下。市委外事办公室的同志早已等候在那里了，这时，陈中伟才知道原来是周恩来总理要接见他们。

原来，当时周恩来总理正在上海陪同索马里总理舍马克访问，看到报上的消息后，立即告诉上海市委第一书记："我要见见这位创造奇迹的年轻人，并请他们吃顿饭。"

那天晚上是周总理宴请索马里贵宾，总理特意吩咐在宴会厅为陈中伟他们安排了一桌，周总理就利用宴会开始前半个小时，亲切接见断肢再植有关医护人员。

七时刚过一点点，总理来了，一进宴会厅就问："接断手的医生在哪里啊？"

总理浓眉下那一双特别有神的眼睛很快扫视了一下，不等工作人员介绍，就朝着陈中伟走来。

"你就是陈中伟吧？是抢救断手的主治医师。"总理伸出手来，"很年轻嘛，断肢再植很了不起啊！"

接着，总理和钱允庆等参与断手再植的医务人员也一一握手，落座以后，总理高兴地说："你们在中国外科手术史上完成了一项具有重大意义的创造性工作。"总理还一再嘱咐大家，要再接再厉，继续为祖国的医疗事业作贡献。

会见结束，宴会就开始了。在致祝酒词时，周总理再一次对这项世界罕见的外科手术给予了高度的评价："上海第六人民医院的医务工作者取得的成就，不仅是上海医学界的荣誉，而且是整个中国医学界的荣誉！"

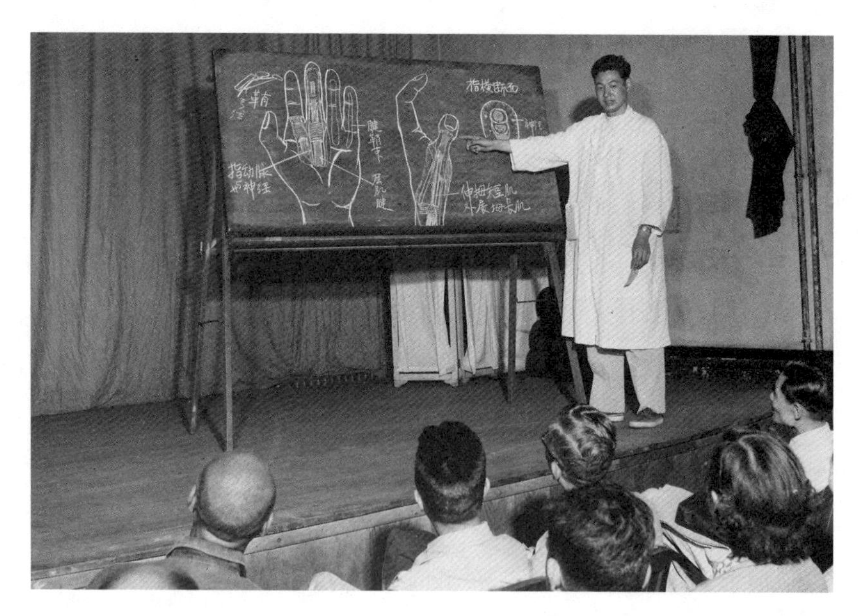

图 5-4　1959 年 6 月 10 日，陈中伟教授在医院小礼堂讲解手的解剖

聆听着总理用这样自豪的口吻向外国客人作这样高的评价，陈中伟心里充满了民族自豪感。席间，周总理又特地走到他们中间一一敬酒，一再感谢大家为中华民族争了光，并祝大家身体健康，工作顺利，取得更大胜利。

宴会结束前，总理又特地让人告诉大家宴会结束后再等一会，他送走外宾后要和大家合影留念。这正是大家所盼望的，没想到总理这样善解人意。

合影时，总理亲自安排调度各人的位置，特地把陈中伟和钱允庆拉到自己身边，一左一右。

当时陪同周总理接见的，有陈毅副总理、上海市市长柯庆施、副市长曹荻秋、刘述周等。

接见的第二天，又发生了一件使陈中伟他们喜出望外的事：敬爱的周总理还要接见他们一次。

事情是这样的：周总理接见后，中央新闻电影制片厂得知了这消息，便找到总理说："总理呀，您接见陈中伟的消息我们事先不知道，误了拍片，能否再接见一次，让我们补补镜头呢？"

他们知道总理好说话，果然，周总理答应再接见一次。

第二天，周总理又和大家一一握手。这次因为没有外事活动，接见的时间更长一些，总理和大家坐下来谈得更多一些。

周总理落座时，让陈中伟坐在他的右边。总理手抚右肘对陈中伟说："你看我的右肘，是从马背上跌下来跌伤的。当时医疗条件差，到苏联去医治过，但也没有治好，肘关节僵硬在90度。你看现在是否还能治好？"

陈中伟立即起身，检查了总理的右肘后回答："最好拍一张X光片。一般来说肘关节做活动的，现在医学上是可能的，但力量可能会差些。"

总理听后，笑着说："现在我已经习惯肘部用力，不影响工作，以后再说吧。"

周总理再一次赞扬他们敢想敢干的精神和实事求是的作风，又语重心长地叮嘱陈中伟:“要走又红又专的道路,继续攀登医学高峰。”

陈中伟理解周总理的教诲。红,就是爱祖国爱人民,救死扶伤,全心全意为患者服务;专,就是要像白求恩医生那样,对医术精益求精,刻苦钻研,学无止境。

此后的医学道路上,周总理的教诲一直铭刻在陈中伟心头,成为他做人行医的坐标和前进的动力。

这以后,陈中伟又见了周总理两次,前后一共4次。最后一次见到总理是1972年2月。当年,美国总统尼克松访华,周总理和尼克松签署了著名的《中美上海公报》,陈中伟作为美国总统随行医师的陪同,出席欢送宴会,再一次见到了敬爱的总理。

当时总理已重病在身,精神明显不如以前,但他还是振作精神,亲自到每一桌向中外宾客敬酒。大家去虹桥国际机场送走尼克松一行后,再送总理回京。上机前,总理面带笑容与送行的人一一握手告别。当陈中伟再一次握着总理那双温暖的手,想起总理的亲切关怀,不由得热泪盈眶,激动得说不出话来,总理却是再一次勉励他“好好为人民服务”。

“中国手”传奇不断

值得一提的是,在首例断肢再植成功之后,这一群医生并没有停止探索。

1968年,于仲嘉独创了节段性液压扩张方法,解决了撕裂性断肢再植中血管顽固性痉挛的难题;1970年,于仲嘉首先将高压氧治疗用于断肢缺血时间长的患者,就是用这种方法,他接活了病人杜世忠断离18小时的右臂,接活了病人尚永祥断离了36小时的左臂。长时间断肢再植存活的实践,大大突破了过去国外文献规定6—8小时不能再植的时限!

1978年10月21日,于仲嘉为25岁的高天社进行了长达12小时的手术,他把人造掌骨接在病人断臂的桡骨中,外面覆盖上手臂的肌肉、血管、神经和皮肤，造成手掌，然后移植病人自体的两个或三个足趾，分别插入人造掌骨的髓针上，就成为两个或三个人造自体“手指”。

手术一个月后开始训练新手，三个月后，新手就有勾、抓的能力，半年后就能用新手握杯子、吃饭、下棋和写信了，后来高天社用两只手指竟可以提起15磅(1磅约合0.45千克)重的东西。一只能握、能捻、能勾，感觉良好、动作灵活的新手，在世界医学史上第一次诞生了。

这一喜讯很快传遍全中国。1982年8月1日，卫生部推荐于仲嘉参加在法国里昂举行的国际显微外科医学会议。他刚去法国时并没有引起重视，甚至到会场签到时连名字都找不到，他带了一个临时代表证才进入会场。

大会临近结束时，于仲嘉赢得了宝贵的15分钟发言时间，他宣读的“全手指缺失再造”论文，赢得了与会专家学者的热烈掌声。一时间，于仲嘉成了新闻人物，国外专家和官员接踵而来，国外媒体争相刊登了消息，把这只再造手称为“Medical first”(医学第一)和“China hand”(中国手)，也有人将之誉为“于氏手”。

继第一只再造手成功之后，于仲嘉和他的团队继续探索，他们用病人自身的髂骨替换了金属掌骨，紧跟着，第一例双脚造双手两指成功、第一例双脚造一手三指成功，接着，他们还为一名多年完全缺失手指的小伙子成功做了右手五个手指的再造手，这又是一例“世界罕见”，1997年，首例“前臂延长再造手”又为残臂过短者开辟了再造手的新途径……此后半个多世纪，一群群医学后辈沿着这群医学先驱的脚步不断躬耕技术，勇攀高峰，今天，六院已成为全球最大的断肢再植中心，传奇不断。

(顾卓敏)

战“虫”

——附属仁济医院国内最早提出运用阿托品治疗锑剂引起的阿-斯综合征

1985年8月29日，上海正式宣布全面消灭血吸虫病。同年12月10日，中共上海市委、市政府召开上海市消灭血吸虫病庆功表彰大会，包括仁济医院黄铭新、兰锡纯、江绍基、邝耀麟等医生在内的大批医务工作者、科技人员因在血吸虫病防治（以下简称“血防”）工作中的突出贡献获得记大功的荣誉。

历时30多年的上海“血防”工作，不仅是一场艰苦卓绝的防疫、抗灾史，更是上海广大医护工作者不断钻研、开拓创新的过程，仁济医院医护工作者承担了大量临床和科研工作。

当时，锑剂是唯一能够有效治疗血吸虫病的药物。从1951年至1978年近三十年中，锑剂是主要治疗药物，仅青浦县就有40万例次患者接受锑剂治疗。

在大规模治疗中，医生们经常发现一些猝死病例。这在国外的教科书中并无明确记载，国内医学专家对此也并无认识。后经过我国学者的反复研究，逐渐明确了这是由于锑剂中毒诱发的心室纤颤，最终导致阿-斯综合征直至患者死亡。

接连不断的猝死病例引起了广大“血防”医务人员的关注，更是给广大接受锑剂治疗的农民病员带来了巨大心理负担，很多患者因此而拒绝接受这种当时唯一证明有效的药物治疗。

仁济医院团队率先用大剂量阿托品治疗锑剂中毒所致的心脏骤停，并在临床上广泛应用。仁济医院消化病前辈做了大量的研究和临床实验，最终为消灭血吸虫病作出了重要的贡献。在1964年成立血吸虫病研究室的基础上，1984年成立我国第一个消化疾病研究所——上海消化病研究所，又为中国消化病学的发展奠定了基础。

“瘟神”肆虐，众志成城赴疫区

“东邻白发叹凄凉，西舍儿童失爹娘；田荒地白空房闲，全村片片哭声嚷。”这首一度传唱于上海西郊青浦县钱盛乡任屯村的悲歌，描述的是建国初期当地血吸虫病疫情的凄惨情景。

自20世纪40年代后期开始，上海的10个郊县中，9个有血吸虫病流行，涉及159个镇，1558个生产大队。青浦县是9个郊县中疫情流行最严重的一个，同时还是全国10个血吸虫病严重流行县之一。其中一个村，前后20年全村人口由275户、960人锐减至154户、461人，全村100多个青壮年中挑不出一个强劳力。一户鲁姓农民家中，从1947年至新中国成立，短短两年间家中先后添了13张灵台。

由于血吸虫病灾害波及范围极广，受灾人数众多，引起了中央政府和上海市地方政府的高度重视。毛泽东主席在一次接见上海流行病学专家时详细询问了上海血吸虫病的流行状况。获悉灾情后，立即指示采取积极防控措施，全力以赴尽快控制和消灭疫情。

1956年，上海有关医学院及医药卫生、科研单位专业人员组成了上海市防治血吸虫病科学研究委员会，下设预防、临床、中医中药、药物和兽医五个研究小组。委员会的任务是定期研究、制定上海“血防”科研工作规划，协调研究单位开展预防、诊断、治疗、新药合成以及晚期血吸虫病的临床研究，并提供更有效的“血防”措施。当年2月27日，共有54个血吸虫病治疗小队参加了上海市“血防”动员大会，并成立了治疗大队和五个中队，由时任上海市卫生局副局长李穆生担任大队长，上海第二医学院附属仁济医院黄铭新教授、同济医院副院长唐光福担任副大队长。全体血防人员在三天内全部入驻郊区和水上区，针对当地农民和水上船民开展大规模的血吸虫病防治工作。

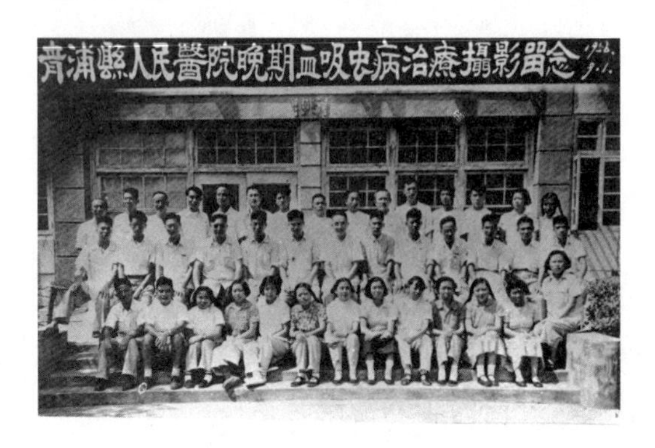

图6-1　青浦县人民医院晚期血吸虫病治疗会议合影

全国开展大范围消灭血吸虫病的工作后，大批“血防”医疗队长期活跃于村舍、田间。仁济医院的医生护士曾先后参加了昆山、青浦、奉贤等郊县的“血防”工作。其中在青浦县，自1951年第一批医务人员组成的卫生工作队进驻，30多年中总共有3000多人次医务人员陆续来到该县帮助查螺灭螺、查病治病，而仁济医院的医生护士正是其中最重要的一支队伍。

当时的治疗点病房常常是租用学校、民宅之类的空余房间，没有正式的病床，病人往往是打地铺。一个治疗小队由四名医生、一名化验员、五名护士和三名工友组成。一名医生通常要负责几十名病人。护士上班制度和医院里一样，医生早上7点30分查病房，9点左右注射锑剂。病员三餐是由家属送来的，病员的床是用从家里搬来的门板搭成的。医生工作期间没有星期天，等病员的疗程(20天)结束后休息三天。

一边治病一边研究

“银海”深陷“玉楼”高，“痞傀”“大包”“童子痨”——仁济医院血防大队陆正伟医生形象地描述了大量晚期血吸虫病患者恶液质、大腹水、侏儒症的痛苦状况,在当时的上海郊县,这样的情况十分普遍。

仁济医院黄铭新自1955年起任全国血吸虫病研究委员会副主任委员兼临床组组长。1956年起,黄铭新、江绍基等就作为血防指导专家每周都工作在郊区血防第一线。

在疫区,他们首先发现了很多身材矮小、发育不全的侏儒症患者。在进一步实地调查后,他们在实验室重点研究探讨了该病的机理,证明这种侏儒症是因为血吸虫病影响垂体前叶功能导致的,而经过治疗,这些患者大多能重新生长发育,并且治疗越早,效果越好。最后,他们提出了血吸虫病性侏儒症这一疾病的概念并阐明其机理。在他们的倡议下,对这些患者进行优先治疗,很多侏儒症患者由此重新发育生长,获得了劳动能力。

在实践中,黄铭新、江绍基、潘孺孙等总结并提出了急性血吸虫病综合征的标准。在实践中,江绍基还率先采用乙结肠镜观察和研究血吸虫病的结肠病变,针对性地提出了防治方法。

为了更科学、更全面地介绍血吸虫病的治疗知识,也为了把临床研究成果更好地与全国的医疗界分享,黄铭新、潘孺孙、江绍基等通过大量的疫区实地走访调查以及临床经验总结,在1957年7月编写了《血吸虫及血吸虫病》一书并由人民卫生出版社出版。该书从"血吸虫的种族发展史""血吸虫的形态和生活史""血吸虫病的病理变化及疾病过程""血吸虫病的危害和对生长、生育的影响""血吸虫病的并发症""血吸虫病的加杂症、诊断、治疗"和"流行病学及综合性防治原则"等十个章节较为系统地介绍了血吸虫病防治知识,内容翔实,并且所有病例均为我国医学实践中的具体材料,极富使用价值,是我国学者应用自己的临床实践经验,全面介绍血吸虫病诊治知识的第一本参考书。

对于那些尚处早中期的血吸虫病患者,锑剂治疗确实起到了较为明显的效果。但是对于那些已处疾病晚期、伴有诸多并发症的患者来说,锑剂治疗效果并不理想。据统计,仅青浦县,当时血吸虫病确诊患者为15

万人,其中晚期病人超过 6000 例,而全市血吸虫病总计感染人数为 75 万多人,其中晚期病例数量巨大。

在黄铭新、江绍基医生家里,常常会半夜响起求救电话。

1958 年的某个半夜,黄铭新突然接到青浦县一个紧急长途电话,要求派人抢救一名阿-斯综合征患者,值班医生向黄铭新汇报了情况。虽已是半夜,他还是立即赶赴现场参与指导,直至患者脱离危险才回家。

当时,因为缺乏有效的治疗手段,很多血吸虫肝硬化晚期患者或因大量腹水感染、肝功能衰竭死亡,或因为肝硬化门脉高压大出血死亡,死亡率很高。在昆山,一名叫严阿虎的病人因肝硬化失代偿导致上消化道大出血,生命垂危,仁济医疗队员邝耀麟、姚培炎等六个人献血 800 毫升才挽救了其生命。

为了寻找更为有效的治疗手段,改善晚期患者的生存质量,提高生存率,仁济医院内、外科都进行了大量的临床研究。通过对大量病例的细致观察研究,他们提出晚期血吸虫肝硬化与一般肝硬化的不同点。开展的相关病理生理研究包括雌激素、血小板减少的病因(骨髓观察和同位素观察其破坏场所),如小肠吸收不良等;同时还作了肝静脉测压,观察其动力学变化,并与肝硬化进行比较。这些研究在当时国内均处于领先水平。

仁济医务人员还对血吸虫晚期腹水问题进行了集中深入研究。医院以建立专科病床为中心,同时又在现场(青浦、昆山两县)建立了试点区,实行了点面结合的研究方法,重点开展中西医结合的方法治疗血吸虫病肝硬化晚期腹水。

对于外科医生来说,主要任务集中于对血吸虫肝硬化门脉高压并发症的治疗上。鉴于很多患者因门脉高压消化道大出血死亡,如何通过手术方法降低门脉压力、减少出血并发症成为所有外科医生面临的首要课题。

当时,仁济医院兰锡纯在 1952 年就已经在国内首创脾肾静脉吻和术治疗血吸虫肝硬化门脉高压,这种手术方式一改以往在脾脏切除后将脾动脉、脾静脉结扎掉的方法,而是将压力相对较高的脾静脉与压力相对较低的深静脉吻合，不仅有效缓解了门静脉高压状态，而且大大降低了门高压再出血率，这种经典的手术方式一直沿用至今。

但是，这种手术方法在实施时较为复杂，更关键的是当时费用较高。于是，兰锡纯等一直在千方百计寻找一种更加优化的手术方法来挽救更多的晚期血吸虫病患者。

1958 年，青浦县人民医院实施首例脾脏切除后大网膜固定术，兰锡纯开始下乡对手术进行统筹安排，对当地医护人员进行全面细致的技术指导，他们充分利用患者术中的脾血，减少输血，最终减少患者手术费用。当时一个统计数据显示，治疗平均费用从 400 元左右降低至了 57.38 元。经过短短三个月的培训，已经使青浦当地卫生干部掌握此项技术，并在此之后又辗转昆山开展同样的工作。

1958 年 10 月，由江绍基、徐家裕主编的《晚期血吸虫病的治疗》一书由上海科技卫生出版社编辑出版。该书针对晚期血吸虫病的定义、临床类型和治疗原则，特别是关于锑剂治疗、中医治疗和外科治疗作了全面的阐述。其中，兰锡纯总结了两年中的切脾手术情况，158 例手术无一死亡，部分患者还恢复了劳动能力。

阿-斯综合征，救命“心药”破瓶颈

部分血吸虫病患者的猝死，让锑剂治疗遭遇了障碍，很多患者拒绝接受这一药物。仁济医院团队率先用大剂量阿托品治疗锑剂中毒所致的心脏骤停，并在临床上广泛应用。

为进一步巩固血防工作中的仁济经验和成果，上海第二医学院于 1964 年 5 月发文，宣布成立血吸虫病研究室，隶属医学院统一领导，并由黄铭新任研究室主任，潘孺孙、杨宜为副主任。研究室成立后继续针对各期血吸虫病临床治疗和实验室研究展开了大量工作。研究室首先提出了敌百虫肛栓与呋喃丙胺合用治疗血吸虫病的方案，在敌百虫治疗血吸虫病方面进了研究。

这些研究从根本上解决了血防－846导致的肝中毒问题及锑剂治疗血吸虫病产生的副作用，并于20世纪70年代研制了血防－702。1964年11月28日，国家科委领导前往仁济医院检查血吸虫病防治工作，黄铭新就上海血防工作的进展及存在的问题作了详细汇报。同年，黄铭新又在北京召开的国际科学会议上负责总结了新中国成立以来在血吸虫病临床研究方面的成果。研究室因历史原因一度被撤销，直至1979年6月调整恢复。1984年，在研究室的基础上，上海市消化疾病研究所成立，为我国消化病学科的建设与发展做出了巨大的贡献，已成为国内消化内科主要的医疗、科研和教学基地之一。

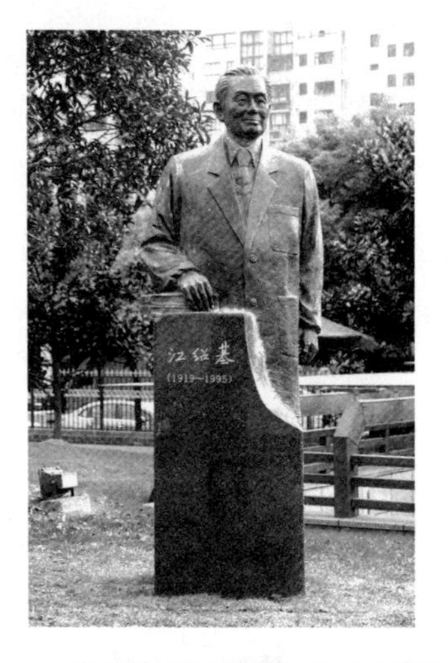

图6－2 仁济医院东院小花园里的江绍基院士铜像

2012年1月11日，仁济医院举行为医学先驱江绍基铜像揭幕的仪式，以此表达对这位首批中国工程院院士、内科学及消化病学教授，也是中国消化病学奠基人之一的无限敬意。

神奇的小银针

——附属仁济医院实施世界首例针刺麻醉下体外循环心内直视手术

针刺麻醉，至今还让很多人深感“神奇”。1972 年，上海仁济医院成功完成了首例针刺麻醉体外循环心内直视手术，标志着针刺麻醉可以应用于大型手术中，将针刺麻醉技术和适用病种提升到一个新的高度。

1972 年美国总统尼克松首度访华时，曾特别提出要参观针刺麻醉手术，随后形成了至今仍风靡欧美的“针灸热”。1973 年，朝鲜派考察团访问中国，仁济医院的针刺麻醉被安排为接待外宾、展示成就的常规项目。

这一时期，汤沐黎创作的油画《针刺麻醉》被中国美术馆永久馆藏；上海电影制片厂摄制的彩色科教片《针刺麻醉》(1979 年)上映。1985 年，美国国立医学图书馆把中国的学术性刊物《针刺研究》所发表的文章正式纳入他们编辑出版的《医学索引》(Index Medicus)，使中国针刺麻醉和针灸学的研究成果更广泛地传播到世界各国。

全程清醒做完心脏手术

1972 年 4 月 19 日，仁济医院心脏外科专家王一山首次在针刺麻醉下为患者施行心内直视手术获成功。这发生在仁济医院的神奇一幕，轰动了世界。全国各地的记者，美、英、法等医学代表团，相继到仁济医院观摩针刺麻醉体外循环心内直视手术。

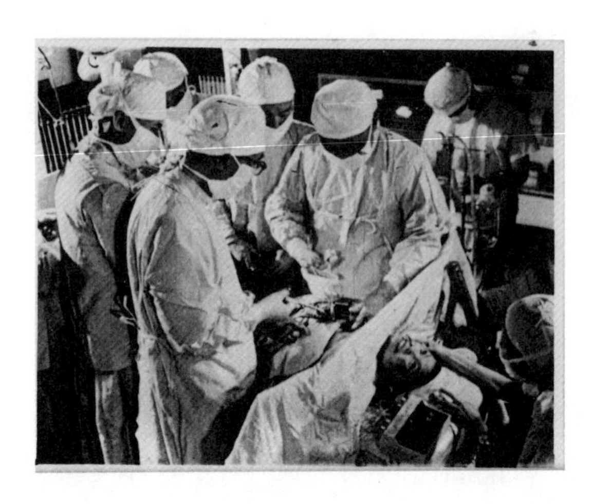

图 7-1 1972 年 4 月 19 日，世界上首例针刺麻醉体外循环心内直视手术

针刺麻醉始创于 1958 年，后经推广，有 90 余种手术可采用此法，如脑瘤摘除术、二尖瓣狭窄分离术、胃切除术、子宫切除术、脾切除术以及肾、膀胱等手术，唯独体外循环心内直视手术成了针麻的禁区。1970 年，周恩来总理亲自主持召开了全国中西医结合工作会议，并在会上指示："针麻要超越体外循环这一禁区。"

当时的仁济医院当仁不让地挑起了重担。王一山、冯卓荣领衔开始探究适用于心脏手术的针麻有效穴位。

施行针麻手术对手术团队的要求很高，需要手术医生和麻醉医生之间通力配合。比如，开胸后医生在进行胸膜分离时，很容易划破胸膜，从而导致开放性气胸，严重时将危及生命。而使用药物麻醉时，由于病人没有自主呼吸，呼吸机的运用能使医生有充足的时间对胸膜进行修补。但如果在针麻下遇到这种情况，病人就必须马上进行腹式呼吸以减少胸腔起伏，医生必须进行快速缝合修补，才能继续手术。

王一山教授回忆："接受第一例手术的患者是 15 岁的孙美新，患有严重的心脏病，如果不及时救治，她可能活不过 20 岁。"

"当时我们这一队人马，齐心协力，毫无私心杂念，大家互相尊重，整个手术取得了完满成功。”秦亮甫回忆道。当天早上8点，手术前的准备工作正在紧张进行。孙大金的“必备武器”由麻醉机变成了针麻仪。秦亮甫开始为孙美新选取穴位扎针，并观察她的反应。

8根小银针上身，孙大金将银针接上针麻仪，并通电刺激，随着针麻仪的微微震动，小美新产生了一种酸、胀、麻、重的感觉。9点35分，手术正式开始，王一山和冯卓荣在病人的胸部划出30厘米左右的切口，叶椿秀同时施术暴露股动脉，为体外循环做准备。

10点，胸骨被切开，拉钩撑开胸膛，孙美新听着电锯声，神志清楚，能睁眼讲话，不皱眉，不喊痛。

手术井然有序地进行，孙美新回忆道，护士为了鼓励她，还和她讲刘胡兰的故事，小美新不时与护士对话，纠正故事中的疏漏。

三个多小时后手术完成，孙美新成为第一个接受针刺麻醉下体外循环心内直视法洛氏三联症修补矫正术的患者，这是中医与外科学合作的创举，引起国内、国际轰动。自1973年起，该技术先后在拉丁美洲诸国以及英国、美国、日本国际学术活动上作了介绍，国际影响甚大。1974年，邮政部门发行了一套4张纪念邮票，记录当时医学领域新成就，其中之一就是针刺麻醉体外循环心脏手术。

其后，针刺麻醉下的体外循环手术开始在各大医院开展。在1975年春季广交会上，针刺麻醉体外循环技术以专栏形式展出，先后有20多个国家组成手术团到仁济医院进行学习访问。1975年9月在英国爱丁堡召开的国际外科学年会上，仁济医院发布了相关报告，全世界惊叹中医的神奇。

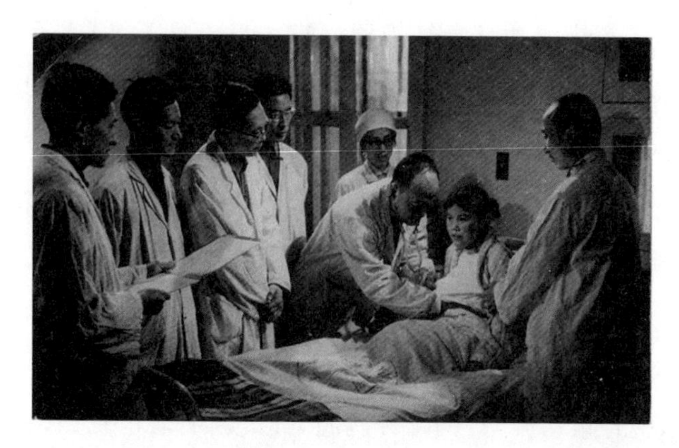

图 7－2 王一山教授为第一例针麻体外循环心内直视手术病人孙美新作检查

针刺麻醉心脏手术，至今仍在发展

1974 年，仁济医院麻醉科与上海第二医学院生理教研究室等合作研究针刺麻醉体外循环心内直视术围麻醉期生理、生化的变化。孙大金与秦亮甫等人组成专题组，精筛穴位，在生理、生化、血液动力学等方面进行深入探讨，并于胸外科合作施行了针刺麻醉体外循环心内直视手术，获得当时中医药管理局、上海市卫生局等的奖励。随后，针刺麻醉下的手术更逐渐扩展至二尖瓣置换术、双瓣置换术等复杂心脏手术。到 1980 年，医院共完成 280 例这一类手术。

仁济医院团队和相关学者组成的专题组，对针麻及针药结合麻醉进行了规范和系列研究，获得多项成果与奖项，于 1979 年在北京中国首届针灸大会上报告，1989 年获国家中医药管理局中医药科学技术进步一等奖。

针刺麻醉技术发展到今天，针药复合麻醉逐渐成为针刺麻醉的主流，包含了针刺复合局麻、针刺复合硬膜外麻醉和针刺复合全麻 3 个方面，复合麻醉不但加强了针刺麻醉的镇痛效果，还有效弥补了以往单纯针刺麻醉手术下肌肉紧张、内脏牵拉反应的不足。

2006 年 6 月，仁济医院薛松完成了国内首例针刺麻醉下的双瓣膜置换手术，2007 年 12 月 4 日，薛松又施行了国内首例针刺麻醉下不停跳冠脉搭桥术，进一步扩大了针刺麻醉心脏手术的适应证。

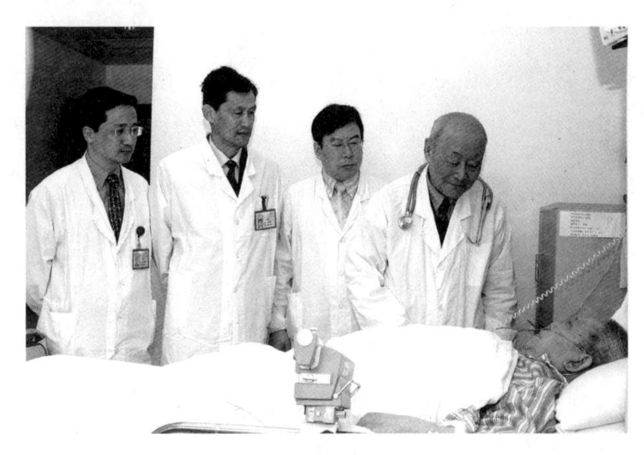

图 7－3 王一山教授医术精湛，临床经验丰富，每逢有疑难杂症总会请王老会诊（右起王一山教授、薛松、曹子昂、叶清）

从 20 世纪 70 年代发展至今，经过两代人的努力与实践，针刺麻醉下体外循环心内直视手术已更趋成熟。

2006 年，英国 BBC 到上海拍摄有关针刺麻醉的纪录片，找到了曾在全球实施第一例针麻心脏手术的仁济医院。时任麻醉科主任的王祥瑞接到这项任务时，既对针刺麻醉能在 33 年后再次走出国门感到惊喜，又深知中国医生肩上的责任重大。

BBC 当时全程记录了一名 21 岁的安徽姑娘小陈在上海仁济医院接受针麻进行心脏手术的全过程，从病人手术准备阶段到最终病人出院，摄像机 24 小时昼夜不停，连续拍摄四五天，最终制作了纪录片《替代疗法：针灸》，380 万人观看了纪录片。

随着对针刺麻醉原理研究的不断深入、认识的不断加强，针刺麻醉在心脏保护方面的作用也得到了进一步的发掘，在心脏介入中采用针刺麻醉技术取得初步成功，说明针刺麻醉技术有着更广阔的运用前景。

更加科学地运用针刺麻醉技术

针刺麻醉曾有过风靡全国的时期，也曾走入低谷。

1971年，美国国务卿基辛格访华，随团《纽约时报》专栏作家詹姆斯·雷斯顿得了急性阑尾炎，经药物麻醉后做了阑尾切除手术。术后第二天，他又因腹痛接受了20分钟的针灸治疗缓解疼痛，自述效果非常好。基辛格在新闻发布会上特地提及此事。

1972年，美国总统尼克松访华，亲眼目睹了针麻手术的神奇。他回国时，带回了针灸术的信息，使美国很快就出现了“针灸热”。

但是，20世纪70年代到80年代，医学界出现了盲目扩大手术病种和范围的现象，到20世纪90年代，全国大多数医院叫停针刺麻醉的应用，只剩下有限的几家医院保留针刺麻醉技术。

2006年，英国、法国、德国等国家的电视节目，对针刺麻醉产生兴趣，他们拍摄到的手术画面，在国外再次引起轰动。重新获得关注和鼓励后，针刺麻醉技术又一次获得更多人的认可。

2018年5月22日，从仁济医院心胸外科走出去的周嘉教授，在上海岳阳医院完成了全球首例针刺麻醉下的冠状动脉造影术。

未来，针刺麻醉的应用可能会超出手术室范围——术后加速康复正成为21世纪医学的一项新理念，而针刺麻醉在围术期具有独特疗效，针刺麻醉技术未来会从单纯应用于麻醉和手术期，扩展至整个围术期，减少患者术后痛，降低药物和手术创伤引起的副作用。

目前，在开颅手术、开胸心脏手术、甲状腺切除以及肺叶切除等手术的研究中，针刺麻醉已初步证实其优势，而对于肠镜、胃镜等检查，针麻也可以起到镇静作用。从卫生经济学的角度来看，这一技术能降低医疗费用，造福广大手术患者。

从1972年仁济医院首例针刺麻醉体外循环心内直视手术，到如今针刺麻醉继续为患者服务，40多年来，针刺麻醉技术依然显现出独特的生命力。

春风始新

小心脏与大心愿

——附属新华医院及上海儿童医学中心开创中国小儿心胸外科之路

先天性心脏病长期以来都是危害中国儿童生命健康(尤其是五岁以下儿童)的主要“凶手”之一。追溯至20世纪五六十年代,我国小儿先心病的诊治尚未起步,许多患儿由于没能得到有效治疗而失去了生命;更有甚者,弱小的生命还未看到世界的光芒就不幸胎死腹中。

中国亟需发展小儿心血管外科诊断与治疗水平。此刻,不得不提起一位医生,他叫丁文祥。如今已是90高龄的他,在白手起家的20世纪60年代,用自己的智慧与汗水,带领着一支敢打敢拼的儿科队伍创建了中国的小儿心胸外科,并为之奋斗终生!

干一行爱一行的年轻人

丁文祥出生在安徽宿县,起初并不热衷于医学的他最后受到同伴的影响,在18岁毅然放弃喜欢的理工科,考入上海震旦大学学习医科,并以优异成绩毕业。

1954年,丁文祥从震旦大学医学院毕业,进入广慈医院(瑞金医院前身)跟随造诣深厚的外科学家傅培彬教授工作。“你想要干番事业吗?”傅教授问。“当然想!”丁文祥斩钉截铁地回答道。

1958年,丁文祥借鉴国外的先进技术,在治疗一种名叫肠套叠的婴幼儿常见病上取得突破,发明了一种空气灌肠器的疗法,让90%的患儿避免了开腹手术。这以后,在小儿外科领域已经小有建树的丁文祥又将目光投向了小儿外科难度最大的分支——小儿心胸外科。在1963年3月从瑞金医院转至新华医院任职后,他把自己全部的研究精力都集中在了小儿心胸外科的发展上。

1966年5月,一心想赶上国际小儿心脏外科医学潮流的丁文祥遭遇了“文革”。他头顶“白专”的帽子,一度被迫离开了医生的岗位,做起了病房工勤人员,失去了先天性心脏病研究的阵地。

“文革”后期,迫于先心病治疗的紧迫形势,医院重新召回了被下放到安徽的丁文祥。就在此时,他遇见了人生中最得力的医疗伙伴——苏肇伉医生。在丁文祥眼中,苏医生性格内向,但做事情考虑得十分细致,与他胆大、粗犷的个性正好形成互补。事实证明,这一对“搭档”被誉为小儿心胸外科业界的“黄金组合”,不求名利,在临床、科研、教学、管理领域内几十年如一日,同进出,共进退,在中国的小儿先心学科发展史上留下了重要的瑰宝。

自主研发设备的“工程师”,医工交叉的“先驱者”

20世纪70年代初期,国家处于非常时期,连查询国外文献都很困难,引入进口设备更是成了天方夜谭,丁文祥毅然决定自主研发手术设备。为了能尽早独立开展小儿心脏直视手术,以丁文祥、苏肇伉为首的医疗团队走上了医工结合的探索之路。

1974年,在新华医院工作的丁文祥组建了中国第一个小儿心胸外科,当时只有6位医生7张病床,每天仅能做一台手术。丁文祥的“得意门生”,现任上海市小儿先心病研究所所长的刘锦纷教授珍藏着一张已经泛黄的旧照片——1975年他跟随丁文祥到上海电表厂,在自主研制的人工心肺机前的合影。20世纪70年代中期,小儿先心手术虽然有了起步,但是设备需求还远远不能满足,于是丁文祥把眼光投向了与新华医院毗邻的上海电表厂。他把想要制造小儿人工心肺机的想法告诉了电表厂,之后便开始过上了“医院工厂两头跑”的生活——他和工厂里的师傅们一起画图纸、建模型、切割钢板、研究线路……当刘锦纷、徐志伟等“小医生们”有幸去电表厂参观正在研发中的心肺机时，丁文祥为学生们介绍了设备制造原理，“转子泵”“转碟氧合器”“变温器”等一系列机械专用名词听得学生们一头雾水，看着电表厂的车间里一片忙碌的景象，他们简直不敢相信眼前的这位心胸外科医师已然成为一名杰出的工程师。

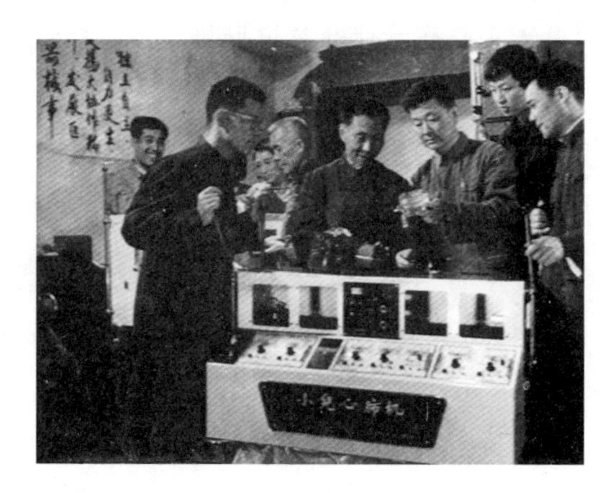

图 8-1　20 世纪 70 年代中期，丁文祥和他的学生们在电表厂研究器械

这以后，刘锦纷经常跟随丁文祥去工厂，越来越多的年轻人加入了这个研发团队。继小儿人工心肺机之后，丁文祥团队还研制了各种氧合器，包括鼓泡式氧合器和膜式氧合器。他设计并监制的小儿心脏手术专用器械等不仅填补了国内空白，更为我国开展婴幼儿心脏手术提供了基本的条件，被同行广泛应用和称赞，称其为“丁氏”器械。

攻破深低温停循环技术，学科发展步入新时代

在小儿人工心肺机等必要设备的辅助下，20 世纪 70 年代中期，丁文祥团队为 1 例 18 个月、体重 10kg 的幼儿成功施行了深低温体外循环下室间隔缺损直视修补术获得成功，开创了国内婴幼儿深低温心内直视手

术先河，也标志着中国小儿心胸外科的建设又迈上了一个新台阶。

1978 年至 1983 年，小儿心胸外科迅速扩张至 16 张病床。一系列自主研发的国产小儿先心病手术器械为小儿先心病手术的开展打下了良好的基础。小儿心胸外科每年实施心脏手术约 100 例，主要病种包括室间隔缺损、房间隔缺损、动脉导管未闭、肺动脉狭窄等。团队开始挑战包括法氏四联症在内的复杂先心病的外科手术治疗。

20 世纪 80 年代初，在瞄准婴幼儿复杂先心病外科治疗的同时，小儿心胸外科又向深低温停循环技术发起了进攻。在经历多次失败后，1981 年，丁文祥、苏肇伉共赴日本参观考察，学习世界一流的体外循环技术，并系统性地引入中国。回国后，两位“黄金搭档”立即开启与复旦高分子材料研究所、肺科医院之间的三方合作，踏上了研制“人工肺”的征程。整整四年，无数次的面临失败，无数次的从头再来，功夫不负有心人，国产膜肺机终于问世。1985 年，首例使用国产膜肺机的深低温停循环心脏直视手术成功实施，为小儿心胸外科的学科发展又一次树立了里程碑。

深低温停循环转流技术的应用和术后监测水平的不断提高，为开展多种高难度手术，包括完全性大动脉错位 Senning 术和大动脉 Switch 术创造了良好的条件。该项技术分别于 1992 年和 1995 年获得上海市科技进步二等奖、国家科技进步二等奖。

邂逅“最佳伙伴”，学科“孕育”医院

新华医院与美国世界健康基金会（Project HOPE，以下简称世健会）的牵手是一个巧合。20 世纪 80 年代初期，时任世健会总裁的威廉·华尔许先生从美国赴浙江省出差，途经上海，拟考察一家中国医院的心血管专业。时任上海第二医科大学校长的兰锡纯教授推荐了新华医院丁文祥医生所创立的小儿心胸外科。

在交流过程中，丁文祥和苏肇伉全面地向美方介绍了自力更生开展

小儿心脏外科手术的过程，并展示了自主研制生产的手术器械。威廉·华尔许非常震惊于所看到和听到的一切，当晚就宴请了他们，一个“三年合作协议”的设想摆在了他俩面前。合作内容包括：免费提供医疗装备，包括一间手术室、一间监护室、四个床位的监护仪；邀请美国最著名的小儿心血管医生、护士到新华医院给予业务指导；把新华医院心胸外科的医护精英送去美国进修学习。

在上海市人民政府和上海第二医科大学的支持下，这一个“餐桌上的协议”不久后变成了现实。在世健会的帮助下，由波士顿儿童医院理查德·乔纳斯医生率领的小儿心脏团队来到新华医院，指导开展国内首例大血管错位纠治术，为小儿心血管学科开启了国际合作的大门，也为后期的人才培养、技术提升、设备更新奠定了扎实的基础。

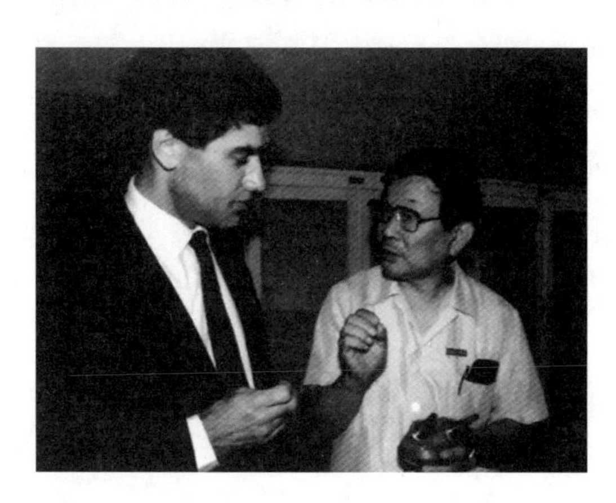

图 8－2　丁文祥医生与波士顿儿童医院的理查德·乔纳斯医生

此后，新华医院与美国波士顿儿童医院之间保持着密切的联系，“请进来，走出去”成为一种常规。学成回国的一批批医护精英们迎难而上，复杂先心病诊治领域技术突破连连。与此同时，深低温停循环技术在全国广泛推广，成为中国小儿先心病外科手术的常规操作指南。

第一个三年合作协议期满后，世健会觉得双方的合作很有成效，于是第二个“三年协议”顺利签署。六年的精诚合作使得世健会对丁文祥的团队越加佩服，树立起了更强的合作信心。1988 年，一个更加大胆的设想在世健会高层的大脑中应运而生——在上海合作建立一家高标准、现代化的儿童专科医院。

面对这个“宏伟的想法”，丁文祥既兴奋，又惆怅，毕竟中美合作筹办一所医院，在当时来讲是“破天荒”的事情。果不其然，这个建设项目掀起了一阵波澜，有支持的声音，也有反对的声音。但丁文祥不甘放弃，不辞辛劳地奔波辗转，据理力争。终于，他盼来了上海市人民政府关于同意建设中美儿童医院（上海儿童医学中心的曾用名）的立项书。按照建设计划，世健会捐赠价值 2500 万美元的先进医疗设备，上海市人民政府选址浦东塘桥地区，由上海第二医科大学进行牵头筹建。

从 1988 年到 1998 年，中美关系起伏跌宕，医院基建项目经历过轰轰烈烈的推进，也曾被迫中止。历经十年坎坷进程，上海儿童医学中心终于在 1998 年 6 月 1 日正式开张。江泽民同志亲笔为医院题写了院名，当时的美国总统夫人希拉里亲临开张典礼并剪彩。

新的土壤，新的起点，新的高度

1999 年，小儿心胸外科从新华医院整体搬迁至上海儿童医学中心，并拥有 2 个病区、独立 ICU 以及 3 间专用手术室。作为国家临床重点学科，小儿心血管内、外科开展镶嵌治疗模式诊治复杂先心病患者，手术例数和技术不断上升，小儿心血管学科步入了飞速发展阶段。2005 年，成功为出生 6 小时，体重 1.9 公斤的患儿实施完全性大动脉错位手术，创下国内该类手术最小年龄和最低体重的纪录。

2007 年，心脏中心建立并启用，上海儿童医学中心成为世界最大的儿科先天性心脏病临床中心之一。床位增至 108 张，ICU 床位 47 张，手术室 6 间，每天开展 18～20 台心胸外科手术。在与国际一流医院保持交流的基础上，心胸外科创新了多种手术方式。近年来，先心病手术的最小年龄和体重再次刷新至出生 2 小时，体重 850 克。2008 年起，心胸外科手术例数上升至 3000 例/年，2018 年达 3800 余例/年，保持全球儿童专科医院之首。其中，小于 1 岁的新生儿和复杂性先心病的比例都超过 55%，总体成功率为 98%，居国内领先地位。

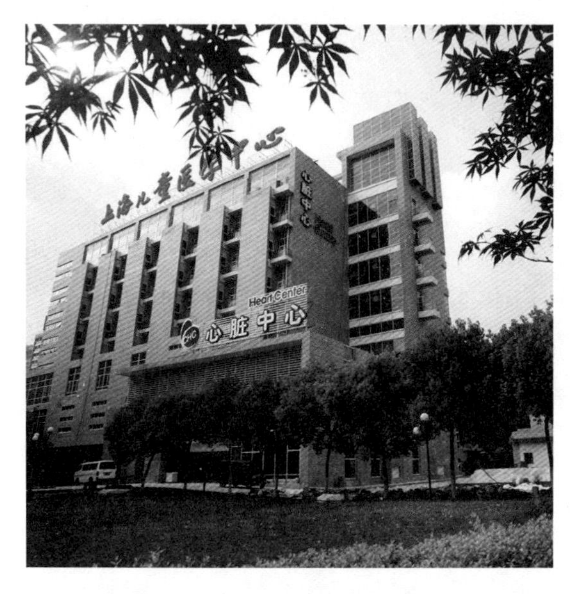

图 8-3　2007 年启用的心脏中心

发扬中国精神，传播公益能量

2013 年 9 月，应孟加拉国卫生部邀请，肩负着美国世界健康基金会和上海儿童医学中心的期望，一支由 7 人组成的小儿心胸外科医疗团队告别家人，远离故土，带着上海人民的深情厚谊，来到南亚孟加拉国首都达卡。在为期 6 天的医疗援助活动中，医护人员克服艰难环境，成功完成 7 台复杂的先心病手术，并向当地医护人员传授了中国小儿心脏手术的先进技术。

2017 至 2018 年，由中国红十字和阿富汗红新月会共同发起的人道救助计划“天使之旅——‘一带一路’大病患儿人道救助计划阿富汗行动”关注“一带一路”沿线国家民生需求，在阿富汗针对0至7周岁儿童开展先心病筛查和救治行动。上海儿童医学中心应中国红十字会特邀，作为“天使之旅——‘一带一路’大病患儿人道救助计划阿富汗行动”医疗专家组组长单位，连续两年积极参与手术救治工作。张海波教授、刘锦纷教授以高超的技术与医疗队员一起共同为46名病情复杂的阿富汗先心病患儿成功实施纠治手术，为孩子和家庭点亮生命的希望。

上海儿童医学中心作为国家儿童医学中心（上海）的主体单位之一，拥有全球规模最大的儿童心脏中心，医院必将继续积极响应国家“一带一路”等政策，发挥辐射带动作用，帮助更多患儿重拾健康！中国红十字总会陈竺会长专程致函医院时提到：“上海儿童医学中心为国家人道事业作出了重要贡献，为中阿人民友谊作出了重要贡献，同时也对卫生援疆做出了特殊贡献，体现了国家儿童医学中心的人道精神和高超医技，谨向你们表示感谢和致意！”

经过近半个世纪的发展，上海儿童医学中心心脏中心已经成为全球规模最大的婴幼儿与儿童心脏诊治中心之一，成为我国儿科医学界中的一张闪亮名片。

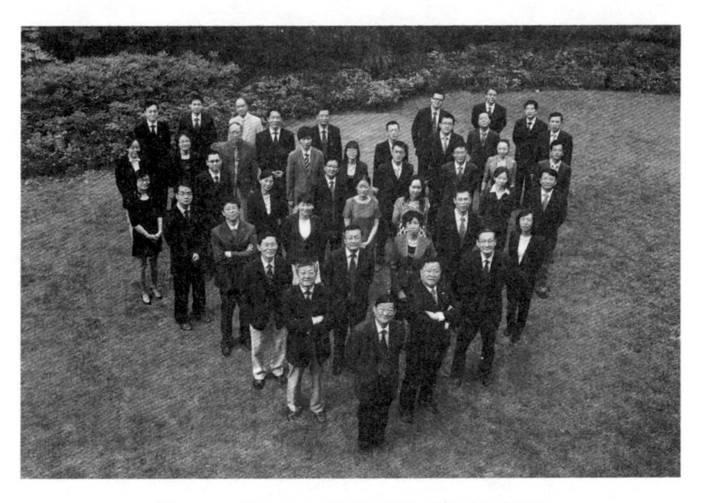

图8-4 儿中心心胸外科医生团队“全家福”

2019 年 4 月 3 日，由中央文明办、国家卫健委主办的全国道德模范与身边好人“中国好医生，中国好护士”2019 年月度人物颁奖大会在成都隆重举行，丁文祥教授荣获“中国好医生”殊荣。

耄耋之年的他在现场访谈中回忆从医 70 年的万千感慨：“创建上海儿童医学中心以及小儿心胸外科是我一生中最大的追求，我非常高兴实现了这个心愿。能在有生之年与伙伴们一起为中国儿童健康事业做出应有的贡献，我感觉无比自豪！我希望勤劳勇敢的儿中心人能够继续永攀医学高峰，把这种精神代代相传，把中国的儿科事业建设得更好！”

（姜蓉　夏琳）

中国"心、肝"移植从这里启航

——附属瑞金医院成功完成中国首例心脏移植、肝移植

中国器官移植技术目前已经处于世界领先的水平，但今天的成果，无不是站在40多年前第一代器官移植探索者的大胆尝试的基础上的。

瑞金医院外科在国内享有崇高声誉，标志性的事件之一就是20世纪70年代末的全国第一例肝移植和第一例心脏移植。由于"文化大革命"的影响，中国的器官移植起步较晚，但瑞金医院发挥多学科合作的力量，完成了这一历史性突破——可以说，这是中国心肝移植的起步。

现代器官移植的历史并不长，1954年，美国人完成了世界上首例肾移植手术。随后，1963年，美国医生进行了世界上首例肝脏移植、首例肺移植；1966年，首例胰腺移植成功。1967年，南非的克里斯蒂安·伯纳德博士完成了世界上首例心脏移植。1968年，美国斯坦福大学的瑞兹等人进行了首例心肺联合移植。在我国，直到20世纪70年代后期，能够抑制身体攻击外来器官的药物——环孢菌素被研制出之后，器官移植才开始逐步发展。

成功并非偶然

机会青睐有准备的人，医学上的创举同样如此。瑞金医院两次实现中国器官移植的"第一例"，得益于其外科的长期积累和大胆尝试。

20世纪50年代中期，广慈医院外科就已经开展了血管移植手术。傅培彬带领宋祥明等开展了大动脉瘤切除并同种血管移植的动物实验和

临床尝试，积累了丰富的经验，开创了血管外科和移植外科的先河，为今后开展肝移植和心脏移植做准备。1959 年开始，傅培彬在国内率先开展肝脏外科解剖的研究，为此后肝脏移植打下基础。1963 年 3 月，美国 Starzl 医生完成世界首例肝移植，董方中也开始进行移植手术的准备工作，指导林言箴等创新性地进行肝移植的动物实验，先后在 60 多条狗身上做了实验，术后存活时间已超过 5 天，而且能吃能活动，接近世界先进水平。可以说，在 20 世纪 60 年代中期，广慈医院已经具备了开展肝移植和心脏移植的科学基础和技术储备。但因 1966 年发生“文化大革命”，研究被迫中断。

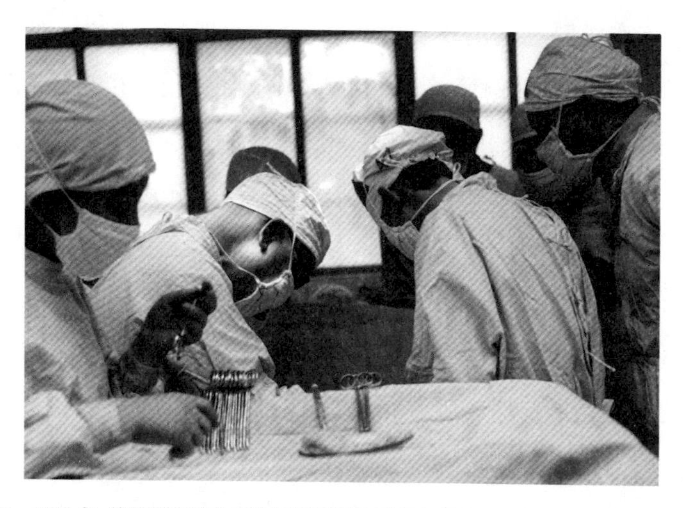

图 9-1 1959 年，傅培彬在国内率先开展肝脏外科解剖的研究，为此后肝脏移植打下基础

中国第一例肝移植的主刀医生林言箴回忆 1977 年那次创举时，时时要提到他的老师们。“我当时是普外科医生，得知美国实施肝移植手术后，我便向老师傅培彬教授和董方中教授提出了自己的看法，认为我们也可以做这个手术。”

1977 年 7 月，董方中与傅培彬商量，提出“我们要赶上去，肝移植要上马”。傅培彬非常赞成，并付诸行动，指定林言箴重新复习文献，恢复动物实验，并挑选尹浩然作为这项科研计划的助手。

为了把国外的先进经验学到手，并且避免别人走过的弯路，林言箴等夜以继日地收集分析国外器官移植资料，以学习经验，吸取教训。在进行肝移植手术时，取肝、灌注、接肝、麻醉、化验以及后勤等各组，同时要有50多人联合作战，一个环节失灵，就会影响全局，因此，这项工作获得当时瑞金医院外科支部书记唐步云和上海第二医学院党委书记陈贤家的大力支持，调集了普外科、内科消化组和血液组、麻醉科、检验科、血库的力量。在两个月左右的时间里，光动物实验就做了20多次，还进行了2次联合实战演习，保证动物实验能顺利地过渡到临床。

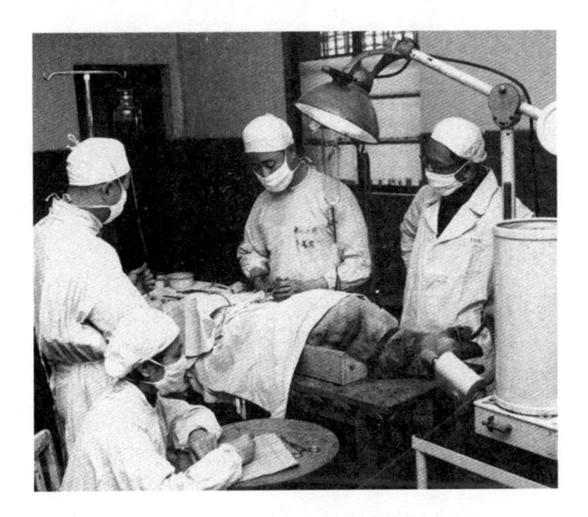

图9-2 科研人员在做动物实验

一切准备就绪，终于在1977年10月，一名有肝移植适应症的病人来到了瑞金医院，经过多次讨论，移植团队确定唯有进行肝移植才能挽救患者生命。

填补国内肝脏移植的空白

这名接受肝移植手术的病人姓胡，是一名42岁男性肝癌晚期患者。患者自1977年4月起出现消化道症状，体检时已经能触及肝上有核桃大小的肿块，后肿块逐渐增大。在外院诊断为肝左叶癌肿并行剖腹探查术，术中见肝左叶癌肿伴肝门累及，并有少量腹水，无法手术。

10 月 7 日，病人由外院转入瑞金医院。医院安排了消化组江石湖参加外科查房，血液科王振义和王鸿利每天会诊调整凝血功能。傅培彬和董方中亲自参加病例讨论。经过多次讨论后确定唯有行肝移植才能挽救患者生命。10 月 21 日，由林言箴等施行同种原位肝移植手术。李杏芳和王鞠武共同完成麻醉，黄宗明辅助。

为了保护好器官，防止组织破坏，手术室的护士们用木榔头将大块冰块敲碎成冰粉，储藏在木箱子里作为“土冰箱”。为了到现场取供体，医生护士们争分夺秒。

手术开始了。肝移植手术时间非常长，在没有显微镜，没有血管缝针的情况下，林言箴只能凭着肉眼进行丝线缝合。阻断血管的只有橡皮筋，医生们必须根据阻断时间，动作极其迅速地缝合器官。为了防止感染，做好病人的术后隔离，医生们在高压氧舱临时搭建了病房，由手术时护士俞惠芳负责护理。

手术顺利完成了。但对器官移植来说，这只能算成功了一半。之后，病人接受了免疫抑制剂、止血、抗生素、胰岛素、补充凝血因子等治疗。术后第 5 天，病人出现绿脓杆菌感染，经治疗，21 天后感染得到控制；术后 24 天因皮肤黄疸给予蓝光照射 11 天。

险情远不止于此。人体仿佛一台精密的仪器，当异体器官被植入后，免疫系统会产生巨大的排异反应。病人在接受抗排异治疗，使用大量抗排异的皮质激素后，又出现了消化道出血。面对如此棘手的情况，医护人员一边继续使用激素，一边用冰水洗胃，又将止血药掺在牛奶里给病人滴进胃里。几小时后，抢救措施起效，血被止住。

手术后，病人存活了 54 天。按照今天的标准，这是一次失败的移植。但是，在 1963 年 3 月世界上第一例人体肝移植到 1967 年 7 月的 4 年多时间里，全世界仅有 3 例肝移植手术，最长存活时间仅为 23 天。因此，瑞金医院第一例肝移植病人术后存活 54 天，已经处在当时的世界先进水平。

1978 年，瑞金医院又接连完成了 3 例肝移植，均获得圆满成功，术后生存期分别为 139 天、200 天及 261 天。

亚洲第一例心脏移植术

瑞金医院启动肝移植手术的同时，心脏移植的准备工作也开始了。1967 年，南非医生完成世界上首例心脏移植。到 1977 年，全世界有 65 个外科手术组，至少进行了 354 次心脏移植手术，但是，成功的只有 85 次。

与肝移植手术一样，在几乎没有国际交流机会的情况下，1977 年 11 月初，瑞金医院张世泽等医生开始收集国外有关心脏移植手术的资料。

在 5 个月的时间里，张世泽团队在动物身上共做了 36 次心脏移植的实验。取心组人员通过实验，逐步加快取心速度，摸索出一套保证供心质量的关键性措施。负责灌注液的人员不断摸索改进，能使离体的心脏保存时长达到 7 小时。接心组的医生不断提高缝接心肌和血管的速度，精巧地掌握好缝针的针距和拉线的松紧度，使刚刚缝接的心脏经得起立即起搏跳动的考验。

由于心脏移植在我国原是个空白，手术用的器械非常缺乏，从事心脏移植的医务人员就在实践中自己动手做器械，或请有关医疗器械厂协助制造，一共改进和制造了十多件器械、设备。缝合心脏需要的无损伤丝线经不起拉伸，张世泽想方设法改进持线钳，请手术器械厂工人按照设计要求，造出无齿持线钳，解决丝线容易被拉断的毛病。诊断排斥异体情况用的心内活检钳，长达 70 多厘米，却只有火柴梗那么细，在手术器械七厂的工人帮助下，也制造出来了。

1978 年 4 月 21 日，胸外科张世泽、方立德站上了手术台，一枚 3.5 小时之前由周思伯医生取下的珍贵心脏供体，被送到了他们手上。手术持续了 6 小时 15 分钟，其中体外循环 2 小时 22 分钟，心血管缝合时间只用了 69 分 28 秒，术后呼吸机支持 26 小时。

就这样，瑞金医院胸外科在外科团队的配合支持下，完成了中国第一例人类同种原位心脏移植手术，同时也是亚洲第一例心脏移植术。

在克服了术后休克、排异反应、细菌感染等难关后，病人慢慢恢复，从原来终末期心脏病顽固心衰、严重心绞痛、不能活动，恢复到术后能行走、自主生活。最终，病人存活了 109 天，大大超过了预期。

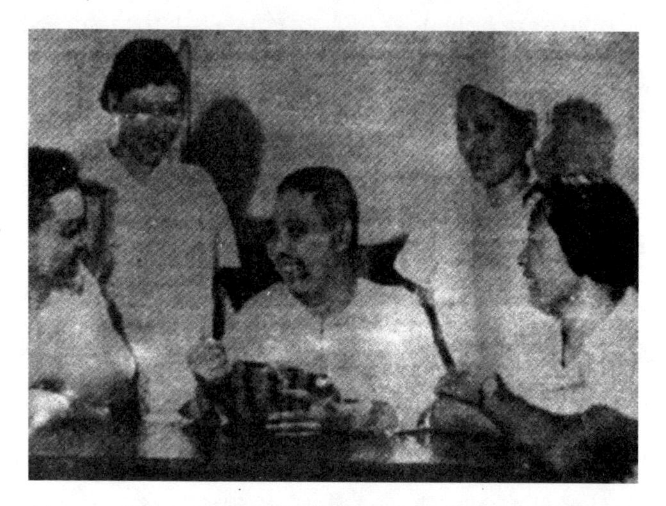

图 9－3　术后 77 天，第一例心脏移植患者（左三）在和医务人员交谈

1979 年 2 月，瑞金医院、上海市卫生局及中央卫生部分别通过科学技术研究成果汇报和技术鉴定，一致认为国内第一例人类同种原位心脏移植获得成功，效果明显优于国外早期临床心脏移植的结果，为终末期心脏病人提供了一种可供选择的治疗手段，填补了国内脏器移植方面的一项空白。

由于成功地实施了国内首例同种原位肝脏移植和首例同种原位心脏移植这两项重大医学成果，瑞金医院获得卫生部“重大科技成果甲等奖”。这两项重大医学成果不仅填补了我国器官移植的空白，也为器官移植事业的发展奠定了基础。

从“一肝两用”到“两供一受”

进入21世纪后，常规的肝移植手术技术已经被很多医生掌握。此时，瑞金的移植团队又开始挑战新高度——劈离式肝移植。

所谓劈离式肝移植，就是将一个完整的供肝，按照解剖结构分为两半，分别移植在两个患者的身上。这种移植方法会增加手术的难度，延长手术时间，但却是缓解供肝缺乏的有效方法。

将肝脏一分为二用于移植，可远不是切一刀那么简单，医生们需要将肝脏依解剖结构劈离，然后整理和建立起两套各自独立的动脉、静脉和胆道系统。

2002年7月19日，时任瑞金医院院长、普外科主任的李宏为，与彭承宏教授领衔，进行了国内首例劈离式肝移植尝试，两台手术“齐头并进”，先将总重量为1080克的供肝依解剖结构劈离为二，重量分别为850克和230克，并修整出两套各自独立的动脉、静脉及胆道系统，然后分别植入两位病人体内。

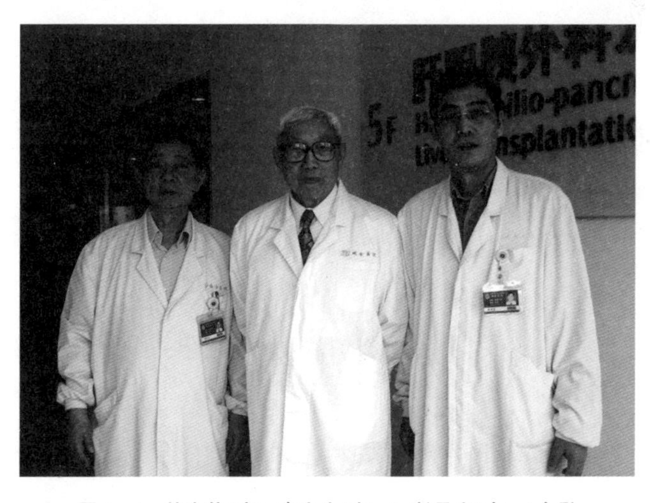

图9-4 林言箴(中)、李宏为(左一)、彭承宏(右一)合影

49岁的患者病变肝脏切除后，850克供肝担负其全部功能；22岁的患者由于需解决的是部分肝代谢问题，手术仅切除了其左半肝，再将230克供肝移植上去。两台手术历时13个小时，“一肝二用”，救活了两位病人。

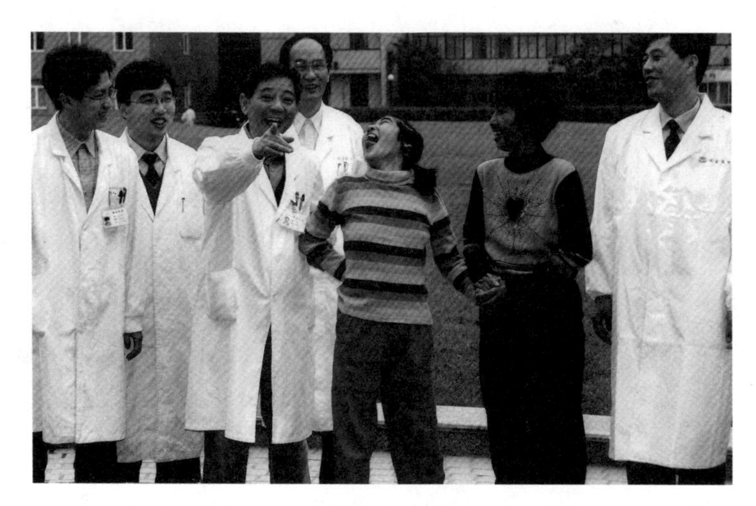

图9-5　第一例劈离式肝移植术后随访，两名患者分享一个肝脏

这是瑞金医院在肝移植领域创造的新的全国第一，也是继26年前瑞金医院在国内首次成功施行同种原位异体肝移植后，在肝移植领域写下的又一项“第一”。这次成功的尝试获得了2003年上海市医疗成果三等奖和《中国医学论坛报》评选的当年医学十大新闻。

因为在器官移植上获得的巨大成就，瑞金医院外科建立起一支实力雄厚的器官移植团队。2003年2月17日，瑞金医院器官移植中心成立，中心整合了医院的基础、临床、免疫、病理、心理等优势学科，使器官移植水平再上一个台阶。

之后，这支总是挑战“第一例”的团队，又完成了中国器官移植的好几个“第一例”。

2004年初，一名大学生突然发生急性小肠扭转，小肠几乎全部坏死，接受小肠次全切除手术后仅剩下8厘米小肠，每天只能靠静脉输入营养液，仅仅数月体重就降到只有36.5公斤，还并发了严重肝功能损害。瑞金医院帮助他完成了国内首例肝脏小肠联合移植手术，当血流贯通时，移植在他腹腔里的肝脏和小肠立刻红润起来，小肠也清晰而有规律地开始蠕动。

同年12月14日，一位38岁的女病人，在瑞金医院接受了腹腔七个脏器的联合切取和移植手术。这一例手术，填补了国内全腹腔多器官簇联合移植领域的空白。

这位女病人患有"胃肠道腺瘤性息肉综合征"，从最近端的胃到最远端的直肠都密密麻麻地长满了不可计数的大大小小的息肉，有的息肉已经发生了恶变，其中十二指肠的癌肿已经向肛门和胰腺蔓延，而直肠的癌症也已经向深处浸润。在这种情况下，无论是全胃切除、胰腺十二指肠切除还是结直肠切除，都不可能有效挽救病人的生命。

在反复论证和缜密安排下，一个大胆的方案被确定下来——将患者的肝脏、胰腺、脾脏、胃、十二指肠、全小肠和结肠等腹腔消化器官整块移植。为了尽可能减少创伤，保持移植脏器的结构和功能完整，手术团队设计了一套符合生理状况的血液供应系统，将腹腔动脉和肠系膜上动脉一同整合在一个血管桥上，使它们能够与受体的腹主动脉连接。

手术在第一天下午2点45分开始，一直持续到第二天清晨5点多，随着一条一条血管接通，7个器官在患者体内慢慢泛红、复苏，开始工作。在精心的观察和护理下，术后第1天病人就撤除了呼吸机，术后第6天已经能自己喝水。

如此高难度的手术，当时全世界不足百例。瑞金医院的这次探索不仅是中国的"第一例"，也是亚洲第一例腹腔多器官簇联合移植手术。

劈离式肝移植是难度非常大的手术，但将两个供肝人的肝脏拼接起来再移植给患者则更加困难。

2007年12月，一名15岁、体重达85公斤的女患者来到瑞金医院。按照她的生理状况，她需要获得一枚不少于950克的移植肝，但中国人的肝脏一般只有1000至1200克重，也就是说按照传统的技术，由亲属捐献肝脏的活体肝移植无法实现。另外，等待自愿捐献的肝脏也可能遥遥无期。

为了挽救患者生命，瑞金医院决定将女患者45岁父亲的左半肝和43岁母亲的右半肝这两块健康肝组织移植到女儿体内。这一次肝移植涉及三个手术，3组麻醉医生严密观察，保证手术过程中三人的生命体征始终保持在最佳状态。当天，医院还配备了放射科、超声科和出凝血专家，37位医护人员守护在手术室，17个小时后，手术圆满成功。

“两供一受”活体肝移植手术比单一供体的肝移植手术更加复杂，排异风险更加严重，当时全世界能够实施的国家不超过5个。

如今，中国的器官移植手术量仅次于美国，位列世界第二。2015年里，中国完成10057例器官移植手术，到了2016年，手术量又大幅度增长。由于器官移植手术的成熟，身处绝境的患者得到了生的希望。

今天，中国器官移植技术已经走在世界前列，今天的成果无不是站在40年前第一代器官移植探索者大胆尝试的基础上。瑞金医院器官移植团队，在中国器官历史上书写了浓墨重彩的一笔。

（朱凡　杨秋蒙）

开启胃镜下的彩色世界

——附属同仁医院成功研制我国首台光学纤维彩色电视胃镜

20 世纪 60 年代，胃癌是我国最常见的恶性肿瘤之一，以 28.61% 位居死亡原因第一，严重威胁中国人民的生命和健康。胃癌病人明确诊断的时候，多数已经进入了疾病的晚期，伴发着多部位的转移，不仅死亡率高，而且许多患者在生命的最后阶段，都会非常痛苦。当时，上海各大医院中也几乎没有肿瘤专科，肿瘤患者一般都散落在内科、外科，无法获得专业、针对性的治疗。

1969 年，周恩来总理在天津全国卫生工作会议上提出，要在全国中心医院以上的医疗机构建立肿瘤门诊和病房。当时的长宁区中心医院(同仁医院前身之一)立刻响应了号召，把建设肿瘤专科门诊和病房列入了医院的中长期规划。但是，谁来主导这个年轻的学科呢?

身负使命，勇挑重担

38 岁的外科主治医师郭孝达，是第一批入驻肿瘤专业组的医师之一。医院从原来的外科病区划出了 5 张病床，用来收治肝癌、胃癌、白血病等患者。说实话，按照那时候的医疗水平，肿瘤科基本等同于现在的“临终关怀病房”。看着自己手里的病人一个个不可避免地走向生命的终点，郭医生的心中是充满痛苦的。

当时，医生们在治疗白血病时，会用到一种叫喜树碱的药物，这是一种传统的治疗癌症的药物。有段时间，郭孝达在给白血病人用喜树碱药物时，发现他们会出现呕吐、腹泻、便血等不良反应。为了查找到出血原因，他为病人做直肠镜检查，发现了在肠黏膜上有充血、水肿等表现。他由此联想到，消化道的黏膜可能对喜树碱有很大的吸收力。郭医生在用喜树碱治疗后进行手术的病例中，发现手术标本病理切片中的癌细胞有退行性变化，癌细胞中有中性粒细胞、淋巴细胞浸润或纤维组织包围，或局限性坏死钙化等情况。经随访、分析，发现癌细胞的抑制、变化与用药剂量多少无明显关系，但与癌肿的类别有关。其中，溃疡性腺癌有癌细胞退行性变化的占多数。而病理切片中癌细胞有变化的病例，比癌细胞无变化的病例生存时间普遍延长，前者 5 年生存率为 5%，后者仅为 2.9%。鉴于对喜树碱药的抗癌效应方面争议较大，郭医生就在全国 171 个医院的协作下，每年举行一次喜树碱的临床应用交流会，经过 5 年时间，于 1978 年的全国性专业会议上确认了喜树碱对胃癌、肺癌、卵巢癌、面颈部癌、肠癌缩小肿块、改善梗阻症状有一定疗效，并列入中华人民共和国药典，郭孝达医生也由此决定了自己的事业方向——专攻胃癌的诊治。1979 年，“喜树碱临床研究”获卫生部科技进步二等奖。

胃癌患者的生命中出现了一道曙光，长宁区中心医院肿瘤科和郭孝达主任都出名了，床位由 5 张增加到 30 张，病房面积达到 170 平米，仍然供不应求。

一根胃镜开启的抗癌之路

1973 年，郭孝达主任与上海医用光学仪器厂等单位合作，拆卸了进口 GFBy 胃镜，研究了内部结构后，仿制了一台胃镜。后来才知道，这台仿制的胃镜，成了我国第一台纤维胃镜。要知道，在此之前的硬质胃镜，对于被检查者来说，几乎等于生吞了一把宝剑。而纤维胃镜就要柔软许多，病人接受度可以大大提高。

有了胃镜，却谁也不会操作，郭孝达就用纸板做了一个胃的模型，在上面标注各种解剖部位，在护士的协作下将胃镜自上口插入腔内，一边转动镜上操作钮，一边逐步进入，一边牢记旋钮转动的位置。接着，他又用猪的胃进行练习，直到对所有操作和胃内的结构烂熟于心，这才开始在病人身上操作。那段时间，郭孝达和另一名医生，每天上午查房、手术，下午就做胃镜，常常做到半夜十一二点。两周时间，就为 200 多名患者进行了胃镜检查。

郭孝达在使用胃镜过程中，不断对设备和配件进行改良，使其更加符合精准诊断和便利使用的要求。

1975 年，与上海医院设备厂合作，试制成功国内第一台胃肠冲吸机，可作胃肠道脱落细胞检查。

1976—1977 年，郭孝达主任团队和上海广播器材厂、上海第二光学仪器厂协作，经过 2 年多时间，试制成功国内第一台彩色电视胃镜，并于 1978 年获全国科学大会颁发的国家重大科技成果奖。由于这台仪器能将目标放大 20 倍，微小的病变也能发现，对于提高早期胃癌的检出率，发挥了里程碑式的作用。该设备每年工作 124 天，五年检查病人 7643 人次。

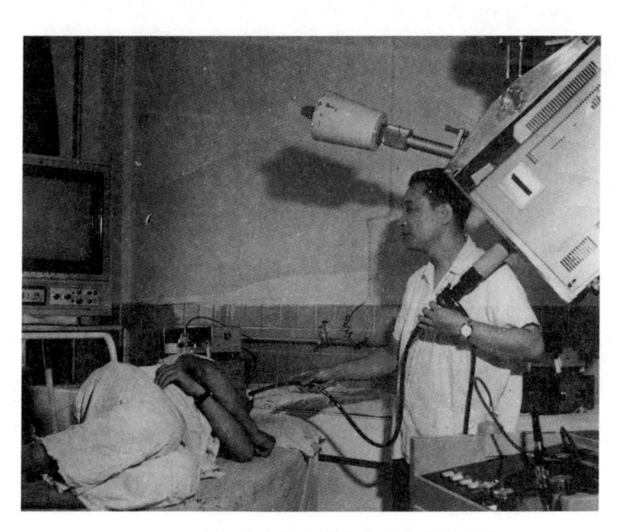

图 10-1 郭孝达与全国首台彩色电视胃镜

1981年，郭主任又针对纤维胃镜消毒存在的问题，与上海医院设备厂协作，试制成功国内第一台内窥镜洗涤机，并投入临床使用。

纤维胃镜的研制成功，将郭孝达和肿瘤科一起推向了事业的巅峰。肿瘤科病房规模不断扩大，搬到了愚园路698号一幢独门的花园小洋房，上下两层，面积500余平方米，床位50张，拥有了专用的肿瘤实验室、药物筛选室。郭孝达主任也开始蜚声中国医学界。但是，他探索、创新的步伐始终没有停止，在之后的几年，他把一大部分精力用到了对胃镜下治疗的实践中，一项又一项成果在他和他的团队手中诞生：

很多做过胃部手术的患者，胃内都会有残线，造成不同程度的不适，甚至引发溃疡、炎症、溃烂等。1978年，肿瘤科开展胃内残线剪除术23例，残线剪除的患者，症状立即消失。

开展内窥镜下胃息肉电凝切割。当时上海仅1～2家医院有进口国外电切电凝器在，肿瘤科与手术器械七厂协作，试制成功国产电切电凝器，经临床使用，至1987年切除胃息肉193个，一次成功率达98%，无任何严重并发症，同年获国家重大科技成果奖、上海市科技成果二等奖。

1979年，与院同位素室协作，用同位素p32对晚期胃癌及复发性胃癌，经内窥镜直接注入癌灶，共治疗18例，总有效率90%。其方法为在癌灶四周顺时针取四点，各注2.5～4毫居里，间隔2周重复一次。有条件手术者，停2周即可进行。其中为2例创造了第二次手术机会，1例手术成功；有1例共注射4次，缓解期达3个月以上。

1980年初，在国内首先进行内镜下上消化道大出血的止血治疗。其方法是应用血管硬化剂，经纤维内窥镜直接注入出血灶，使之止血。然后纠正休克，改善机体条件，从而将多名病人从死亡边缘挽救过来。那段时间，外院遇到此种病例也来电邀请肿瘤科会诊，至1987年共治疗了104例，成功率为92.8%。其中门静脉高压、食道静脉曲张破裂大出血23例，成功率为80.2%，论文在《上海医学》杂志上发表。

1980年，开展胃镜下异物取出术。此类病例多为自杀者，异物多种多样。有一名青年吞了3根牙膏软管、3块搪瓷杯柄，均经胃镜成功取出，免除了手术之苦。一名上海邮电研究所工程师误吞直径约2.5厘米的话梅核，他患有十二指肠溃疡，已愈合，局部疤痕形成，出口狭窄，以致话梅核在胃中无法排出，多方求医，均劝手术治疗。结果由郭主任团队通过胃镜顺利取出。至1987年做了34例，100%成功。

开展食道手术后吻合口狭窄综合征的扩张术研究，这是当时极难治疗的疾病。普遍采用硬管扩张术，病人痛苦，效果也差，胃镜室在国内首先采用软管扩张术，共治疗45例，有的经一次扩张痊愈，有的扩张5次左右，有效率达80%以上。

1980年，运用内窥镜直视下贯通法治疗胃大部切除术后并发吻合口不畅综合征，常规用禁食减压、补液等治疗，持续时间长、痛苦大。运用内窥镜贯通法后扩大了吻合口，刺激了肠壁神经网，促进了肠蠕动，使症状缓解。1985年，用3yAG激光治疗及食道扩张置管术，首次为1例晚期食道贲门癌梗阻患者用激光烧灼打通后，安置食道内支架，获得成功，提供了治疗晚期食道癌的新手段。

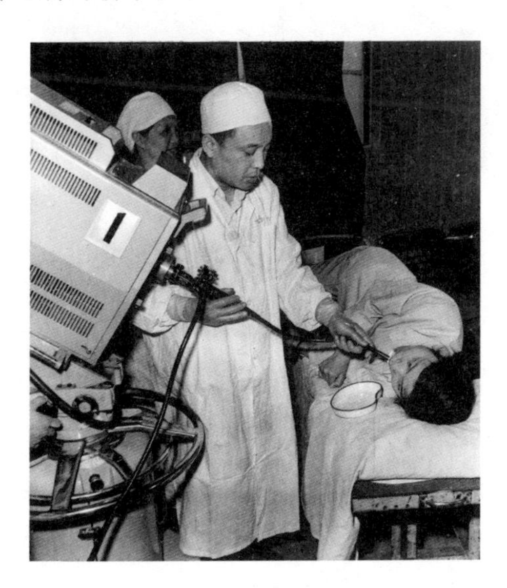

图10－2　郭医生在做胃镜

除了胃镜诊疗，郭孝达主任及其团队还致力于其他肿瘤相关诊治的研究。例如，根据肿瘤细胞生物学特性，采取以手术为主，配合术前、术中、术后化疗；改良贲门癌根治术和胃癌根治术；胃癌肝转移的无水酒精注入术等。

1978年，郭孝达和朱九德医生合作，从分析胃癌细胞和正常细胞的不同分子结构中得到启发，并经过实验推导出不同细胞的分子结构有各自的固有频率，只要有足够能量的激发光，从外界去激发胃癌细胞和正常细胞，它们就会出现不同的荧光波长和颜色，以此诊断胃部是否发生癌变，遂开始了氮激光对胃癌组织荧光光谱测定的研究，肿瘤科与上海市医疗器械研究所、复旦大学等单位协作，制作了一套氮激光模拟测试设备。1982年，继续开展对氮激光的研究，肿瘤科与医疗器械研究所共同对胃癌用氮激光测定，认为有一定价值。1986年获上海市科技进步二等奖，同年申请专利和国际专利。1987年2月19日，国家专利局颁发第136号国家级专利发明证书；1987年8月8日，“固有荧光诊断恶性肿瘤的方法及仪器”获国家发明奖。

此外，1984年，肿瘤科和试剂二厂协作，共同研制大便隐血试纸，并通过市卫生局、化工局的鉴定，1984年获上海市优秀产品三等奖，1987年获上海市科技进步三等奖。

治癌，从防癌开始

郭孝达主任没有就此止步，他一直思考的问题是：怎样解决胃癌早诊早治的问题。他知道，作为一名优秀的肿瘤科医生，与死神博弈，是自己的使命。自己和团队不能跟着死神的脚步走，他一定要跑得比死神更快！

胃镜如同医生的法宝，有了它，胃癌的早期诊断、早期治疗不再是梦想。郭孝达主任团队学习和综合了日本等国家在微小胃癌诊治方面的经验，结合3.2万病例，总结了我国人民多发的胃内病灶分型；用单纯和双重染色法，帮助微小胃癌的检出……不断在实战中总结，归纳了一套简单、易懂、易检出的方法。微小胃癌内窥镜诊断获1985年卫生部科学进步奖。到1990年共检出微小胃癌67例，小于10毫米的有23例，小于5毫米的有17例。但是，早期胃癌症状具有极大的隐匿性，郭孝达主任深知，真正要达到早诊早治的目标，眼光就不能只放在前来就医的患者身上。

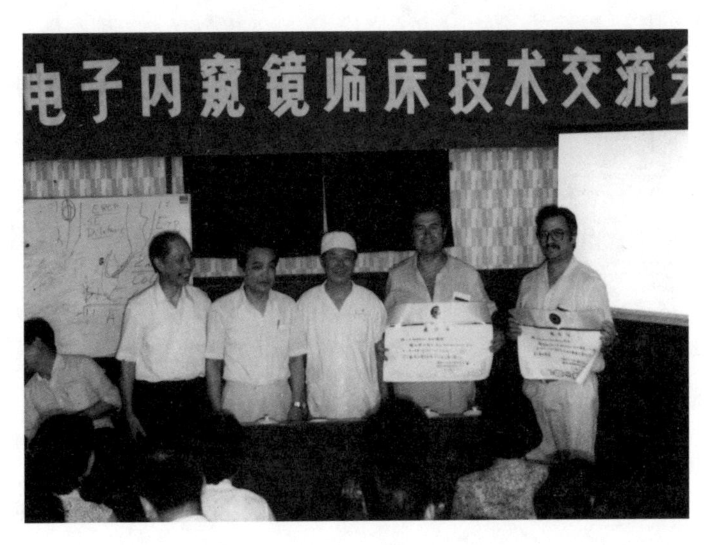

图10-3 电子内窥镜临床技术交流会

1972年，肿瘤病房开始用五六种方法进行诊断，经过一个阶段的实践，集中做了锌离子测定、胃脱落细胞检查和双重造影。锌离子测定早在1963年国外就有报道，国内也曾做过，由于阳性率不高而逐渐被淘汰。1972年夏，杭州半山肿瘤医院锌离子测定阳性率达87.6%。肿瘤科两次派人去杭州学习，回院后经过努力，阳性符合率达46.1%，脱落细胞阳性率达48.2%。胃双重造影法能减少病人痛苦，提高X线诊断率。

1975年之后连续几年，普查29个公费、劳保单位和金山县张埝、山阳2个人民公社。普查以耳穴诊断初筛；在化验室指导下开展四环素荧光试验。普查在下乡小分队配合下，因地制宜，将公社大礼堂辟为胃镜室、化验室，医务人员早上6点上班，2小时抽血700人次。普查医师在繁忙中抽空给卫生院医务人员讲课，普及医疗知识。

1979年的普查更加规范、科学。肿瘤科团队通过病史、体查、四环素荧光试验、大便隐血、X光四片法、胃镜和细胞学检查，有计划地进行梯度筛选，与被查单位订立5年随访合同。

1980年，郭孝达主任团队研制成功细径胃镜。和医疗器械五厂合作，将彩色电视胃镜摄像机从70公斤缩小到7公斤，使操作更灵活，携带更方便。这两个设备的研制和改良成功，让普查更方便。医生们背着设备进工厂、下农村，为高危人群进行普查。有一年时间，连续普查了29个劳保工厂，职工总数18746人，查出胃癌6人，其中1名是炊事员，有癌症家族史，体重104斤，无任何症状。另外，还对其他肿瘤进行筛查，发现2人患有肝癌。

1980年，郭孝达主任团队和上海第二医学院协作，运用电子计算机调查表普查。选定南京市南京制药厂，职工3000多人。由厂卫生所为职工填表，经计算机处理，初筛出体检人选，再筛出需要精查者，作大便隐血、X光片或胃镜。瑞金医院和杨浦区肿瘤医院均派人深入现场，协助工作。

1981年，对4184个高发人群运用电子计算机调查表普查，查出癌症可疑1人、胃癌2人，后在全国胃癌会议上介绍，取得好评。

1985年，肿瘤科总结了十年来胃癌攻关防治、普查的科研工作，认为在高发区和高发年龄段运用“三法”互补（计算机调查表、大便隐血、体检）初筛，用胃镜和胃肠双重造影精查的普查方法，有效率很高，也是“六五”攻关项目之一。不仅解决了“三早”，而且对提高术后生存率有重大意义。12月，“三法互补”经市科委邀请专家鉴定，获得乙级奖的评分数。

1987年1～11月，实际普查数16000人，胃镜检查1400人。查出消化道癌14例，其中胃癌早期4例，晚期5例。

1988年，参加卫生部“七五”胃癌普查科研课题，共普查171单位，初筛人选16900人，精查1569人，查出胃癌10人，其中早期5人。

蜡炬成灰泪始干

然而，不幸的是，在临床上屡屡攻克癌症难题，为千千万万的患者带来生的希望的郭孝达主任，却在1985年被确诊为肺癌。虽然接受了手术，但由于发现时间太晚，错失了最好的治疗时机。郭主任深知自己时间有限，以一名医务党员的博大胸怀和崇高理想为支撑，凭借惊人的毅力，边接受化疗，边在全国微小胃癌诊断技术学习班上，为全国慕名而来的医务人员讲课，并亲自进行操作示范。同年12月，还带病在香港举行的“国际消化道疾病”研讨会上作题为《早期胃癌的内窥镜诊断在中国》主题发言，被大会授予荣誉证书。1986年，他被评为上海市劳动模范、上海市优秀共产党员。然而，就在1986年9月13日，郭孝达主任终因疾病救治无效逝世，享年54岁。

郭孝达主任短暂的一生，为中国医学事业所作出的贡献是不可估量的，他潜心钻研、勇于攻关的精神令人钦佩，爱岗敬业、甘于奉献的品质让人感动。他在医院的历史上，如一颗永恒的灯塔，照亮了一代又一代医务职工前行的道路。

（范晓彧）

“别有笙歌地”

——附属第九人民医院建设发展中国式口腔颌面外科之路

1949 年，中华人民共和国成立，中国口腔颌面外科学也在 20 世纪 50 年代初期创建。历经“萌芽期”“成长期”“成熟期”，中国的口腔颌面外科水平已得到国际公认，被称为“中国式口腔颌面外科”。改革开放 40 年正是我国口腔颌面外科从成长步入成熟的时期，是发展最快、最好的时期。上海交通大学医学院附属第九人民医院口腔颌面外科在张锡泽教授、邱蔚六院士、张志愿院士和学科带头人们的带领下，在一代代口腔颌面外科人的共同奋斗努力下，与祖国同呼吸、共成长，不忘初心、牢记使命、锐意进取、开拓创新，如今已成为国际上最大、最强的口腔颌面外科学学科之一。

在人们心目中“医生”是一份救死扶伤的高尚职业，医学跟人类的生老病死息息相关。口腔医学虽然没有胸外、脑外的“轰轰烈烈”“九死一生”，却关系着咀嚼、吞咽、语言、呼吸以及人类社会面貌完整等五大生理功能。

我国的口腔医学由牙医学和口腔颌面外科学两大部分构成。作为口腔学的重要分支之一，我国口腔颌面外科学系在新中国成立的同期创建，于改革开放时期得到蓬勃发展，直至今日达到世界巅峰水平。上海交通大学医学院附属第九人民医院口腔颌面外科，一直以来都是中国口腔颌面外科学发展的开拓者和引领者，对我国口腔颌面外科学的发展起着举足轻重的作用。

中国口腔颌面外科学发展的三个阶段

1949 年，中华人民共和国成立，中国口腔颌面外科学也在 20 世纪 50 年代初期开始创建。作为中国口腔颌面外科、头颈肿瘤外科及口腔颌面修复重建外科开拓者之一的中国工程院院士邱蔚六，也是九院口腔颌面外科乃至中国口腔颌面外科学发展的见证者之一。他曾经将我国口腔颌面外科学的发展归纳为三个时期，即萌芽期、成长期及成熟期，这同时也是九院口腔颌面外科发展的三个重要时期。

萌芽期（1950 年—1960 年）

1950 年在苏联的影响下，我国将牙医学更名为口腔医学，口腔颌面外科的建立和参与起着决定性的作用。随着原华西大学于 1951 年、原上海第二医学院于 1953 年、北京医学院于 1955 年先后建立了口腔颌面外科病房，1956 年教育部正式下达口腔颌面外科学教学大纲，由夏良才教授主编的我国第一本《口腔颌面外科学》教材也于 1965 年出版问世。第一代先驱者们为我国口腔颌面外科学的发展奠定了坚实的基础，在条件上、思想上、专业队伍上做好了充分的准备。

成长期（1960 年—1990 年）

这一时期，我国口腔颌面外科的开拓者们前仆后继，乘 1978 年改革开放的东风，走出去，请进来。特别是 1978 年研究生制度的恢复，推动着我国口腔颌面外科科研工作进一步深化和发展，迎来了又一个春天。第二代口腔颌面外科事业的开拓者们成功地担负起我国口腔颌面外科发展的重任。

成熟期(1990年至今)

改革开放时期也是口腔颌面外科从成长步入成熟的时期，是发展最快、最好的时期。其标志是：中国口腔颌面外科已逐步走向世界，而且获得了较高的赞誉。中国口腔颌面外科医师广泛活跃在国际舞台上；中国口腔颌面外科学会已成为世界大家庭中的一员；中国的口腔颌面外科水平已得到了国际上的公认。被称为“中国式口腔颌面外科”就是最好的诠释。更重要的是我国第三代口腔颌面外科的继承者队伍业已形成；第四代接班人也已初露头角。

在上述三个时期中，成长期的后10年以及成熟期的30年的成绩都是在执行改革开放政策之后的40年中所取得的，中国口腔颌面外科学的发展和进步，生动地见证了改革开放40年。目前，我国有口腔医学教学医院100余所、口腔专科医院近200所，在这些医院中均有独立的口腔颌面外科科室建制。

口腔颌面外科学是口腔医学下属的一个二级学科，也可看作是临床医学外科学下属的一个三级学科，是一门以研究口腔器官、面部软组织、颅颌面诸骨、颞下颌关节、唾液腺以及颈部某些疾病的防治为主要内容的学科。口腔颌面外科学中还含有牙及牙槽外科、创伤外科、涎腺外科、颞下颌关节外科、正颌外科、肿瘤外科、颅面整复外科及颅口腔颌面种植外科等多个三级学科。

上海第九人民医院口腔颌面外科从1980年一个50多人的独立科室，到目前已发展为拥有3个独立的二级学科和近20个三级学科，三百多人的科室；床位从60张发展到现在300多张，同时拥有相应的研究室和现代化设备及条件，是国际口腔颌面外科医师学会(IAOMS)以及国际口腔癌学会(IAOO)等理事单位，也可以说是目前国际上最大、最强的口腔颌面外科学学科之一。

“走出去，请进来”的中国式口腔颌面外科

“发展是硬道理”，对科学技术而言，实力是“王牌”。上海第九人民医院口腔颌面外科创建初期，看到中外口腔颌面外科学的发展差距，学科创始人张锡泽教授等在20世纪80年代就提出要以美国纽约的肿瘤纪念医院和当时的世界头颈肿瘤领军人物Martin为标杆和追赶对象。

随着改革开放将国门打开，邱蔚六和科里的医生们一起奋发图强弥补短板。对于口腔颌面外科学来说，“走出去，请进来”是学科发展的主要支撑。打破了长期存在于中国口腔颌面外科学术界与国际口腔颌面外科之间的藩篱，增加了相互学习取长补短的机会。在国家政策和经费支持下，中国派出了中青年骨干去国外学习；也请来了一些国际知名的口腔颌面外科或相关科室学者来国内传经送宝，增强了各国同道之间的相互了解和友谊。如美国哈佛大学口腔颌面外科主任Gralnick教授以及国际颅面外科之父法国的Tessier教授（图11-1）。

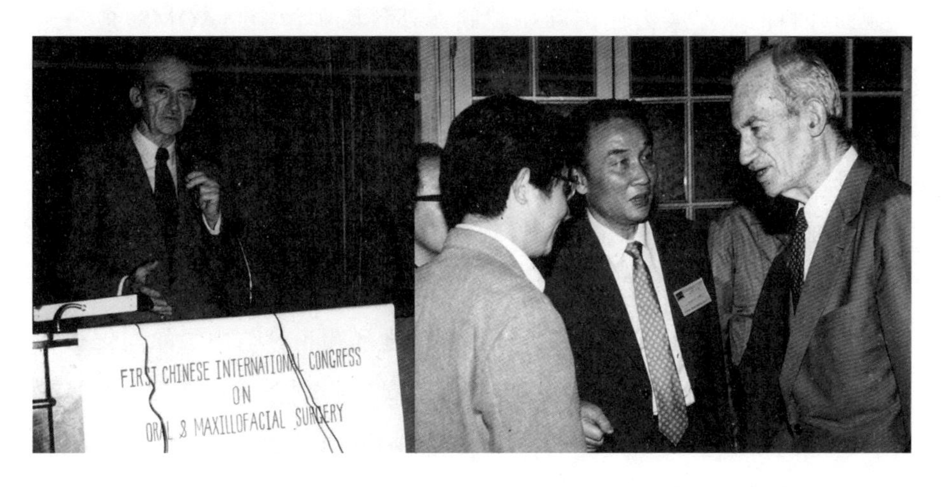

图11-1 颅面外科之父Tessier教授访问上海并作学术演讲（1989年首届中国口腔颌面外科学术会议）

尽管因某些因素曾导致中国的口腔颌面外科短时间内被排除在国际

口腔颌面外科大家庭之外，但在发展强大之后，国际口腔颌面外科医师学会曾数度邀请中国口腔颌面外科医师们入会。他们一致认为，没有中国大陆口腔颌面外科学会的参与，就不能成为真正的国际性组织或国际会议。

“中国式口腔颌面外科”是20世纪80年代改革开放后国外同行来访参观了我国有关口腔颌面外科后给出的赞誉之词。这也是因为中国口腔颌面外科具有自己的亚学科组成的系列特色和所取得的出色成绩。

中国口腔颌面外科的特点是业务领域有“三多”，即涉及病种多、病员多、实践机会多。邱蔚六院士认为，中国口腔颌面外科特色需要走的道路应“三化”，即个性化、本土化和国际化。

“中国式口腔颌面外科”在国际舞台异军突起，是从对外交流与合作开始的。自20世纪80年代北京牙医学研讨会开始，到1988年由上海第二医科大学（现上海交通大学医学院）与美国希望基金会项目（Project Hope）合作在中国上海召开第一次国际口腔颌面外科学术大会，到90年代，我国口腔颌面外科医师与国外的广泛学术交流日益密切和频繁。口腔颌面外科的雄厚实力使国际口腔颌面外科医师学会（IAOMS）愈来愈重视中国的加入。

1995年以来，国际口腔颌面外科医师学会三任主席都先后到北京、上海来访问。时任主席之一的Rudolf Fries曾经致函邱蔚六说：“中国的口腔颌面外科在亚洲地区具有最广泛的影响。我们认为，在亚洲，没有来自中国的同仁们，没有他们的学识、他们的才能和影响，要提高亚洲其他国家的口腔颌面外科水平前景不容乐观。”他还写道，“与中国的同仁相互合作，交流思想，让其参与国际口腔颌面外科医师学会活动将对口腔颌面外科专业的未来至关重要。”另一位时任IAOMS主席的英国学者Peter Banks曾说：“有优秀的中国口腔颌面外科医师加盟，将会很好地促进我们学会的发展。”

邱蔚六院士曾30余次参加国际会议及出访讲学，特别在美国第71

届口腔颌面外科学术会议上作大会演讲,被誉为中国代表正式在美国大型国家会议上作报告的第一人(图 11-2),从而确立了我国口腔颌面外科在国际上的应有地位,也吸引了美、英、日、法、南斯拉夫等国家的学者前来求经,接待过上百名外国专家。1999 年,邱蔚六院士代表中国成为国际口腔颌面外科医师学会的首任理事,他激动地说:“能够完成我国口腔颌面外科人走向世界的心愿,我感到十分欣慰,因为这是我事业的重要部分。”

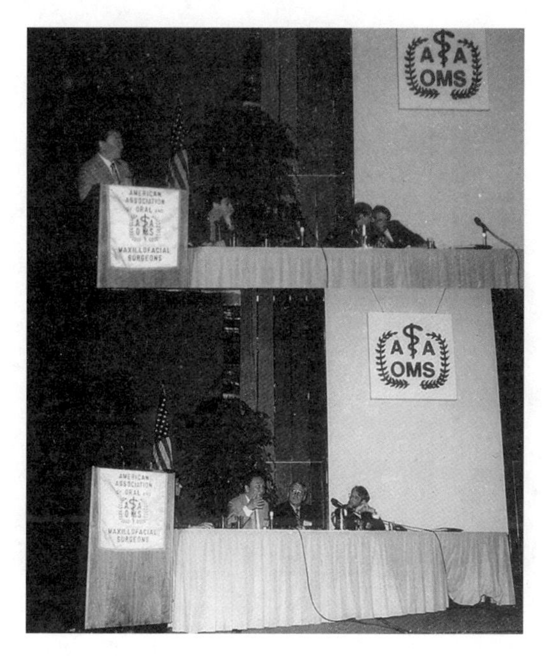

图 11-2 第 71 届美国口腔颌面外科学术年会,邱蔚六受邀作大会报告和讨论(1988 年)

在 2003 年于希腊举行的第 16 届国际口腔颌面外科会议上,中华口腔医学会口腔颌面外科专业委员会与香港口腔颌面外科医师协会联手提出承办申请,经过与 7 个国家和地区的竞争,上海成功地获得大会承办权,九院口腔颌面外科在其中发挥了重要作用。2009 年 5 月 23 日至 27 日在上海举办了第 19 届国际口腔颌面外科学术大会,邱蔚六担任大会主席,此次会议是迄今为止国内举办的真正意义上的口腔颌面外科国际性会议，相当于口腔颌面外科学领域的“奥运会”，也是继 1986 年成立口腔颌面外科学组、1999 年正式加入国际口腔颌面外科医师学会之后，我国口腔颌面外科学发展史上的第三个里程碑。

这次会议的成功申办说明“世界不但欢迎而且承认我国的口腔颌面外科”。大会期间，邱蔚六教授因其对口腔颌面外科事业的杰出贡献，被授予国际口腔颌面外科医师协会“杰出会士奖”（Distinguished Fellow Award）（图 11－3）。这是目前世界口腔颌面外科领域的最高荣誉奖项，此前全球只有 5 人获此殊荣。邱蔚六院士说：“这不仅是我个人的荣誉，也是全中国以及亚洲口腔颌面外科医师的荣誉，此前这一荣誉还从未授予过亚洲人。获得此荣誉说明我国口腔颌面外科水平已被世界接受和承认。”

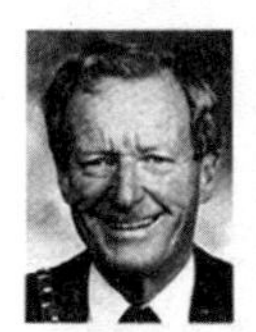

Robert M. Cook
Australia, 1999
Robert Cook was a member of the Executive Committee from 1986–1992 when he took over as President, serving until 1995. He then went on to serve as inaugural Chairman of the newly formed IAOMS Foundation, holding that position from 1995–2001.

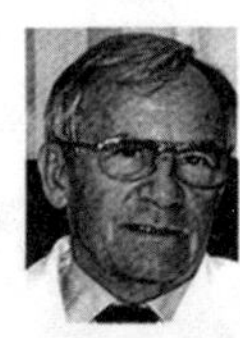

György Szabó
Hungary, 2007
György Szabó was chair of the organizing committee of the 12th ICOMS in Budapest. He also was a close link between the east European countries and IAOMS during the difficult Soviet period.

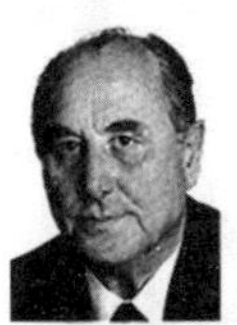

Rudolph Fries
Austria, 2001
Rudi Fries was Vice President from 1992–1995, President from 1995–1997, Past President from 1997–1999. He was particularly recognized for his tireless efforts in involving the eastern European countries and less developed nations in Asia and Africa. The 17th ICOMS in Vienna was dedicated in his honor.

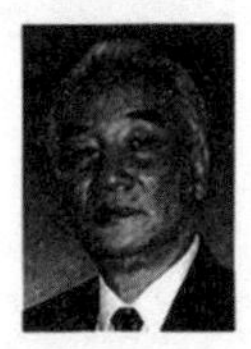

Qiu Wei-Liu
People's Republic of China, 2009
Qiu Wei-Liu was the chairman of the organizing committee of the 19th ICOMS in Shanghai. He is also recognized as the promoter of Chinese involvement in the international association.

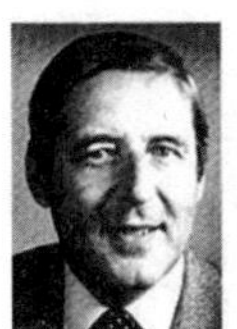

Wilfried Schilli
Germany, 2005
Wilfried Schilli served as Chairman of the organizing committee of the 8th ICOMS in Berlin; Vice President of the IAOMS from 1983–1986; President from 1986–1989 and Past-President from 1989–1992. He was particularly recognized for his unstinting attempts at unifying maxillofacial surgery education and training worldwide.

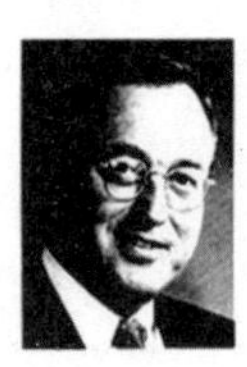

John Helfrick
U.S.A., 2011
John Helfrick was recognized for his distinguished service to the specialty internationally. Throughou his career he was in the forefront of IAOMS leadership serving as President-Elect from 1997–1999 and as President from 1999–2001. In 2003 he assumed the position of IAOMS Executive Director, serving in that post until 2011.

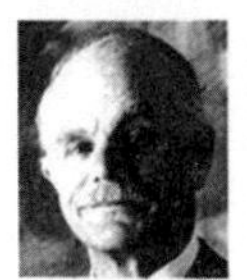

Paul J.W. Stoelinga
The Netherlands, 2007
Paul Stoelinga has had a long, distinguished career as a leader within the profession. He served as Editor-in-Chief of the *International Journal of Oral and Maxillofacial Surgery* from 1988–2000; President-Elect from 1999–2001; President

图 11－3　2009 年邱蔚六获国际口腔颌面外科医师协会最高荣誉杰出会士奖

进入21世纪后,2001年前后,一些著名的国际组织相继在中国设立了联合国际培训中心,其中包括:国际口腔颌面外科医师学会授牌的“口腔颌面肿瘤及修复重建外科中心”;由国际内固定研究学会授牌的“AO颅颌面亚太培训中心”;由英国爱丁堡皇家外科学院授牌的“英国爱丁堡皇家外科学院口腔颌面—头颈肿瘤培训中心”。2010年,国际口腔颌面外科医师学会决定在中国建立“口腔颌面外科培训基地”,九院作为首选之地顺利成为中国首个口腔颌面外科培训基地。

医疗是基础,教学是根本,科研是灵魂

科研对于教学医院的发展来说是必须的。医学要发展,教学质量要提高,医疗质量要进步,都离不开科研。邱蔚六院士认为,对教学医院来说,三者皆不可缺。他提出的理念是:医疗是基础,不可缺;教学是根本,不可缺;科研是灵魂,更不可缺。他们相互依存,相互影响,总的目的都是为了病人。要实现医教研的平衡发展,所谓“抓手”就是要建立学科人才高地,要抓学科建设。在九院,这种理念一直坚持到现在。

自20世纪60年代初期,邱蔚六便致力于口腔颌面部肿瘤切除术后缺损的立即修复,开创了全额隧道皮瓣一次转移术。他首次提出了“针刺得气留针”的方法,应用于口腔颌面外科针麻手术。

20世纪70年代,邱蔚六率先将显微外科技术引进至口腔颌面外科领域,使口腔颌面外科、颌面整复外科和显微外科得到了有机的结合和迅速的发展。

邱蔚六首次在国内施行颅颌面根治性联合切除术,为晚期口腔颌面恶性肿瘤患者开辟了一条可能治愈的途径,其3年、5年生存率分别达到40%和30%以上。

1979年,邱蔚六的恩师张锡泽教授被批准为全国第一批博导,以第一批博士点资助的经费建立了口腔颌面肿瘤实验室,专门从事口腔癌细

胞系的培养和建株。这在当时全国同类科室当中应为第一例,并于1981年建立了中国第一个舌癌细胞系Tca—8113。后来还相继建立了腺样囊性癌的细胞系Acc—2、Acc—3和Acc—M等。这些科研工作不但推动了我国口腔癌细胞生物学学科的发展,而且还远渡重洋去了国外的实验室;也为我们在近年建立的口腔颌面肿瘤生物实验室和上海市重点实验室打下了坚实的基础。

邱蔚六院士曾经说过:"科研说白了就是把问号变成惊叹号。"自1980年,颅颌联合切除技术项目荣获卫生部重大科技成果乙等奖荣誉称号后,上海第九人民医院口腔颌面外科几乎成了"获奖专业户":口腔颌面肿瘤缺损修复、骨肌皮瓣修复面下部缺损、双侧同期颈清扫术项目、针刺麻醉研究、唇腭裂的综合治疗、涎腺癌的病理研究、腭颌一期整复术项目、TMJ滑膜下注射、ACC化疗研究、Tca8113细胞系的建立、游离皮瓣软腭再造、功能性整复外科、DNL细胞研究、《口腔颌面外科学》第3、4版规划教材、诱导化疗的研究、立即整复与放疗等分获国家、部市级发明及科技进步一、二、三等奖。邱蔚六与张志愿先后荣获何梁何利基金会科技进步奖。

近期的统计显示,晚期口腔癌的5年生存率已达到60%以上,治疗后病例最长健在20多年甚至近50年。1972年,一位颌部癌症晚期患者辗转很多医院未能收治,最终,邱蔚六为他做了手术,成功切除全上颌骨后又为他安装了假的上颌骨。经过锻炼,这位患者不仅恢复了语言功能,可以讲流利的英语,还在夏威夷大学执教中文。这位患者在治愈后长期与邱蔚六保持联系,成为朋友,还寄来自己跑马拉松的照片(图11-4,举双手者)。1992年的时候,这位患者受夏威夷医生的委托,邀请邱蔚六去做交流。面对他,邱蔚六总有一丝遗憾:那时候还没有外科手术修复,如果有的话,他的外形会更好看一点,功能也会更好一些。但当时只能是先讲生存,再讲生活质量。

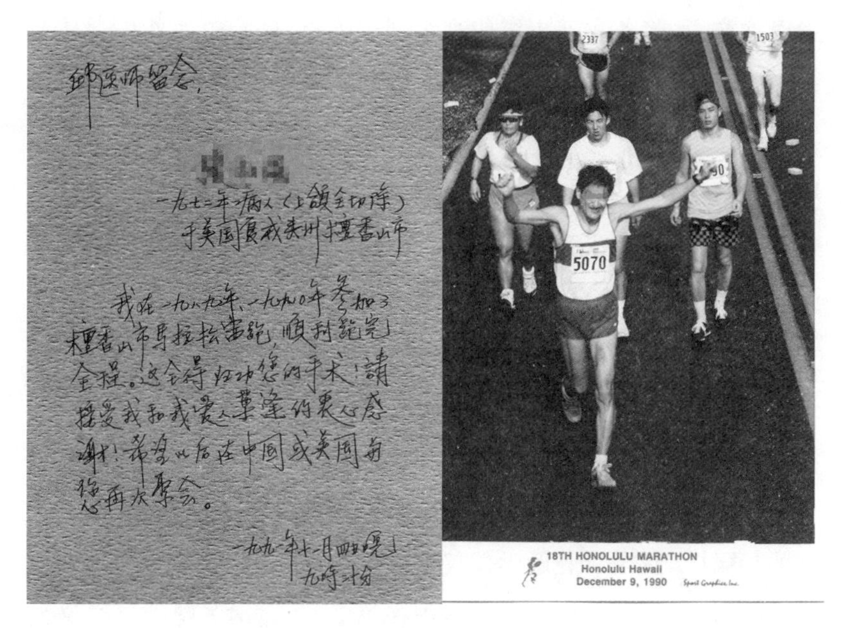
邱医师留念，

[illegible]

一九七二年病人（上颌全切除）
于美国夏威夷州檀香山市

我在一九八九年、一九九0年参加了檀香山市马拉松赛跑，顺利跑完全程。这全得归功您的手术！请接受我和我家人[illegible]的衷心感谢！希望以后在中国或美国与您再次聚会。

一九九一年十一月四日晚
九时二十分

图 11－4　邱蔚六院士的老病人来函告知近况

20 世纪 80 年代中期，邱蔚六等尝试经关节镜滑膜下硬化疗法治疗习惯性颞下颌关节脱位取得成功，并获国家发明奖，之后又被国外专著明确引用，并为以后开展的口腔颌面微创外科奠定了坚实基础。

2006 年，邱蔚六院士提出“探索和发展头颈肿瘤微创外科”。他认为，微创外科是 21 世纪外科的主旋律，也是 21 世纪医学的瑰宝之一。口腔颌面部的微创外科在我国应属刚起步，微创手术包括颞下颌关节镜手术、涎腺内镜手术、肿瘤的介入治疗（包括颌骨中心性血管畸形、恶性肿瘤的化学治疗等）。微创可以通过切口小、分离、牺牲组织少，以及手术操作细致和治疗方式的改变以达到减少手术创伤的目的。比如，激光或冷冻治疗。此外，微创治疗还能减少患者生理上的创伤和精神心理上的负担，能更快地得到生理和心理上的恢复。目前，上海第九人民医院的颞下颌关节外科在国际上已具有较高的知名度，不但到国外作手术示范，还吸引了大批国外同行前来学习。

可以这样说,除各省部市级的高级别奖项外,口腔颌面外科学是上海第九人民医院获得国家科技三大奖最多的学科之一,无论是临床抑或是基础科研成果都提高了中国口腔颌面外科在国际学术界的地位和话语权。邱蔚六院士表示,这些成绩的取得,以及九院口腔颌面外科学科研工作的快速发展,既得益于临床医师的努力,也得益于研究生制度的恢复。

构筑人才梯队,促进学科可持续发展

口腔颌面外科学的特点是既隶属于口腔医学,又与临床医学关系密切。在发达国家,口腔医学与临床医学是并列的一级学科,而在此前研究生教育的目录中,我国口腔医学仅仅是在临床医学之下与内、外科齐平的一个二级学科。因此,邱蔚六院士在担任第 2～4 届国务院学科评议组成员期间,积极致力于为口腔医学教育正名,他认为口腔医学有自己的规律和特色。

经过不懈努力,1998 年,口腔医学终于在研究生教育目录中独立成为一级学科,并从原临床Ⅱ评议组中分离出来。

除国际化外,一个学科的发展,特别是可持续发展,必须有坚强的人才团队和德才兼备、视野广阔,既重实践,又重理论,临床与科研能兼顾,以及能处理好医教研关系各层次的学科带头人。这也是中国口腔颌面外科学发展中的一项深刻启示。

“谁信壶中,别有笙歌地。”几十年的辛勤耕耘下,被国内外公认为口腔颌面外科中心之一的九院口腔颌面外科人才济济,基本上没有学术梯队断裂层。原上海第九人民医院院长张志愿,是口腔医学界继邱蔚六院士之后的第二位院士,且是师承关系。目前,九院口腔颌面外科学科带头人有“院士”,有“杰青”“优青”“长江学者”,也有“千百万人才”和各类“优势学科带头人”,还有引进的“千人计划”“东方学者”等,已有三到四代年轻的后继人才。

“生命有尽头，事业无止境。”唯有把培养后人、提携后学作为神圣职责，我们的事业才能得到延续；而且要“未雨绸缪，切勿临渴掘井”。从张锡泽教授，到邱蔚六院士、张志愿院士，学科带头人们甘愿做一颗颗铺路石，为青年英才铺设通往成功的道路。他们冀望自己带教过的硕士研究生和博士研究生们，就像长江后浪推前浪，高过自己，淹没自己。看到自己的学生成绩卓著，他们喜泪盈眶，比自己获奖还高兴。

循循善诱、因材施教，他们根据学生的个性特征带教学生，为每个人规划更适合他们的事业道路。学科培养的众多学生现今也都是活跃在国内外学术舞台上的知名人物，现任医院学科主任者比比皆是，有的还被评为“有突出贡献的中青年”。

上海交通大学医学院附属第九人民医院口腔颌面外科多次被评为上海市重点学科及“211”工程重点建设学科，20 世纪 80 年代初就是卫生部指定的口腔颌面外科高级医师培训基地。2002 年后又成为国家、上海市和卫生部重点建设学科；同时还是 2008 年“全国五一劳动奖状”集体获得者；2019 年九院口腔颌面—头颈肿瘤科又获得了“上海市工人先锋号”（图 11－5）。

中华全国总工会授予
上海交通大学医学院
附属第九人民医院口腔颌面外科
全国五一劳动奖状
二〇〇八年十二月

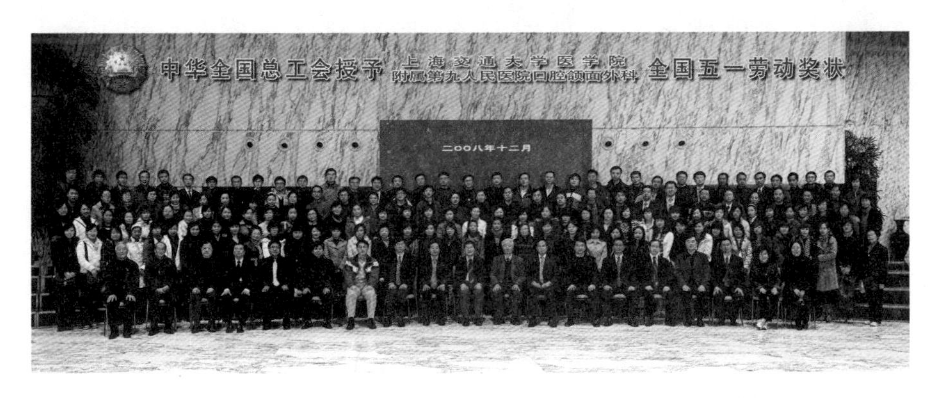

图 11－5　2008 年上海第九人民医院口腔颌面外科获全国五一劳动奖状

路漫漫兮，任重道远

口腔颌面部疾患，尤其头颈肿瘤是危害人类健康最重要的疾病之一。大量因先天畸形、外伤、肿瘤、炎症等造成的口腔颌面部骨缺损的修复也是口腔临床医学亟待解决的难题。它们不仅影响患者容貌，还可造成言语、吞咽、呼吸等功能障碍，影响患者的健康和生活，严重时甚至危及生命。

尽管上海第九人民医院口腔颌面外科取得了很多的业绩和很大的成就，然而在前进路上依然存在着不少缺陷和问题，每位口腔颌面外科人都必须面对，必须具有忧患意识。

从世界范围来看，我国口腔颌面外科基础科学研究方面与国外尚有不小差距。虽然设备器材等实验室条件随着国家现代化的步伐正日趋完善，但科研水平，特别反映在现代重要科技的突破上仍乏善可陈。在解决这一问题时，正确理解和处理科学与技术的关系是非常重要的。口腔颌面外科是一个以技术见长的学科，但它也脱离不了科学理论的指导，需要重视应用基础研究和成果的转化，推广转化医学（translational medicine）；要正确认识科学与技术的一体化及其间的辩证关系。人人都应争做一名学术型的口腔颌面外科医师，同时要加强自身建设，包括加强人才培养和队伍的建设、进一步健全和发挥口腔颌面外科专业委员会的作用、努力加强亚学科（三级学科）的建设。

科学没有止境，技术无法穷尽。在九院口腔颌面外科持续发展的道路上尚有更多难题需要继承者们做长期不懈的努力和奋斗，一个一个地去化解。正所谓：路漫漫兮，任重道远！

（吴莹琛　徐英）

从“再造”到“换脸”

——附属第九人民医院整复外科的创新之路

上海交通大学医学院附属第九人民医院整复外科建立于1961年，是我国整复外科和修复重建外科的发源地之一。学科创始人张涤生院士是中国现代整形外科奠基人和创始人之一，是我国整复外科的主要创建者、显微外科的开拓者和颅面外科的奠基者，被尊称为“中国现代整复外科之父”。他还是中国现（当）代显微外科、烧伤外科、颅面外科、手外科、淋巴外科的先驱，而且是大外科乃至其他医学领域中多项新技术、新理论的首创者和倡导者。在他的带领下，在一代代整复外科人的奋斗努力下，上海第九人民医院整复外科与祖国同呼吸、共成长，不忘初心、牢记使命、砥砺前行，如今已经跻身国际前列，某些专业某些方面已居于领先地位。

追溯历史发展，我国《晋书》上就有唇裂修复的记载；印度在公元前六七世纪就有应用前额皮瓣再造鼻缺损的记述；19世纪欧洲已有几本关于整复手术的专著问世。20世纪的两次世界大战造成数以万计的伤员，他们都需要恢复外貌和肢体功能，一位西方专家曾说：“整形外科是第二次世界大战中飞出来的金凤凰！”整形外科又名整复外科，是一门以治疗、修复皮肤、肌肉及骨骼等创伤和组织器官缺陷与畸形的临床技术为主要手段的外科专业。

上海第九人民医院整复外科是全国整形外科最早的重点学科和博士学位授予点之一，1991年成为博士后流动站专业学科点，目前为上海市（重中之重）重点学科。学科是上海市整复外科研究所所在地，具备比较齐全的基础研究条件，设有显微外科实验室、颅面外科三维数字实验室、瘢痕实验室和淋巴水肿实验室，建有组织再生与构建实验室、血管瘤与血管畸形实验室。

经过近60年的发展和近年的建设，整复外科已成为门类齐全，科研和临床并举，在全国整复外科领域甚至国际上具有重要影响的学科，是我国迄今唯一的颅面外科和淋巴水肿综合治疗中心。多年来，整复外科是卫生部（现国家卫健委）进修医师培训基地，已培训进修医生数千名，其中许多人已成为各地整复外科领域的主要学术带头人。学科积极开展国内外学术交流，与美国、加拿大、法国、意大利、日本、韩国等国家及我国港澳台地区著名大学、研究所建立了科研合作关系，医生互访，常年举办大型国际会议及全国性学术交流会议，为我国整形外科与世界先进水平接轨，培养高层次专业人才作出了巨大贡献。

显微重建外科的萌芽发展与“中国卷筒技术”

显微重建外科是近代医学领域一门崭新的外科手术技术，它萌芽于20世纪60年代。

1964年，张涤生教授受到一篇美国研究报道的启发，萌生了用微细血管动静脉吻合手术来提高整形手术效率的设想。张涤生院士带领整复外科率先开展和推广显微外科技术，为皮瓣带蒂移植演进为显微游离移植做出了巨大贡献，后于20世纪80年代发起倡导，建立了我国修复重建外科学会，创办了《中国修复重建外科杂志》。显微外科技术的开展运用，使整复外科的组织修复能力得到提升。

学科著名专家王炜教授和张涤生教授一起，为显微重建外科和修复重建外科学会的建立与发展作出了重要贡献。上海第九人民医院整复外科团队在后续的年代中，陆续取得系列成果。

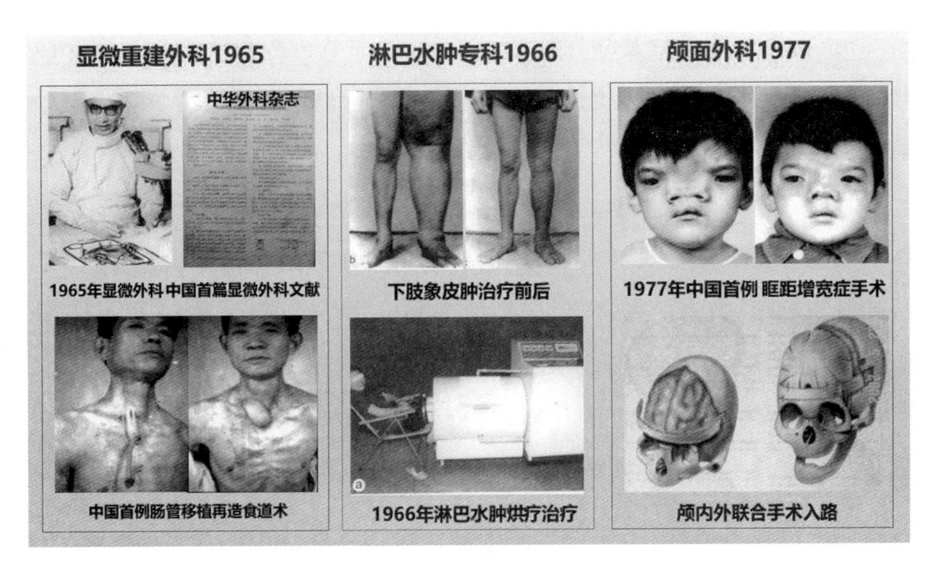

图 12－1　创建我国三大专科，发起我国修复重建外科学会

1965 年，学科为登上珠穆拉玛峰的英雄们成功地完成鼻、手冻伤的整复治疗，发表了鼻(尖)整形新经验论文。

1973 年，张涤生、王炜在临床上取得第 2 足趾移植拇指再造成功。

1974 年，第一例腹股沟游离皮瓣移植成功。

1975 年，第一例足背岛状皮瓣移植成功，继续取得足背游离皮瓣移植成功。

1977 年，取得多种游离肠段移植再造食管成功，并陆续创造了游离空肠移植食管再造、游离空肠襻移植食管再造，近端空肠带蒂、远端血管吻合移植颈胸段食管再造，积累了游离空肠移植食管再造并发症的预防和处理经验，以及各类肠移植食管再造围手术处理经验，为食管烧伤和食管癌治疗及再造开辟了新思维和新途径。同年，学科扩大第 2 足趾移植得到成功，开创了手复合创伤治疗的新起点；游离大网膜移植修复头皮缺失取得成功。

1979 年，学科创造了游离颞浅筋膜移植加植皮治疗烧伤爪形手得到成功，又经尸体解剖研究，创造了携带腓浅神经和血管的跖趾关节游离移植，防止移植关节术后萎缩性病变，用于颞颌关节再造和掌指关节再造；9月，取得前臂皮瓣游离移植成功，创造前臂逆行岛状皮瓣移植成功，取得前臂皮瓣游离移植鼻再造；异体大网膜游离移植实验取得成功。

当时没有手术显微镜，只有4倍放大倍数的放大镜；没有细针，只能用一段细不锈钢把一头磨尖，另一头打扁钻孔作为细小缝针；当时没有显微外科的缝线，只有两种选择，一是护士的头发，另一种是把6－0丝线劈成6～8股，成了一条条细而易断的细线。

在硬件条件十分艰苦的环境下，20世纪60年代初，张涤生和学生王炜做了显微外科的动物实验，在显微镜下，探索狗体腹壁上进行小血管吻合游离皮瓣原位再植、左右交错移植以及兔耳再植并获得成功，这在当时世界上是少数的先驱之一。后来，随着显微解剖学的实验研究进展，他们又发现了大量皮瓣、肌皮瓣、骨肌皮瓣等多种供应以满足不同的临床需要，以达到一期创伤修复重建的目的。

上海第九人民医院整复外科曾应用空肠游离移植修复食管缺损，多次再植了头皮撕脱伤连续成功，使头皮撕脱伤患者能够重生秀发，免受一辈子秃头苦恼，堪称世界领先。

有一次张涤生院士的学生李圣利到罗马大学去访问，罗马大学研究生用的教材就是张涤生院士编写的显微外科教材，由新加坡世纪出版社出版，在香港译成英文版，在海外发行。可见张院士在这个领域的影响力。

显微外科是20世纪后半叶医学技术重大革新之一。在整形外科领域，显微外科技术的出现基本替代了陈旧的带蒂组织移植，可以完成过去难以完成的一次性修复手术。张涤生院士利用这一技术独创了"中国卷筒技术"，取得了举世瞩目的成就。

男性外生殖器的缺损，以及先天性阴茎短小是先天性畸形常见的病例，过去都是应用腹壁皮管来进行修复，但手术次数较多，疗程太长，外形不理想且并发症较多。

"中国卷筒技术"也被叫做"张氏阴茎再造术"，它最初的构思产生于

1981 年沈阳开往上海的火车上。那年冬天，在沈阳到上海的列车上，张涤生和上海长征医院的高学书教授聊天，讨论应用显微外科技术一期再造阴茎的手术。当时他们刚在沈阳参加了一个应用前臂皮瓣移植的学术讨论会，张涤生得到了很大启发，但认为要牺牲病人左右两只前臂的皮瓣组织，损失未免太大，并且新造阴茎过于粗大，外形不佳，手术较复杂。

经过彻夜思考，张涤生终于得出一个新的手术方案，只要利用病人一侧的前臂组织，分成大小两部分，小的反卷形成尿道，大的则卷拢包绕尿道缝成阴茎体部。此外，还在中间插植一条病人自己的肋软骨，最后把这只预制成的阴茎通过在手术显微镜下吻合动静脉，移植到病人残缺的阴茎根部，就可以一次完成阴茎再造手术。回到上海，张涤生院士就用海绵和胶布如法炮制，一试就做成了。

1982 年 3 月，一名 26 岁的谢姓工人，来到医院找到张涤生。他在一次工伤中阴茎被机器撕断，所幸两个睾丸未受损伤，要求再造阴茎。住院后不久，张涤生在征得病人同意后，采用新设计的手术方案一次性地再造了他失去的阴茎。

该创新方案将前臂皮瓣分成三个部分：一部分内卷形成尿道；一小部分去除上皮组织，形成创面；大部分皮瓣向中央部卷成阴茎体，这是国际上第一例的报道！

过去进行阴茎再造手术时，都是病人下腹部或大腿上预先做好两条皮管，经过 3～5 次手术，形成尿道和移植软骨，逐期移植到阴茎根部，整个手术至少历程半年或者 1 年以上。这对病人来说，是很大的精神和经济负担。新手术的消息传开后轰动了整个国际医学界，世界各国的 100 多位整形外科专家写信过来讨教手术的方法。国际同行广泛赞扬，称之为“张氏阴茎再造手术(Chang’s Phalloplasty1984)，后写成 7 例报道，发表于《美国整复外科杂志》(1984)。1986 年“应用显微外科技术一次完成阴茎再造”获上海市科技进步三等奖。

程开祥医师再在此基础上改进，将阴茎残端部分剩余组织移植于人工阴茎末端,并做感觉神经吻合,获得进一步的外形改善和感觉恢复。论文发表后,被国际上誉称“程氏手术”,并多次获奖(1998 年获上海市临床医疗成果奖二等奖,1999 年获上海市科技进步一等奖,卫生部科技进步二等奖)。据随访了解,接受了一期再造阴茎手术的病人不但排尿顺畅,而且夫妻性生活满意,其中有几位还生育了孩子。

张涤生把显微外科引入到整复外科领域,促进了中国整复外科的发展,也影响和促进了骨科、创伤外科、口腔颌面外科、眼科、五官科等相关学科的发展。

学科在王炜教授等第一代著名整复外科专家,和第二、第三代显微外科传承人杨川、董佳生、程开祥等一大批专家的努力下,代代相传、代代创新。学科利用小腿内侧游离皮瓣修复 6 例手足部位组织缺损病例,获得成功,这在国内外显微外科领域尚属首创。

1984 年,学科成功举办中澳显微外科训练班,标志着上海第九人民医院整复外科在显微领域的学术造诣得到业内公认。1989 年,王炜等取得超长神经血管的肌瓣跨面移植治疗晚期面神经瘫痪和腹内斜肌移植治疗面瘫成功。1993 年,曹谊林采用显微外科技术取得国内首例撕脱头皮回植成功。1996 年 2 月,国内首例胸骨裂外科手术在九院整复外科取得成功,不足 9 岁的患儿从此过上了正常生活。

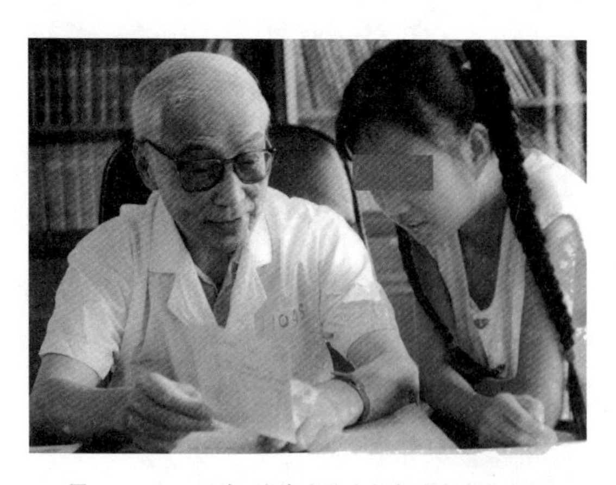

图 12-2 1999 年,张涤生院士与复诊小患者合影

2000年以来,学科在面部再造和四大体表器官再造,鼻再造、耳再造、乳房再造、阴茎再造上,取得了系列成果,在国内形成广泛的声誉,达到国际领先水平。这些成果先后获得国家科技进步二等奖、上海市科技进步一等和二等奖,和中华医学科技进步一等和二等奖等。

"中国式换脸术"开启患者新的人生

2000年的某一天,一位严重烧伤的病患被送到九院急诊室,由于全身严重烧伤,急诊医生请来整复外科主任李青峰教授询问是否可以收治。

当时,李青峰的老师、中国工程院院士张涤生说:"如果我们不收这个病人,就没有人会收治他了。"入院后,团队取其背上的皮肤,为其做了头颈植皮修复手术,手术历时19个小时。

手术后,患者得到了救治,但脸面还是非常恐怖,以至于几乎无法出门。这不禁让人联想到《夜半歌声》的宋丹平,遭遇毁容后,他与世隔绝,隐居起来……

张涤生院士语重心长地对他的学生、整复外科主任李青峰说:"眼睛、嘴巴一直不能闭拢,鼻孔朝天、干燥难受,这些都是患者迫切的需要。首先要帮助这些毁容者恢复脸面的功能,使患者得以正常呼吸,重获眼视和进食等基本生活能力,然后再考虑恢复其外貌,使患者能重返社会,这对个人、家庭和社会都意义巨大!"这让李青峰陷入了沉思:如何让这些面部严重毁损者重建容颜,恢复生活的信心?

走进九院副院长、整复外科李青峰教授的办公室,一眼就能看到贴在墙上的病患手术前后的对比图,照片中一张张被损毁的脸让人看了有些不寒而栗:有被毁容的女孩、被砍伤鼻唇的小伙子……就是这些让人不寒而栗的容颜在李青峰教授这里得到了重塑,为这些遭受"宋丹平"一般惨剧的病患开启了人生的另一扇窗。

经过李青峰项目组十余年的研究,这项被张涤生院士盛赞为"中国式换脸”的技术不仅给患者带来了新的容颜，更使患者重拾了生活的信心。

所谓“中国式换脸术”即李青峰团队首创的“全脸面预构和重建”技术，该技术不仅克服了传统技术的不足，避开了异体脸面移植的排异等诸多问题，还开创性地应用传统外科技术，结合再生医学、干细胞、3D技术等新方法，在国际上首次建立并定型了利用自体组织构建全脸面技术，且成功完成了一组严重毁容病例的治疗。

2005年，法国完成世界上第一例异体换脸，上海第九人民医院整复外科团队原本也计划为这位患者实施“异体脸面移植”。但是，应用异体脸面来修复毁容者，病人需长期甚至终身服用免疫抑制药物，不但经济负担巨大，对人体免疫系统形成抑制，使人体抵御病原体能力下降，还可能增加肿瘤发生概率，长期服用药物和激素，还易造成身心影响，甚至引发抑郁等问题。

“本来他可以正常生活，异体换脸后，他就会变成终生病人。医学的进步不能仅依赖从他人身上切取东西来救人。”张涤生教授如是说。因此，没有进行“异体脸面移植手术”。

就此，李青峰和他的团队开始了利用自体组织构建面部技术的研究。

面部预构和重建技术使病患重返社会

刚毕业的女孩本应拥有美好前程，却惨遭硫酸毁容；因为纠纷被砍去鼻唇的小伙，事业岌岌可危，人生前途未卜……贴在李青峰办公室墙上的照片，让人触目惊心。然而，术后的照片却让人惊喜和感动。面目全非的容颜如何神奇般地修复？人脸是独一无二的，全脸修复所用的活皮肤取自何处？如何长出新的嘴唇、鼻子？

“人哭肿了眼，眼睛就睁不开了，表情肌就无法牵动眼皮。可见，脸皮的薄度非同一般。”李青峰解释说，要活的、薄的，还要足够人脸那么大的皮肤，人体上显然是没有的，这就需要根据这些要求，制造“备用轮胎”。

李青峰团队设计了这个神奇的过程:病人胸部"长出"三维脸面,由自体软骨构建的五官让这张脸"有鼻子有眼",医生们小心翼翼地将这层薄薄的新脸皮移植到毁损面部。这是一张根据患者患病前的近照三维重建出的新脸——不是别人的脸或标准的脸,而是自己的脸。

具体说来,这种新型的"换脸"治疗技术分五个步骤。

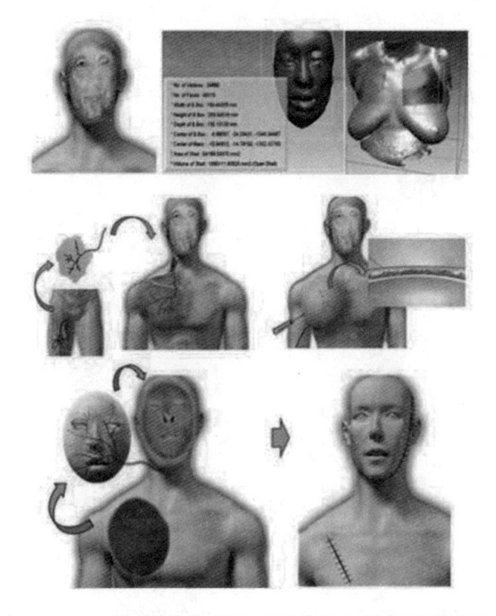

图 12-3 前胸部预构扩张皮瓣转移修复全脸面创面

第一步是血管构建、扩张器置入。从患者腿部取滋养血管网,与颈部血管吻合,植入拟构建脸面的前胸部皮肤皮下,并将皮肤软组织扩张器植入血管网下。

第二步是皮肤扩张再生。术后定期向扩张器注水进行皮肤扩张,使皮肤扩张后质地变薄、面积扩大。

第三步是皮肤超量再生和血管化治疗。先抽取骨髓,分离出其中的干细胞成分,将自体干细胞注射移植于预构的皮肤中,促进皮肤增生、血管生长。

第四步是面部器官的构建。根据脸部三维模型,设计出个性化的五官形态，将自体软骨构建的鼻、上颌骨等骨性支架植入扩张皮肤下，获得全新的脸面。

最后一步则是脸面的形成。将构建的脸面移植转移并覆盖毁损的面部，使肤色均一、轮廓鲜明，重建脸面。自体干细胞注射移植于预构皮肤后等待长出新皮的过程最为耗时，平均需 6 至 8 个月，此时患者可在家中治疗，也可在康复医院治疗。

由于新皮从自体干细胞取出生长，不仅对自身没有损伤，而且今后新皮肤的代谢也都正常。一般来说，完成整个五步骤的手术，患者平均需要 8 至 10 个月的治疗时间。

被毁容的女孩在上海第九人民医院整复外科接受了成功的手术，面容改观了不少，自信心也提升了。而那位被砍伤鼻唇的小伙子也在手术后重返社会，如今已是当地小有名气的企业家了，这样的案例在整复外科还有很多。

李青峰说，对于群发性的交通事故或严重毁容事件，患者的烧伤部位往往没有规律，情况各不相同。对于不同的烧伤，将采用不同的修复手段。对于整张脸大部分都被毁容，特别是面部中央部位，涉及五官，存在眼睛、鼻子、嘴巴损毁的患者，尤其适合“全脸面预构和重建”这一新技术。

新技术让“换脸”者表情更自然

“传统手术后患者往往表情很僵硬、不自然，但在新技术中，移植转移至毁损面部并重建脸面的皮肤非常薄，足以和人的表情肌完全生长在一起，患者术后表情比较自然！”李青峰说，通过自体干细胞构建的新皮肤非常薄，且颜色均一，一般在半年至八个月后，与表情肌融合在一起。如果等到术后一至两年，表情则更显自然。

2009 年，“自体组织构建全脸面技术”以附发特邀讨论形式在国际著名的《显微外科学》杂志上首次亮相，同行评价道：“这是一个创新技术，可以用来解决面部重建这一极具挑战的重建难题。”

在2012年9月的中国医师协会整形外科医师分会年会上，这一技术获得特邀报道。“这是具有里程碑式的重要技术进步，在世界整容修复历史上，又是一次我们中国人的首创，在临床上将造福更多的病患。”当时96岁高龄的张涤生院士如此评价学生李青峰与他的团队所取得的进展。

目前，预购重建技术已推广至全国，成功治疗了200余例各类面部毁形的病例，“面部严重毁损畸形关键治疗技术的建立与应用”项目也荣获了国家科技进步奖二等奖、上海市科技进步奖一等奖的殊荣。但李青峰团队仍在坚持不懈地“抠细节”，精益求精地构建技术标准。

据了解，上海第九人民医院整复外科团队经过十余年的研究和积累，逐步建立起针对“面部毁损”的统一标准化分类治疗体系，换言之，对于不同类型的损伤，给出度身定制的最优治疗方案，用最小代价让患者获得最好效果。

美国佛罗里达州颅面外科中心主任、《美国颅面外科》杂志主编Mutaz教授盛赞“上海交通大学医学院附属第九人民医院整复外科李青峰团队的‘中国式换脸’技术是一项重要的技术创新，打破了长期以来由大西洋两岸主导的整形外科技术进步的格局，来自东方的创新技术让人耳目一新”。

迈小步、不停步，永远在进步

创新，不断地创新；进步，不断地进步；迈小步，不停步，永远在进步。迈进中，蕴含着整复外科人的多年积累和不断创新。在发现问题、解决问题、不断创新中，中国的整复外科在从代代医者的手里一天天成长起来。

如今，上海交通大学医学院附属第九人民医院整复外科是国家重点学科、国家“211”工程重点学科、上海市整复外科临床中心和国家临床医学重点专科，附设六个病区、四个门诊部和上海市整复外科研究所。学科以整形修复重建为医疗特色，设置显微重建外科、颅面外科、淋巴水肿专科、血管瘤与血管畸形专科、烧伤整形外科、手外科和美容外科七大专科，以及面瘫修复、植发整形、激光医学、瘢痕修复、整形康复等22个专业方向，是国际上规模最大的整复外科医教研中心。自2009年起，九院整复外科连续9年获中国医院最佳专科排名第一，连续5年获全国科研竞争力第一名。

上海第九人民医院整复外科全体同仁，时刻践行着学科文化精神，鼓励创新，宽容失败，团结向上，追求卓越，践行“四个自信”，在服务广大患者，促进整形外科新技术的形成、建立与发展，对接科创中心建设，以及引领中国整形行业发展上，作出了突出贡献。整复外科自建立以来，在重大创伤救治、体表器官再造、神经肌肉功能重建以及先天畸形诊治等多方面作出了重要创新，创立的众多术式已成为国际公认的经典术式。

（吴莹琛　徐英）

攻克 APL 白血病的“上海方案”

——附属瑞金医院成功治疗急性早幼粒细胞白血病

得白血病，何其不幸；但若得的是急性早幼粒细胞白血病（简称APL），一种极凶险的白血病，在今天又是不幸中的万幸。由上海瑞金医院血液科医生们提出的“全反式维甲酸＋三氧化二砷”联合疗法，已让APL的总治愈率达到90%以上，被海外媒体誉为“上海方案”。

急性早幼粒细胞白血病由此成为人类第一个可基本治愈的成人白血病。这一成果，绕不开一个人——我国著名血液学专家、中国工程院院士、国家最高科技奖获得者、瑞金医院终身教授王振义。

2019年3月18日，95岁高龄的他，在央视“寻找最美医生”颁奖台上收获“最美医生”称号。站在领奖台上，他说：“我这一辈子看好了一种病。但是，我最遗憾的是只看了这一种病，还有很多病没有攻克。病人需要我们，祖国需要我们，我们每个人都要不断学习和创新，更好地为病人服务。爱国，首先就要爱自己的事业。”

八年潜心研究，终于让肿瘤“改邪归正”

2015年，王振义收到一封海外来信，信封里夹着一张陌生外国小朋友的照片。这是一位美国母亲的来信，自述在十多年前得了急性早幼粒细胞白血病，濒临死亡，吃了全反式维甲酸，不仅康复了，还生了两个孩子。得知这个特效疗法是一名中国医生发现的，她写下了这封感谢信。

如今，瑞金医院血液学科团队还在沿着王振义的临床研究道路，不断优化治疗方案，提升患者治愈率。如此看来，当初“零的突破”，更属不易。

1978 年，王振义将中国传统医学理念与现代医学理念相结合，尝试将癌细胞“改造”成正常细胞，这一“诱导分化”理念为癌症治疗提供了全新的途径。

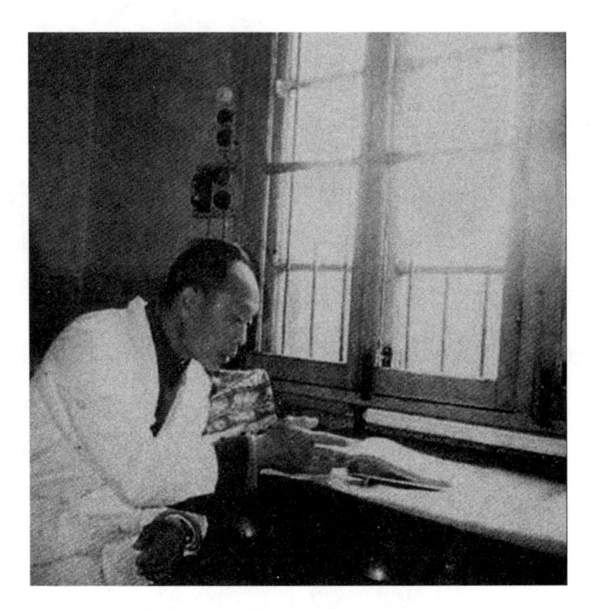

图 13－1　王振义从事血液病研究

王振义带领研究生尝试了无数种方法，测试了无数种药品，却一无所获。1980 年，美国 Breitman 和 Flynn 两位科学家的 13－顺维甲酸急性早幼粒细胞白血病(APL)实验成功，这个实验给王振义教授带来了启发，他带领研究生黄萌珥，用维生素 A 的氧化物——全反式维甲酸(ATRA)进行体外细胞诱导分化的实验。

经过 8 年探索，1986 年，王振义和学生终于用实验证实 ATRA 可以诱导分化急性早幼粒细胞，效果远优于 13－顺维甲酸。但 ATRA 的毒性更大，而且，作为从未在国际上报道过的全新治疗方式，其临床应用会承受很大的压力。面对阻力，王振义在大量实验室研究的基础上，坚持自己的研究成果。

1986年的一天，上海市儿童医院血液科收治了一名5岁女孩，她身患急性早幼粒细胞白血病，生命危在旦夕。孩子的父母向医生恳求，无论如何救救孩子。王振义从夫人——儿童医院的谢竞雄医生口中得知孩子的情况后，提议道："我们研究的这个药，试验效果很好，你们可以试试看。"当时医生中也有反对声，毕竟这是一种前所未有的疗法，风险太大。第一次在病人身上的应用开始了，面对阻力，王振义说："我相信科学！"

一个疗程后，病情真的缓解了！之后，小病人的情况越来越好，并最终实现治愈，存活至今，已结婚生子。女孩25岁时来探望王振义，她的母亲感慨当年的治疗："就是神药！"

这就是全球公认的诱导分化理论让癌细胞"改邪归正"的首个成功案例，也是这次的成功，鼓励王振义用这个方法去治疗更多病人。

当时，他的研究生骑着自行车去全上海各大医院找APL病人，推荐这个治疗方法。当年，他们总共在全上海找了24个病人，最终结果显示：23个有效。"这就让我们胆子更大了。"王振义回忆，他们开始撰写论文，投给世界知名的《血液》杂志。结果，编辑审了整整一年，因为他们不相信中国人可以做出这么好的结果，认为中国人在吹牛。

其时，王振义的两名学生陈竺、陈赛娟正在法国深造，中国人的药通过研究生带了过去，并在法国当地医院应用。结果，法国、美国医生都亲眼见证了药效。最终，由两个国际权威专家审定通过，这篇论文最终刊发于《血液》。2000年，美国《20世纪具有标志性血液学论文》一书收录了这篇论文，将其列为全球百年86篇最具有影响的代表论文之一。

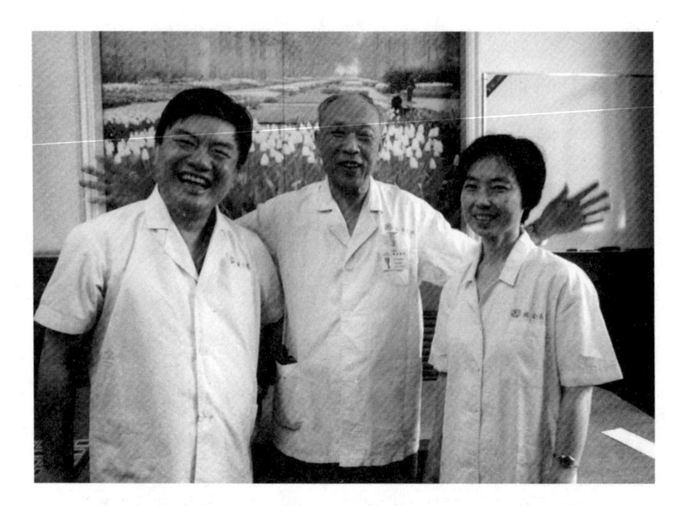

图 13-2 王振义教授与他的学生,著名血液学家陈竺、陈赛娟

放弃申请专利 成果分享给全人类

如今,“吃不起天价肿瘤药”让很多人唏嘘,这背后交叠着诸多矛盾,有病人的痛苦和无奈,也有药企研发原研药的巨大成本和难以想象的投入。不过,有一种治疗白血病的药很便宜。今天,在中国,一盒 10 粒装的口服全反式维甲酸的售价仅 290 元,并已纳入医保。

这个“全球最低价”,也得感谢这位老人。王振义不仅成功发现并应用全反式维甲酸这种特效药,而且放弃申请专利。“老实说,当时没有专利意识,就想着快点救病人。这也是我们从小接受的教育,为人民服务是不计代价的。”他说,没想过要以此去发大财。

王振义展示了他的母校震旦大学医学院的校训。这九条校训,也是九条从医誓言。其中,有两条被他特别铭记于心了,其一是第二条:“余于病者当悉心诊治,不因贫富而歧视,并当尽瘁科学,随其进化而深造,以期造福于人群。”其二是第九条:“余于正当诊金之外,绝不接受不义之财。”他说,当年当医生,在社会上收入不低,这就是“正当诊金”,足够了。

日本人更是高度评价该治疗方案，认为利用该疗法，一年至少可为日本节省10亿日元。这不仅包括节约医疗开支，大大降低政府、社会、家庭的负担，被治愈的患者还获得了长期存活，恢复了劳动能力，能为社会创造新的价值，“而不是躺在床上，在生命的最后一个月花光一生的积蓄”。

优化版“上海方案”让生存率再提升

瑞金血液科人没有止步于此。作为靶向治疗新方法，全反式维甲酸治疗急性早幼粒细胞白血病虽然获得了临床效果，但现代医学不仅要求看到效果，还要求搞清机制。1989年，陈竺和陈赛娟以优异的成绩获得博士学位，带着最先进的观念和技术回到瑞金医院。此时，上海血研所已经成立两年。王振义教授把弄清机制、降低复发率的任务交给了他们。

陈竺与陈赛娟在血研所内建立了细胞遗传实验室、分子生物实验室，用当时最新的分子生物技术来完善全反式维甲酸方案，并最终阐明了其作用机制。

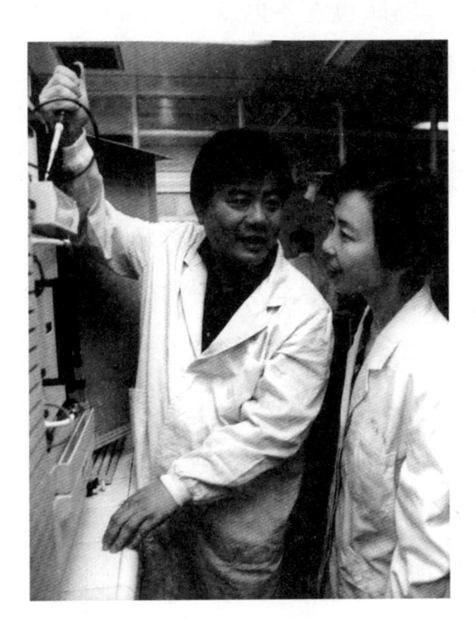

图13-3 陈竺、陈赛娟工作照

20世纪70年代，哈尔滨的张亭栋医生开始用静脉注射砷剂的方法治疗急性白血病，获得了很好的效果。砷剂即三氧化二砷，就是中国人熟知的砒霜。由于其剧毒的特性主要用于复发的患者，应用ATRA治疗APL患者有的1—2年后疾病就会复发，复发之后预后会很差。陈赛娟从砷剂治疗白血病的实践中得到启发，决定把ATRA与三氧化二砷结合起来，并用于初发的患者。

这又是一次大胆的创新，为验证其可行性，陈竺、陈赛娟带领着团队，投入了长达数年的研究。2000年，全反式维甲酸与三氧化二砷两药联合治疗急性早幼粒细胞白血病取得了很好的效果，“上海方案”成型，并得到了学界的一致认可，与青蒿素的发明等并列为“新中国对世界医学的八大贡献”。

2010年，在北京人民大会堂的领奖台上，王振义院士从国家领导人手中接过“国家最高科技奖”，这是中国科研工作者的最高荣誉，这也是对王振义院士一生致力于科研，勇于开拓创新的最高赞誉。

近5年，瑞金血液团队也在不断优化“上海方案”，使其更为高效和精准。由瑞金血液科牵头的国家863临床研究项目将优化的“上海方案”推广至全国22个主要的血液中心，在所研究的近1000例急性早幼粒细胞白血病中，患者的长期生存率由20世纪70年代的10%～15%，提高到目前的94%，治疗有效率达到97%。这是迄今为止，全世界公开报道患者人数最多、疗效最好的治疗急性早幼粒细胞白血病结果。

站在转化医学高地再启程

急性早幼粒细胞白血病“上海方案”的成功，让国际同行看到了中国在转化医学上的创新能力，证明了实验研究与临床治疗结合可以取得开创性的成果。

王振义院士一直在思考如何将“上海方案”的成功经验复制到其他类

型的白血病上，找到攻克其他白血病的方法。他更加希望，血研所转化医学的思路可以推广到更多的学科领域，促进其他疾病的研究。

2011年，王振义院士写信给国家领导人，说明转化医学对中国医学发展的重要价值，呼吁国家加大对转化医学的投入。21世纪初，“转化医学”概念由美国国立卫生研究院提出，已是世界医学科研的主流趋势，美国在过去十多年为转化医学投入上亿美元。

为了顺应这一国际趋势，国家级转化医学中心的设想越来越清晰。可以说，国家转化医学中心（上海）落户瑞金，是上海血研所在转化医学上获得成果带来的深远影响。陈竺院士表示，白血病研究中，临床与基础相互转化的成功经验，必将启发其他恶性血液疾病的研究，也会对其他学科起到示范性的作用。

科研创新永无终点。比如，陈竺院士提出，减少急性早幼粒细胞白血病患者早期死亡率及早期识别并干预高危易复发患者，仍然任重道远。另外，急性早幼粒细胞白血病协同靶向治疗作为精准医学的范例，应与建立和完善全民医保制度相结合，把有关研究成果拓展到世界各国，给更多患者带来福音。

陈赛娟希望，上海血研所能以攻克急性早幼粒细胞白血病为起点，依托转化医学中心这个国家级的平台，找到治疗更多疾病的有效方法，造福更多的患者，让世界医学界听到更多来自上海、来自中国的声音。

仍坚持每周一次的“开卷考试”

因为这个世界级医学成就，王振义获得国际肿瘤学界最高奖——美国凯特琳奖，以及瑞士布鲁巴赫肿瘤研究奖、法国祺诺台尔杜加科学奖、美国圣·乔奇癌症研究创新成就奖等国际肿瘤研究大奖。为表彰他的非凡贡献，法国政府授予他荣誉骑士勋章。

1995年，王振义激流勇退，把上海市血液学研究所所长的位置让贤陈竺，期许学生们勇攀新的医学巅峰。王振义是完全本土培养的医学大家。他不但自身成就非凡，还创造了“一门四院士”的团队奇迹，为新中国培养了一大批医学翘楚。

中国科学院院士、上海交通大学医学院院长陈国强是王振义的得意门生。谈及老师为自己修改硕士论文的场景，陈国强记忆深刻：“王老师一遍遍地修改，我一遍遍地整理抄写。近 2 万字的毕业论文，王老师先后修改了 10 遍。”陈国强说，正是导师的言传身教，激励着他不断地攀登医学高峰。

王振义还发明了一种十分特殊的人才培养方式。如今，95 岁高龄的他仍然坚持每周四上午进行“开卷考试”。这是他 2003 年自创的特殊查房方式，即每周一由学生提交临床上遇到的疑难病例，形成“考卷”，他利用一周时间搜索全球最新文献，思考、分析后“答卷”，并在每周四与大家一起探讨。

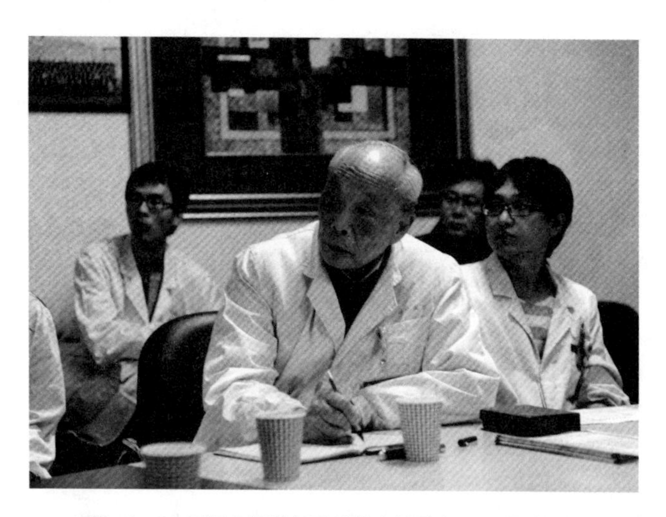

图 13－4　王振义教授每周教学病例讨论——“开卷考”

“医学的发展日新月异，他们平时太忙了，我有时间就为大家看看文献，做些思考，解决点问题，这也是我对他们的小小贡献。”王振义说。

这岂是“小小的贡献”！近日，根据王振义每周四“开卷考试”的答案梳理而成的专著《瑞金医院血液科疑难病例讨论集》第二集出版。大家都说，这是王院士对青年医师最无私的奉献。比如，该汇编中的“1gG4相关淋巴结病”，就是近年来新命名的疾病，讨论既解决了患者的诊断与治疗，又综述和介绍了此病的发病机制、诊断关键和治疗方法。

疑难杂症在每周四王振义的“交卷”时刻，往往能找到线索和治疗方案。十多年来，“开卷考试”就以如此实实在在的方式帮助了一位位患者，也丰富着临床医生的见闻与学识。

更令人感动的是，这些年，王振义不仅在瑞金医院“交卷”，很多医院都留下了他讲学的身影。徐汇区中心医院血液科医生感慨道，这些年，老先生只要自己无碍，风雨无阻都会来到患者身边，在他眼里，没有“大医院”“小医院”之分，只有“患者需要”。

2016年3月，瑞金医院联合上海第九人民医院、新华医院、中医医院、北站医院、徐汇区中心医院、杨浦区中心医院的血液科，在上海成立首个专科医联体“上海瑞金血液病医联体”；2017年10月，该院又牵头成立全国首个血液专科医联体，将“瑞金血液”的医疗经验辐射到全国。正是随着瑞金医院“上海瑞金血液病医疗联合体”的组成，各兄弟医院的血液科参加了疑难病例的讨论与案例编写。

“50年过去了，我们只攻克了一种白血病，还有二十多种白血病需要我们去攻克，我们还有很多工作要做。我只希望余生能再做些事，比如，学生们临床科研工作太忙了，没空广泛阅读文献，就由我来替他们泛读，然后精选给他们细读，帮助他们去做更好的临床、科研，去救更多人。”王院士这样说。

（朱凡　闻朝君　李东）

明日的记忆

——附属精神卫生中心老年痴呆诊断研究之路

“你先去，去那边弄弄干净，晓得吧。我回头就来找你了，你放心，我一定不会让你一个人孤孤单单，好不好……”妻子在患有老年痴呆症（阿尔茨海默病）的丈夫耳边轻轻说道。

《人间世》第二季第7集《往事只能回味》里，丈夫患病后，妻子照顾他15年。他的情况越来越坏，说不出话，没有表情，后来患上肺炎——老年痴呆症常见的严重并发症。插管可能会延长生存时间，但他的病情已经很重，和外界基本无法交流。此时，妻子做了一个艰难决定：让丈夫有尊严地死去。她帮他擦洗身体，最后时刻在他耳边轻声告别，而丈夫一句话也说不出来，只有一滴眼泪，从眼角流下。这一幕，感动了无数观众。

这不是电影故事，而是真实现实。我国目前有1.3亿老年人，据不完全统计，有老年痴呆症的患者达500万人之多，占世界总病例数的1/4，而且每年平均有30万新发病例；患病率随着年龄增加呈显著增长趋势：75岁以上患病率达8.26%，80岁以上患病率高达11.4%。老年痴呆症患者中，女性多于男性，60岁以上女性患老年痴呆症的概率通常是相匹配男性的2—3倍。

一旦患上老年痴呆症，早期症状是记忆力减退，逐渐连最亲的人都认不出来，生活无法自理——拿什么拯救你，我的病人？张明园教授从来没有停止过这样的思考，在老年痴呆的诊断研究之路上，他和他团队披荆斩棘而步履不停。

国际合作:开启崭新的研究

随着城市老龄化趋势不断上升,老年痴呆症患者越来越多,早期很少有人重视,大家总觉得长辈是年龄大了、记忆力下降了。

家住浦东新区的李老伯,身体一直不好,因高血压引发心脏病、脑萎缩,从2010年开始,他的老年痴呆症状越来越明显:记忆力严重下降、脾气变得喜怒无常、浑身没有力气、走不了几步就感觉累,后来发展到终日昏睡不醒、丧失记忆,不认识自己的亲人、说话语无伦次、走路不知道方向也不知道躲车、随意大小便……这让李老伯的家人很是担心,想到以前一家人一起的欢笑日子,李老伯的老伴不禁流下泪水。而正是这些欢乐的美好日子,让李老伯的家人一直没有放弃寻找康复途径。几经辗转,他们找到了上海市精神卫生中心。

老年痴呆症,医学上称为"阿尔茨海默病"。这是一种起病隐匿的神经退行性疾病,发病原因尚未明确。目前存在两个发病机制的主要假说:一是大脑内Aβ淀粉样蛋白异常代谢,在神经元之间沉积形成老年斑;二是Tau蛋白过度磷酸化导致神经纤维缠结。这两种原因都可能导致脑部神经逐渐枯萎,引发疾病,其共同之处是病变过程最长达20年左右,其间患者并无明显的临床症状。

上海市精神卫生中心临床诊治中心老年科团队,致力于阿尔茨海默病的临床及研究。早在1986年,张明园教授早就开始该病的流行病学研究,也为日后的研究之路开创先河。

1986年,张明园教授与美国圣地亚哥加州大学神经科主任、美国阿尔茨海默病研究中心主任Katzman,以及芝加哥的亚洲美国人精神卫生中心主任、社会学教授刘融,一起在上海开展老年痴呆症的流行病学合作研究。讨论时,大家取得了一些共识。

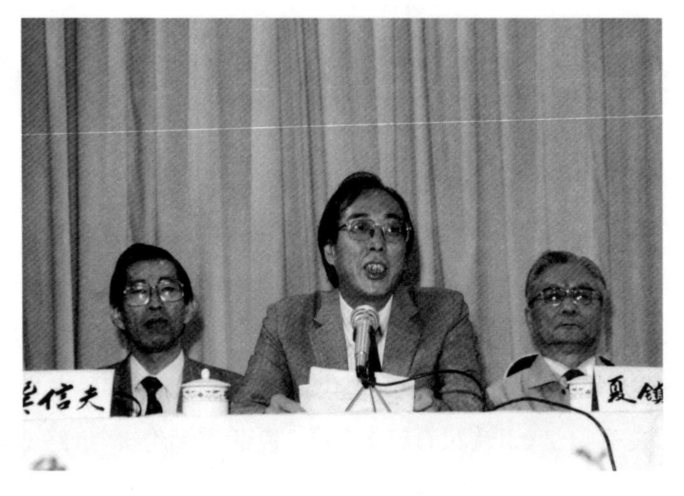

图 14-1　国际交流

首先,人口老龄化是世界发展的必然趋势,老年痴呆症将变成影响老年人及其家庭的重要健康问题。上海是全国第一个步入老龄化的城市,按照世界卫生组织当时的定义,60 岁以上老人已超过上海人口的 10%,而且正以非常快的速度发展,所以老年痴呆"首当其冲",成为作为精神神经科及老年科的重要疾病,成了精神卫生中心的研究方向。

其次,当时在全国还没有任何合乎国际标准的老年期痴呆的流行病学研究,以往分散、不规范的研究结果与国际上的差距很大——当时大部分研究认为,中国的老年痴呆症现患病率在 1%以下(60 岁以上人口中),而全球的数字是在 5%以上,是不是中国老年痴呆症的患病率特别低?换句话说,中国是不是有许多保护性因素,保护着中国的老人不得老年痴呆症?不得而知,有人认为中国传统的家庭养老、几代同堂,可能会减少老年痴呆症发生;也有人认为中国的饮食结构可能具有保护因素。但无论什么推测,当时专家形成的共识是:先要有一个国际通用的方式、高标准的研究方案,先出结果,才能论证其相关因素。此外,当时还有个误区:认为老年痴呆症就是脑动脉硬化所致的痴呆,而全球研究结果认为,动脉硬化性痴呆只占老年痴呆症中的 1/4。这些情况急需澄清,因为这对于今后老年痴呆症的预防和管理而言,都是重要的基础。

此外,在当时的上海,做这样的研究有一些有利因素。比如这项工作要在社区做调查,而上海的户籍制度、人口登记以及社区管理制度,在全国乃至全球都是领先的。所以,抽样调查的真实性与可靠性、可操作性都是上海的优势。同时,上海当时的人口流动很少,有些老人一生就住在一个地方,这对于其背景资料的了解、相关因素的调查,以及随访研究等,都是有利条件——当然,后来研究者发现上海发展太快,要做5年、10年随访时就发现人口的流动变化很大。

另外一个有利条件,就是上海有一个"精神病防治网",当时正好由张明园教授联络负责,不过另一方面,医院虽有老年精神科,但只做门诊和住院治疗,对流行病学研究得很少。而张明园教授的防治科及社区精神病防治网把重点放在以精神分裂症为主的重性精神病方面,很少接触老年痴呆症,无论从理论知识、技能等方面来看,都很不够。专家认为,需要在实践和研究中慢慢学习。

作为中方负责人,张明园教授参与合作研究,重点负责现场调查。他只有一个想法:要么不做,要做就做好!而这也是他第一次参与国际合作、参与大规模的综合性流行病学研究。合作方除了Katzman团队、刘融团队以外,还有芝加哥大学的统计学教授莱利,负责抽样设计;圣地亚哥加州大学的精神科副主任Igor Grant,负责诊断和鉴别诊断部分;圣地亚哥加州大学心理系的David Salmon,负责调查工具,特别是神经心理测验的引进、选择和培训;此外,当时做过国内流行病学调查的防治科主任瞿光亚,负责现场调查的组织管理和质量控制。还有一些顾问团队,都是国内著名的精神科专家,如夏镇夷、严和骎教授等。所以,这是一个综合各方力量共同进行的研究。当时,专家们选择上海市静安区作为一个调查地区,主要想法有两点:一是静安区精神卫生中心的社区网络比较完善,能保证调查顺利进行;二是考虑到静安区是上海的中心区,一般变化较少,对于前瞻性研究比较方便。

团队用了一年多时间做准备，包括方案验证等。在美国方提出方案后，团队又请上海公共卫生学、神经科、老年科等专家共同讨论、多次修改。张明园教授决定，不但要做患病率研究，还要做发病率研究。所谓患病率，就是查目前患病人群有多少、占的比率有多大；而发病率是要看一段时间内新发病的病人比率有多大，这就需要做前瞻性研究，所以当时初步定为5年。

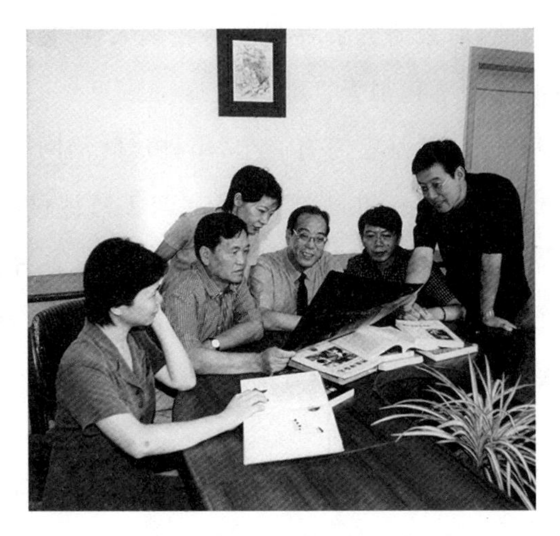

图 14-2 老年科讨论

然后，他们在做预备工作时，就确定了研究工具。张明园教授所在的生物测量和心理评估研究室，包含两批年轻人，他们的主要工作是研究数据的甄别、录入、建立数据库和统计分析，这些年轻人也是当时全国最早使用SPSS和SAS统计软件的先驱队伍。大约又花了半年左右时间，这支40人左右的研究队伍完成了痴呆和阿尔茨海默病的患病率研究。

这个研究结果是：65岁以上老人的痴呆症和阿尔茨海默病的患病率是4.61%，和国际的数字基本相同，证明中国的痴呆症和阿尔茨海默病患病率和全球差不多；同时，团队也证明了60%以上的痴呆症患者是阿尔茨海默病。团队还有一个重要发现：痴呆症和阿尔茨海默病的患病率与教育程度相关——教育程度高，患病率就低，这个结论在全球的痴呆症和阿尔茨海默病流行病学研究中是第一次报告。张明园教授认为，这或许是因为国外在分析痴呆症的流行病学危险因素时，也有教育程度这一项，但他们的人群总体而言教育程度较高，所以他们的分析大部分是按照“念过大学”和“没念过大学”来分高低。而上海当时至少有1/3的老人是文盲，没有受过任何正规教育，所以有一个真正的低教育水平的巨大群体，差异就显示出来了。

这篇文章发表后，许多国家和地区也陆续证实他们团队的发现是真实的，并发现教育程度很低的人群，痴呆症的患病率确实较高，这就提示老年期痴呆的预防要从年轻时做起，如果早年能够接受教育，有可能会减少老年痴呆的发生。

相隔5年后，团队在同一批人中又用同样的方法进行了第二次全面调查，这个调查得到三点结论：第一，65岁以上老人痴呆和阿尔茨海默病的发病率是每年1%，或按照比较标准化的讲法，也就是十万分之一千，十万个人中间会有一千人新得阿尔茨海默病；第二，痴呆是一种高患病、高死亡率的疾病，在这5年中，5年前诊断痴呆的标化死亡率是当时非痴呆人群的3倍，说明对痴呆病人的管理和治疗有许多需要改进的地方；第三，从同龄人群来看，痴呆的患病率还是5%左右，也就是说，痴呆的患病率基本固定。

这项研究的主论文发表以后，在中国的SCI排行榜中连续三年排名前10。1990年发表的文章，在1994年全国SCI文章中被引用次数为第四名，得到全球广泛关注。仅发病率和患病率的研究结果，就获得上海市科技进步二等奖一项，卫生部科技进步奖二等奖一项、三等奖一项，国家科委科技进步奖三等奖一项。

创新突破：工具如何“因地制宜”

痴呆的定义，是智力的全面减退，并影响日常和社会功能。那么，如何界定这个概念？需要有“工具”，才能确定是否符合痴呆的诊断标准。

当时国内也有类似韦氏成人智力测验，但这样的测验不适合社区使用。一套韦氏成人智力测验要1小时左右，而且这测验是给成人用的，不是给老人用的，在老人中的信度和效度都是未知的。因此，必须要有在社区使用的工具，同时要考虑到当时很多老人是文盲，如果这个神经心理测验依赖于文化程度的话，就比较麻烦，文化程度低的老人未必能做得出来。国际上也有一些简单的智力筛查测验，比如MMSE，现在译为“简明精神状况检查量表”，但是，张明园教授认为，它可能只适用于智力检查而不适用于精神状况检查。这些问题，怎么解决呢？

张明园教授带领团队先在社区找了200位老人，作为工具的筛选和初步测试，主要测试工具的可行性、可操作性和适合性。之后，他们看有多少人能做这个测验——做不了，就不要。比如，其中有个“画钟测验”，要求老人画钟上的几点几分，看老人能不能画、画得怎么样，结果发现有1/3以上的老人做不了，因为他们从没有拿过铅笔，连一个圆也画不好，所以能做的人自然很少。于是，这类测验就被去掉了，最后只剩4个神经心理测验，但仍能代表智力的不同方面。

不过，团队依然发现教育程度对每一种神经心理测验都有影响，所以又在这200人中做了不同教育程度的老人的“划界分”。比如MMSE，如果按照国外标准，文盲的人全都低于26分，全都不正常。所以，他们就按照自己的测试结果定了“划界分”，比如文盲17分，小学以下文化程度20分，小学毕业以上的24分，初中毕业以上的26分。

在工具中，除了用来测定智力的全面减退以外，还要有生活和社会功能的评估。其中，有一个ADL（日常生活功能量表），用来测试老人会不会自己吃饭、梳洗、上厕所、移动等，测试起来相对容易。同时，还需要社会功能量表。当时有一个引进的Pfeffer社会功能量表，但研究发现其中有些项目不适合中国人。比如第一项叫“账户平衡”，以美国人为例，他们把钱都放在银行里，每个人至少有两个账户，一个储蓄账户，一个支票账户，平衡的意思就是要知道自己的支票账户有没有钱，没有的话就要从储蓄账户转钱后再开支票支付各种费用，比如电费、水费、煤气费；第二项叫“表格填写”，美国人每年至少要填一次表，比如所得税报表。但是，这两项对中国人都不适用，所以这些项目都要改掉。张明园教授团队想怎么把这两个项目替换成大家都用的，考虑到当时上海还在用各种各样的票子，所以就改成“票证使用”。

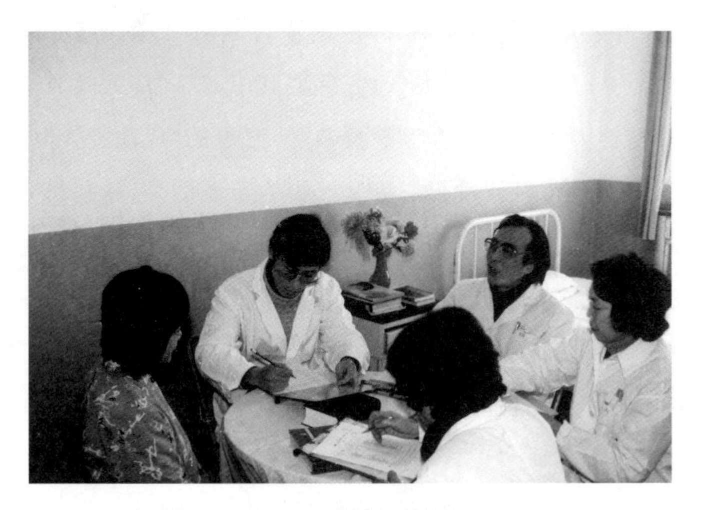

图 14－3　研究工具测试

除此以外，还需要有一些用来做鉴别诊断的工具，其他情况也可能造成智力减退，有些可能就直接剔除了，比如听力不好、视力不好。但是，还有些情况如抑郁症，也可能造成对认知功能的影响，从而影响测验结果，所以必须要有排除抑郁症、排除情绪低落的量表，经过反复斟酌，最终决定使用 CES－D(流调用抑郁自评量表)。此外，在评测时需要鉴别不同种类的痴呆，比如最重要的是区别阿尔茨海默病和血管性痴呆，所以就引进“Hachinski 缺血指数量表”。最后在确定诊断时，由中美的临床医师、心理学家共同来看各种检查结果，做出符合诊断标准的判别。1995 年，这套工具终于编印成册，在《上海精神医学》上发表，供大家参考应用。后来，它被许多研究所应用。

张明园教授的这一系列研究影响巨大，直接带动了上海市精神卫生中心老年精神科的发展。后来，肖世富教授带领的老年精神医学进入上海市卫生系统重点学科建设项目，成为上海唯一的老年精神科的重点学科。同时，张明园教授的研究也带动了痴呆症的分子遗传学研究，以及脑影像学、脑血流了和痴呆关联的研究……这些研究获得上海市科技进步奖等多项荣誉。

团队还开展了早期痴呆即“轻度脑损害”(MCI)的研究，以及智能保留完好、功能完好的“成功老人”研究等。其中，以同济医院吴文源教授为主(上海市精神卫生中心李春波教授参加)开展的“成功老人”的脑衰退模式研究，获得上海市科技进步二等奖。更为重要的是，这些研究培养出何燕玲、陆峥、李春波等一批年轻骨干，他们后来都在各自的相关领域取得了出色的成绩。以张明园教授为主编，肖世富教授和于欣教授为副主编，编写的“中国精神障碍防治指南”中的“老年期痴呆防治指南”，对全国范围内的老年期痴呆的预防、诊疗和康复提出了“上海规范”。

打造模式：让上海经验为全国借鉴

据2016年发布的《中国老年人走失状况白皮书》测算，中国每年约有50万老人走失，平均每天约1370人，其中约72%的走失老人出现记忆力障碍，25%曾被确诊患老年痴呆。由于中国家庭对老年人的“失智”问题重视不足，导致许多早中期患病老人未被确诊。

张明园教授认为，早在病程开始的初期阶段，就应该让患者及时接受治疗，这不仅有利于研究，更有利于患者及早用药。可是，现实生活中，往往是不少老人已经出现症状，却无法得到诊断。原因在于，常规诊断方式不能确定早期病人的记忆力下降等症状是否源于阿尔茨海默病，也无法识别大脑内的早期病理性改变，导致大量早期阿尔茨海默病患者无法得到确诊。

为此，张明园教授团队发现，通过早期识别，不但可以提醒患者相关风险，更可以针对危险因素进行预防控制。研究显示，通过控制血压、血糖、加强教育、停止吸烟、抗抑郁、增加社交活动，大概可以降低35%的阿尔茨海默病的发病概率。

目前阿尔茨海默病的常规诊断方式，包括询问病史、神经科查体，主要依靠神经心理评估测试和MRI。同时，以生物标记物为代表的新型诊断工具逐渐被纳入诊断体系。阿尔茨海默病的生物标记物包括体液和影像学检测两大类，其中，体液包括血液、尿液和脑脊液，影像学检测则包括PET-CT、MRI等。目前能对阿尔茨海默病进行精准诊断的生物标记物，主要是脑脊液和结合PET-CT的蛋白示踪剂：脑脊液检测通过腰穿方式，从病人脊椎骨间隙内抽取一定量脑脊液得以实现；PET-CT蛋白示踪剂检测则通过向病人体内注入蛋白示踪剂（一种放射性物质），使示踪剂与脑内AD致病因素Aβ蛋白或Tau蛋白结合，再利用PET-CT成像，从而检测出患者大脑内致病蛋白。这两种检测方式的准确率均在90%以上。

早期产生预防意识且开始防范，会大大降低患阿尔茨海默病的风险。张明园教授一直强调：可以通过控制体重、控制血糖、控制炎症、控制饮食甚至听音乐或玩游戏等手段，来阻击这些危险因素，防止大脑“生锈”。就像文章开头的李老伯，在上海市精神卫生中心老年科的精心治疗下，如今慢慢清醒，也可以下床活动了，他和他的家人都重新获得了生活的希望。

张明园教授表示，随着社会老龄化的发展，老年痴呆症的控制和预防已成为一个不可忽视的公共卫生问题。由于对疾病的认识不足及疾病本身带来的羞耻感，目前我国认知障碍患者的早期诊出率较低，很多就诊者得到明确诊断时已多为中晚期，治疗效果差，照护成本增加，给家庭和社会带来严重的经济负担。因此，预防和控制工作任重而道远。严峻的防控形势，对卫生与健康科技创新事业发展，以及广大卫生与健康科技工作者都提出了更新、更高的要求。

目前上海已开始培训社区医生，指导识别认知障碍的早期症状。但在识别之后，居家如何护理、社区“医养结合”有没有好的模式，这些都是接踵而来的新问题。对于痴呆症患者的看护，仍未引起大家的足够重视，社区和家庭都没做好足够的准备——患者的家庭负担很重，社会养老才是未来的趋势。如何帮助更多的老年人早预防、早发现、早治疗，延缓阿尔兹海默病的发展进程，实现每位老年人健康、优雅而有尊严地度过晚年？未来，上海市精神卫生中心的老年科团队将更多在医务工作者、老年人群、老年痴呆高危人群和患者，以及普通市民中加强认知障碍健康知识普及，宣传预防和控制阿尔兹海默病的重要性，推动健康老龄化，加强新技术在该防控领域的应用。

为了明天，一起携手努力，共同关注老年痴呆患者群体的福祉——对张明园教授的团队而言，为了“明日的记忆”，这条路永远不会结束。

（口述：张明园 整理：贺悦）

一部法规背后

——附属精神卫生中心开展精神卫生相关规范研究与应用

精神障碍患者在生活、工作等诸多方面，面临比其他疾病患者更多的困难，部分患者的危害行为又使社会对这一群体形成大量偏见歧视，可以说，精神障碍患者几乎在任何国家都处于社会的边缘状态。

改变这种状况最重要且有效的措施，就是开展精神卫生立法。这一看似狭窄的行业立法，实则体现了国家政治、经济、文化、医疗卫生和人权保障等诸多方面的进展。我国虽在1985年就启动精神卫生立法工作，但进展缓慢，首要原因即是缺乏有影响力的理论与循证研究支撑。2002年4月，中国大陆第一部精神卫生地方法规——《上海市精神卫生条例》正式实施，心理健康服务和精神疾病诊治等活动纳入法制化轨道，国际上一度甚嚣尘上的对中国精神卫生服务的歪曲攻击也渐渐没了方向。

这部条例草案稿的主要起草人，就是上海市精神卫生中心党委书记谢斌。凭着一股"时不我待"的劲头，他马不停蹄地投入法规宣传培训、配套规范文件起草制定等工作中，并带领多学科领域专家团队，充满信心加快国家精神卫生法的立法研究步伐。终于，二十七年磨一剑，这部意义重大的《中华人民共和国精神卫生法》被评为2013年度"中国十大医药新闻"之一，在国内外引起极大反响，被认为"是我国精神卫生事业发展史上的一个重要里程碑，标志着精神卫生工作从此进入法制化管理时代"。

一部法规浸润着坚持的汗水和攻坚的心血，翻开这本不足30页的小册子，字斟句酌的凝练背后，还有更多动人的故事。

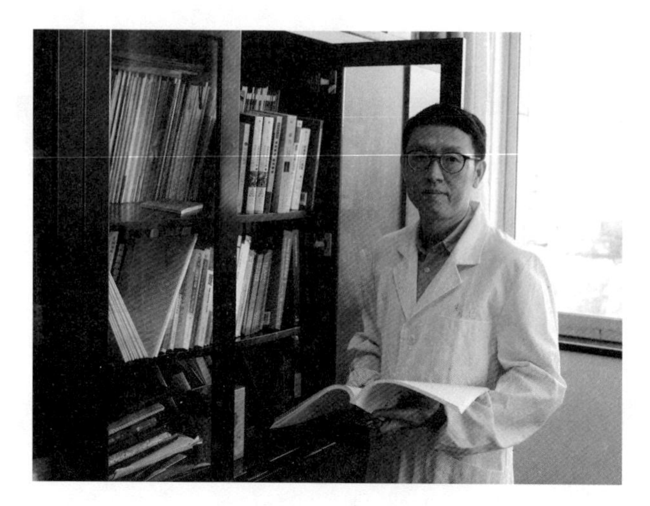

图 15-1 上海市精神卫生中心党委书记谢斌

因缘际会，撞进坎坷历程

一路见证《精神卫生法》的孕育和出台的谢斌，与《精神卫生法》结缘于1992年下半年，硕士研究生答辩后等待毕业的他接下了王祖承教授布置的"小文章"：对我国台湾地区1990年颁布实施的《精神卫生法》作一个评述。

这篇"小文章"——《简析台湾的〈精神卫生法〉》于1992年底发表在当时的一本"小杂志"——《四川精神卫生》上。巧合的是，该杂志当年的第一篇文章，是刘协和教授仅2页篇幅的《精神卫生立法工作的进展》。就这样，在撰写"小文章"之前对精神卫生的专门立法几乎无所了解的谢斌，以一位尚未取得毕业证书的研究生的身份，懵懵懂懂地撞进了中国精神卫生立法的坎坷历程，与刘教授等前辈专家因缘际会，并在其后一路见证了这部法律的孕育与出台。

在中国大陆精神卫生立法的历史上，1991年和1992年还是具有一定特殊性的。虽然从1985年到1991年7月，刘协和教授的团队就已先后修改了十稿《中华人民共和国精神卫生法(草案)》,但此后直到2000年初,才有了第十一稿。因此,刘教授1992年初发表的那篇《精神卫生立法工作的进展》,现在看来,就更像是为始自1985年的立法第一阶段画上了一个句号。

而谢斌当年发表的那篇介绍台湾地区《精神卫生法》的文章,回头来看则更像是对大陆这项立法工作进入长期停滞期的一种反衬。至于出现近十年停滞的原因,谢斌认为,把它放在中国政府行政和立法的大背景下来看,恐怕更能说明问题。

2013年在《中国心理卫生杂志》上发表的一篇文章中,谢斌把中国精神卫生立法过程大致以1980年代(实际截至1991年)、1990年代和2000年代(实际自1999年算起)划界,分为3个时期:"拓荒期""观望期"和"加速期"。

据刘协和教授回忆,他是在1980年于英国进修期间,才首次了解到精神卫生相关立法。而70年代末至80年代初,正好也是英国立法史上一段重要的时期,经典的1959年英国精神卫生法(Mental health Act 1959)正在专业内和社会上进行热烈讨论,最终标志性的成果就是1983年英国新的精神卫生法出台。1980年应当也是该国修法讨论最激烈的时期。谢斌认为,刘教授其后致力于推动中国的立法,不仅是出于司法精神病学家的职业需求,肯定也与在英国的那段进修经历有着重要联系。

在1985年至1991年的"拓荒期",不仅国内没有可以借鉴的文本或相关规范,国际上可供参考的文献资料也寥寥无几。那时主要就是联合国(UN)、世界卫生组织(WHO)、世界精神病学协会(WPA)等国际组织和学术团体的相关声明、宣言文件,如《精神发育迟滞者权利宣言》(UN,1971)、《残疾人权利宣言》(UN,1975)等,以及1978年WHO有关各国精神卫生立法状况的一份专家报告。虽然WHO先后于1987年、1990年派遣专家来华举办立法培训班,但国际经验有限,国外专家能提供的帮助其实并不多。不过当时在中国,以司法精神病学专家为主的起草组,对这部法律的定位主要是填补精神卫生工作中突出的法律空白，如非自愿住院、司法鉴定程序等问题，因此，草案内容涵盖范围相对较窄，条款也多为原则性表述。其间遇到的困难和争议并不大。

进入90年代后，精神卫生立法在国际上形成高潮。1991年，第46届联大75次全体会议通过《保护精神疾病患者和促进精神健康》的第119号决议，并以决议附件的形式对精神卫生立法提出25项原则，WHO据此于1996年将其归纳为10项基本原则。这些都对各国立法提供了极大帮助。据2001年WHO调查，160个成员国中，已有3/4的国家和地区有了精神卫生法，其中近50%是在1990—1999年间制定和颁布的。

虽然1995年、1999年，WHO仍一如既往派遣专家协助我国卫生部举办精神卫生立法讲习班或进行考察指导，力图动员政府和社会重视这一工作，但其间中国的精神卫生立法进程反而几近停止。

直至1998年，当时卫生部将精神卫生工作由医政司调整到疾控司管理以后，该领域无论政策制定还是立法进程，才有了质的飞跃。

全面加速，让立法“水到渠成”

以1999年举办的“北京/WHO精神卫生高层研讨会”和“上海/WHO精神卫生高层动员会”为标志，中国的精神卫生立法工作在新千年进入“加速期”。这一年对谢斌本人也极具意义——由此开始，他正式深度介入我国精神卫生的立法工作。

1998年至1999年，谢斌受时任上海市卫生局副局长、著名精神科专家张明岛教授委托，执笔起草了上海/WHO高层动员会上市政府领导所作的主题报告。该报告的起草过程，使他对精神卫生的行政管理、工作体系、政策保障、服务规范等有了更深入的研究。其后，受张明园教授指派起草《上海市精神卫生条例》的初稿时，谢斌在相关行政和法律语言的运用上有了一定的底气。1999年底，谢斌前往北京参加WHO与北京大学合作举办的精神卫生立法培训班，接受国内外专家较为系统的培训后，对从刘协和教授手中接下精神卫生法草案执笔工作已充满信心，并自2000年起在当时卫生部领导下，开始草案第十一稿后的调研与修订工作。

上海地方法规的制定，缘起于张明园教授作为市人大代表在1996—1998年多次提交的立法提案。1999年的高层动员会，对市人大和政府接受提案启动立法工作真正起到“动员”的作用。其后，上海的立法进度明显加快，终于2001年12月28日经市人大常委会表决通过我国大陆第一部精神卫生地方性法规《上海市精神卫生条例》。

在上海执笔该条例草案各稿，以及参与各种调研活动、各界讨论会等经历，是谢斌从该领域“入门”到逐步成熟的一段重要历程。在参与相关条款的讨论甚至激烈争论的同时，他逐步跳出一名精神科医生的角色，不断开阔眼界，学会如何在坚持原则的基础上平衡各种利益，寻找新的突破或相互进行妥协。在市人大第一次审议该条例草案时，时任人大常委会主任陈铁迪给出的评价是：“这是我参与审议过的地方条例中，唯一一部没有掺入任何部门利益的草案。”谢斌说：“她这句话令我印象深刻，也备感欣慰。”

上海立法成功后，自2006年4月至2011年8月，先后有宁波、北京、杭州、无锡、武汉、深圳等地颁布实施地方精神卫生条例。此时，国家精神卫生立法工作也于2000年11月以后进入常态化。卫生行政部门乃至全社会对该法律制定的重视程度也不断提升。谢斌正是从这时起，接过老一辈专家的接力棒，成为卫生部起草精神卫生法草案的专家工作组负责人，主要执笔调研和讨论后续需要更新或修改的各稿。其间，谢斌也参与了国家精神卫生工作规划等政策制定工作，对政策与法律的互动有了更深刻的理解。

2002年出台的《中国精神卫生工作规划(2002—2010年)》，在总目标中，明确提出要“加快制定精神卫生相关法律、法规和政策”；并且将“开展《中华人民共和国精神卫生法(草案)》立法调研、起草、论证，及时报请国务院审核并送全国人大审议”列入保障措施之中。2004 年,由国务院转发的《关于进一步加强精神卫生工作的若干意见》也对此加以重申。

自 2002 年以后,全国人大和全国政协代表呼吁尽快出台精神卫生法的提案数和联名数均呈显著增长的趋势。谢斌从个人参加的情况做了一个不完全统计:自 2000 年至 2009 年草案正式提交国务院法制办,卫生部平均每年主持召开立法工作组讨论会或有相关部门团体人员、法律工作者等参加的讨论座谈会达 3—5 次;先后在全国范围内广泛征求基层、部门或专业人员意见 4 次;组织开展立法专题调研活动 5 次。尤其重要的是,2001—2003 年,疾控局当时负责精神卫生工作的慢病处还争取到一点经费,由谢斌和北大六院的马弘、川大华西医院的张伟、北大法学院的孙东东等人一起策划,拟定立法相关难点问题的技术研究课题 25 项,委托相关专家或部门开展研究,最后实际完成 20 项。在此基础上,北大六院的唐宏宇和马弘、中南大学湘雅二院的王小平等又与谢斌一起,根据行政部门和专家建议,在最短时间内编写形成精神卫生法立法参阅材料 3 本,共计约 80 万字。这些材料对其后的草案修订和政策制定都起到重要的支撑作用。

2006 年,谢斌和张明园教授带领的上海团队为上海地方立法提供的研究与技术支撑工作成果(也包括部分为全国立法开展的研究活动)——“精神卫生相关规范的研究和应用”经总结提炼后,荣获当年度“上海市科技进步奖”二等奖,这是该奖项设立以来少有的以“软科学”研究获奖的成果。2009 年,作为立法配套,由谢斌和郑瞻培教授带领的课题组以规范精神病人危害行为的科学评估和鉴定、为非自愿住院等法律制度提供科学依据的“精神疾病相关心理能力的标准化评定及应用”研究成果,又获得当年度“上海市科技进步奖”三等奖。

谢斌所在的立法工作组专家还积极参与 WHO 精神卫生立法一系列工作,而他更直接参与了《WHO 精神卫生、人权与立法资源手册》的编写以及中文版的翻译,并于 2005 年受 WHO 西太区办事处委托,带着上海乃至中国开展立法工作的经验赴越南卫生部，担任为期2周的短期顾问，为越南政府和精神卫生界开展立法培训。此外，挪威医学会（NMA）自2005年以来，先后与中华精神科学会（CSP）和中国精神科医师协会（CPA）合作，通过"精神卫生立法宣传骨干系列培训项目"在我国每年举办一次培训。谢斌作为中方主要讲员，全程参与该项目的组织和培训工作。至2013年精神卫生法实施前夕，已为我国各地培训中青年精神科医生200余人。至此，精神卫生立法各项准备工作已完全就绪，进入最后冲刺，可以说是水到渠成。

唇枪舌战，对抗黎明前的"风暴"

在这段时期，无论地方法规还是国家法律草案，在讨论制定中都没有遇到非常重大和原则性的争论意见。与中国大陆具有相似或相同文化传统的日本及我国台湾地区等已修订或新推出精神卫生立法，为上海的地方立法提供了有益的参考。各地立法的成功，又为国家法的制定提供了有力的支持。更为重要的是，随着经济社会发展、政策措施不断完善、服务模式和技术不断积累，许多立法规定比如各级政府职责、精神障碍预防、患者权益保障、社区为基础的康复等，已不再是"无本之木"，立法者的立法意愿和解决难题的信心大大提高。多数法律制度的设计，比如各部门、单位和个体在预防精神障碍中的职责与义务、精神障碍诊疗的自愿原则，以及非自愿医疗的条件和程序、患者的医疗保障和康复权益等，都在国际通行的原则基础上体现出中国精神卫生服务传统和资源保障等现实，突出保障患者权益、规范服务和促进事业发展的宗旨。

但是，2010年前后，各种利益群体的博弈陡然增加。与多数西方国家争论过的主题（如何更好平衡患者权益与公众利益）略有不同的是，保护正常公民人身自由，即"不被精神病"的呼声日益高涨。另一方面，随着奥运会、世博会等重大活动的举办，以及一些病人肇祸案件的披露，严防精神障碍患者肇事肇祸、加强社会管理的要求也不断提高。自2009年起,草案进入国务院和人大调研修订阶段后,以精神卫生专业人员为主的"工作组"任务基本告一段落。由法律界和其他相关领域专家主导的草案后期各稿,显然要平衡各方意见,而在拿不定主意时,需要更多借鉴西方发达国家的经验与做法。

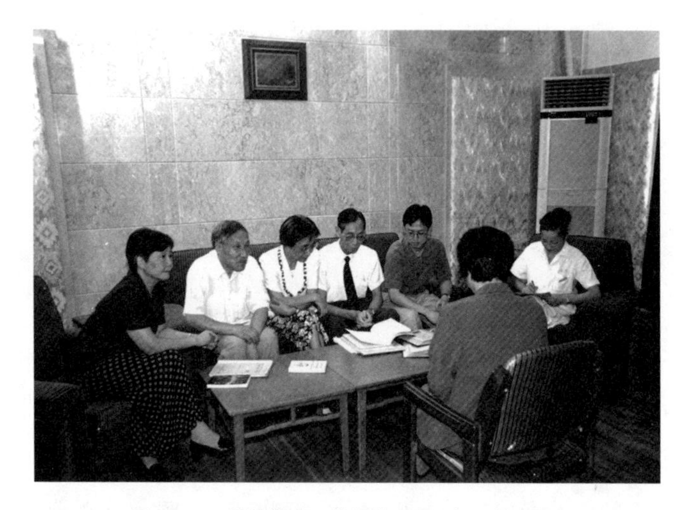

图15-2 司法鉴定工作照片(2009年3月9日)

因此,立法者面临各方的多重压力,包括照搬部分欧美国家的法律设计,例如由律师等非精神科专业人员参与、或者通过严格司法程序来决定精神科非自愿医疗;把国内部分地方习惯性的对患者危险行为"零容忍"以及治理"责任化"等措施合法化。在这轮争论中,如何保障患者权益和促进精神卫生事业发展,反倒成了最不受关注的问题。一个突出的表现,就是将精神卫生服务提供者、患者、患者家属、普通大众等原本没有根本利益冲突甚至在战胜精神障碍方面具有一致利益的群体,人为地对立起来,使精神障碍的诊断、住院治疗等本来较为单纯的医学和公共卫生问题遭到污名化,立法思想也一度变得模糊。比如在草案进入人大第一次审议时,有关总体思路的解释就曾包括要"保证公民的合法权益不因滥用非自愿住院治疗措施而受到侵害"。

因此，2011—2012年，谢斌等最忙碌的工作，就是与各界人士在研讨会、杂志专栏等各种场合和媒介上展开唇枪舌剑。谢斌的诸多研究与讨论文章，如《我国精神卫生工作的挑战及主要立法对策探讨》《精神卫生立法的国际视野和中国现实》《精神病学的讨论平台往往远离医学》《当住院变得不再顺畅，患者康复之路在何方》《患者权益与公共安全："去机构化"与"再机构化"的迷思》等，包括当年在《文汇报》上发表并受到广泛转载的《澄清对精神卫生领域的误解曲解》等文章，虽不一定能够扭转法律草案制定的思路，但据后来与有关立法者的交流，还是在一定程度上发挥了正面引导作用。同时，由于我国精神卫生领域的专家在多数重要问题上意见基本一致，能够共同发声，最后还是使正式出台的法律没有过于偏颇的走向，仍将立法宗旨定位于"发展精神卫生事业，规范精神卫生服务，维护精神障碍患者的合法权益"。

谢斌多次感慨，最值得纪念的，是20多年来为这部法律作出重大贡献，但在2013年法律正式实施后先后离开人世的他们：四川华西医院刘协和教授、北京安康医院张湖教授、原国务院研究室社会发展司朱幼棣司长、原卫生部政法司副巡视员何昌龄、原卫生部卫生经济研究所研究员（后曾任卫生部政策法规司处长）石光、原全国人大常委会法工委行政法室处长李文阁……

2012年10月26日，第十一届全国人大常委会第二十九次会议表决通过《中华人民共和国精神卫生法》，并自2013年5月1日起正式施行。《精神卫生法》的实施被评为2013年度"中国十大医药新闻"之一，排名第四位。这部立法历时27年，在国内外引起极大反响，被认为是"我国精神卫生事业发展史上的一个重要里程碑，标志着精神卫生工作从此进入法制化管理时代——我国精神卫生事业将迎来蓬勃发展的春天！"

立法修法，"永远在路上"

法律实施后，除了马不停蹄投入宣传培训以及制定研究"诊疗程序规范"等规范文件外，近年来，谢斌还受政府部门委托，带领团队先后完成"精神卫生专业机构人员配置标准研究"、"精神卫生服务的组织与效率研究"、"精神卫生专业机构管理与运行机制研究"、"精神卫生(心理治疗)专业技术人员的培养研究"、"精神卫生法实施中的问题及解决对策研究"等课题，不仅为立法，也为我国精神卫生政策制定提供了技术支撑。

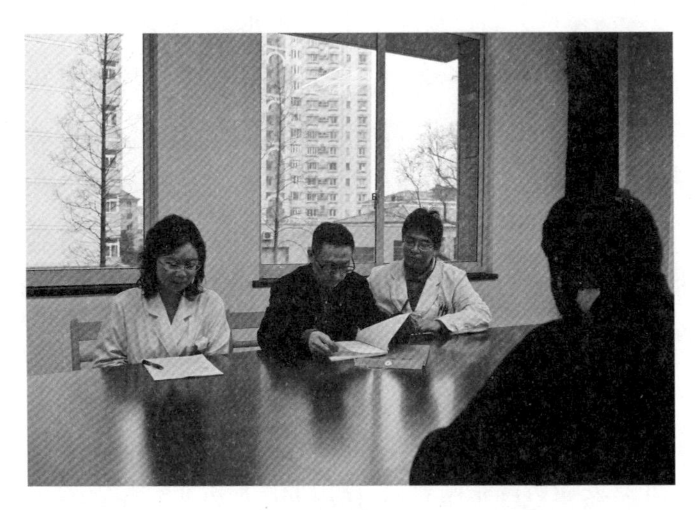

图 15-3 司法鉴定办公室谢斌工作照(2014 年 2 月)

2013 年，上海又在国家法基础上启动《上海市精神卫生条例》的修订，谢斌带领专家团队在不违背上位法的基础上，开展许多创新探索。2014 年 11 月，《精神卫生法》颁布后的第一部修订版地方精神卫生条例经上海市人大常委会正式通过，2015 年 3 月实施。服务体系的界定、心理咨询的行业自律管理、社区非自愿随访管理、精神障碍诊治程序的细化等，均是这部地方法规的特色亮点。2017 年，原国家卫计委启动精神卫生法配套"实施办法"的研究制定工作。迄今，谢斌带领团队已完成实施办法草案的第三稿。非自愿医疗程序的细化、心理咨询专业的资质管理等，有望为法律实施以来遇到的各种难题提供解决办法。

随着心理健康服务在我国日益受到政府和社会高度重视，精神卫生法中只有原则性规定心理咨询、心理治疗等心理健康服务如何规范发展，也已成为亟须破解的一大难题。目前全国有130多万人取得心理咨询师证书，但在社会服务领域缺乏准入门槛，也没有监管部门。2017年前由人社部颁发的心理咨询师资格证书，只是一种劳动技能鉴定，而非从业资格证明，这块规范的空白需要填补。谢斌在参与修订《上海市精神卫生条例》时，就全力主张通过授权行业协会加强心理健康服务的自律管理，如今这一制度在上海已经通过立法建立起来了。

步履不停，谢斌正带领工作组专家通过行业协会等平台研究实践心理咨询师规范化培训、职业资格认定等制度，使法规规定的卫生健康行政部门监管能够真正落地。与此同时，针对我国心理咨询和心理治疗服务的标准化建设短板，谢斌也正通过承担国家标准化委员会卫生标准综合试点项目和上海市卫生标准预研制课题，开展心理咨询服务的系列标准研制工作。在政府大力支持下，心理咨询服务的"上海规范"即将建立。

"我并不聪明，最大的特点在于爱下笨功夫。只要决定了，就坚持下去——做任何一件事，都是如此。比如，精神卫生立法进程到最后，每一稿都执笔的也就我一个人了。"谢斌说，"参与政策法规的调研、争论、游说和博弈等，是挺伤神而且常常见不到结果的，对个人学术生涯也助益不大。有时觉得孤独沮丧，但只要其中有一件事最后做成了，仍会很满足。"

（口述：谢斌　整理：宝家怡）

将微创“火种”带到中国

——附属瑞金医院微创手术与相关理念走向全国

“戴上3D眼镜，不仅可以看电影，还可以做手术——腹腔里的器官似乎触手可及，伴随着轻微的‘滋滋’声，超声刀发出的高频气流瞬间凝血，冲洗腹腔时，冷不防好像被水溅到脸上……”主刀的瑞金医院郑民华医生说。3D技术适用于所有腹腔镜手术，这一技术将推动微创外科与时俱进，也显示了开拓者们求新求变、不断创新的胆识。

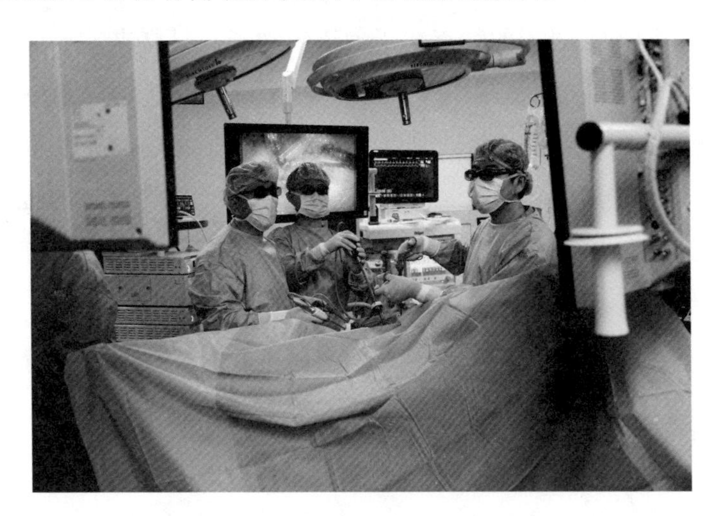

图16-1　2017年，郑民华做3D腹腔镜手术

现代医学外科手术的历史仅有200年。20世纪70年代，当传统的外科手术逐渐成熟后，很多医生开始思考新问题，即能否改变过去打开病人胸腔、腹腔的做法，用一种新的手术方法来降低传统手术方式给病人带来的生理、心理影响。到20世纪80年代，腹腔镜技术出现了。1987年，

法国人实现了世界上首例腹腔镜胆囊切除术，揭开了微创外科的序幕。

1990 年代初，以郑民华为代表的第一批开展腹腔镜手术的中国微创外科的先驱，顶着重重阻力与訾议，推动中国外科赶上了这一次外科手术的革命性进步，成为世界微创外科领域重要的开拓者之一。

不走寻常路，阻力之下推广微创

1986 年，上海第二医科大学医疗系第一届法文班毕业生郑民华，被瑞金医院公派至法国特斯拉斯堡学习，师从 Hollender 及 Meyer 教授学习外科腹腔镜技术。

因为腹腔镜器械看上去又细又长像“筷子”，所以早期也被称为“筷子技术”。在老外的眼里，中国人是最擅长使用筷子的，于是 20 多岁的郑民华幸运地成为世界上第一个学会并运用腹腔镜技术为病人开刀的中国人。在法国期间，郑民华学会了腹腔镜胆囊、阑尾切除术、疝修补、抗食管反流以及急腹症探查、妇产科等各种手术。

1991 年底，在时任瑞金医院院长李宏为的邀请下，郑民华回国，当时国内微创技术一片空白，整个外科学界并不相信腹腔镜技术是未来外科手术的发展趋势，一些人甚至开玩笑说：“腹腔镜嘛，就是回家有大门不走，偏要爬窗户。”但瑞金医院的管理者坚信微创技术是新时代外科发展的必然方向。

是年，郑民华与蒋渝一起成功施行了华东地区首例腹腔镜胆囊切除术。此后，他们经常穿梭在高压氧、口腔科、皮肤科、普外科、胸外科、妇产科、泌尿科、整形科等各个科室，为不同的病人开刀。他们就像是一支宣传小分队，通过向其他科室“借床位”的方式，将“创伤小、恢复快”的微创理念不断灌输到病人和其他医生的心里。

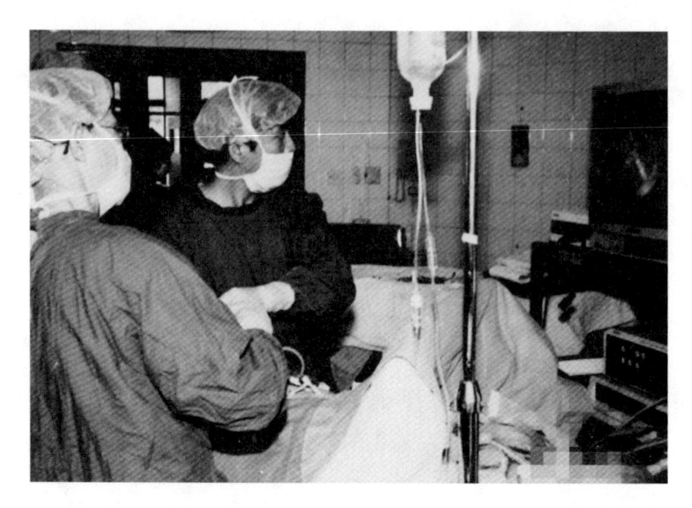

图 16-2 华东地区首例腹腔镜胆囊切除术

20 世纪 90 年代初期，在郑民华带领的外科腹腔镜小组的推动下，瑞金医院内各手术科室陆续开展了腹腔镜微创手术。妇产科喇端端教授率先开展了腹腔镜微创宫外孕探查和卵巢囊肿手术；1992 年底，胸外科杭钧彪开展了胸腔镜气胸、纵隔肿瘤、自发性血气胸手术；1993 年，泌尿外科张祖豹开展了腹腔镜微创肾囊肿切除术，并在国内率先将腹腔镜技术应用至肾上腺手术，完成腹腔镜下嗜铬细胞瘤切除术；儿外科龚代贤完成了国内首例小儿腹腔镜胆囊切除术。

1993 年，郑民华等完成了国内首例腹腔镜直肠癌手术，率先将中国的微创外科从良性疾病推进到恶性肿瘤，该名患者术后存活至今，打消了当时社会上对微创技术治疗恶性肿瘤不彻底、易复发的疑虑。此后，又完成了国内首例腹腔镜疝修补术等多项全国第一的腹腔镜手术。

1994 年，泌尿外科成功地为一位 21 岁的女性做了腹腔镜肾脏切除术，首开上海市不剖腹摘除病变肾脏的先例；妇产科的腹腔镜手术术式也从单纯的附件囊肿剥离发展到腹腔镜辅助阴式子宫切除等复杂手术。1998 年，妇产科开始将腹腔镜技术运用于根治性子宫切除和盆腔淋巴结清扫及张力性尿失禁修补术，这在当时处于国内领先地位。

最年轻的学科，站上最高专业平台

随着微创外科技术在国内影响力逐渐增大，1998 年，瑞金医院成立了国内第一家“微创外科临床及科研培训中心”，并成为亚洲腹腔镜与内镜外科医师协会(ELSA)认可的亚太地区的微创外科培训中心之一。

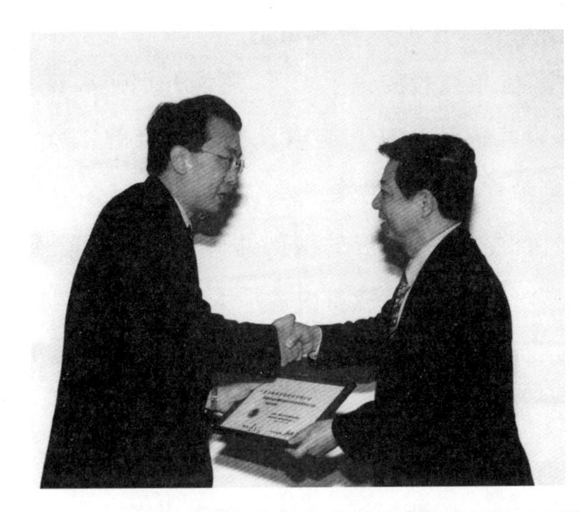

图 16-3 1999 年，上海市教委主任张伟江为微创外科中心揭牌

2000 年，瑞金医院在国内率先进行集团化建设，把地处打浦桥的市政医院合并后建设瑞金医院分部，将其中一层楼作为腹腔镜微创外科病区。

2001 年时，上海市政府提出要建立亚洲一流的医疗中心城市，规划成立 31 个临床医学中心，创立领先的医疗品牌。政府承诺每个中心投入 2000 万元，这是上海改革创新的重点项目，第一批 13 个中心全部通过打擂台的方式获得，当时每个医院只能选送几个，竞争异常激烈。

微创外科是瑞金医院最年轻的专业，但医院管理者敏锐感知到微创外科将引领世界外科领域的革命，于是将打擂机会给了微创外科。在上海市 30 多个候选单位中，最终共有 3 个单位获得外科系统的“打擂台”资格，除了瑞金医院微创外科，另外两个都是老牌的院士团队——东方肝胆医院吴孟超院士和中山医院汤兆猷院士带领的团队。

与这两个院士团队相比，当时瑞金的微创外科特别年轻，医师们的平均年龄只有33岁。最终，瑞金医院微创中心与两位院士的团队都被列入第一批上海市临床医学中心。

成为上海市临床医学中心后，瑞金医院微创外科团队开启了21世纪新十年发展的新航程。中心配备先进的100级层流手术室、一体化手术室和内镜操作室，除单纯腹腔镜手术外，还能开展腹腔镜与内镜治疗，如胃肠镜、逆行胰胆管镜（ERCP）、胆道镜等相结合的综合治疗技术，切实给患者带去微创治疗创伤小、恢复快的优势。

现在，瑞金医院各科室开展的微创外科手术类型覆盖除肝移植以外的所有外科领域，每年微创腔镜与内镜手术量在4000例以上。在腹腔镜胆囊切除术、腹腔镜胃肠手术、腹腔镜疝无张力修补术、腹腔镜妇科手术方面在国内外都有着广泛而深远的影响力。

创新拓展，微创理念走出去

微创是为了减少病患的痛苦，郑民华深信微创是外科手术的方向，但当时全国医务界认识到这一点的人并不多。为了推广腹腔镜技术，1992年，郑民华就开始牵头成立腹腔镜研究小组，并举办国内首个腹腔镜技术学习班，开始在全国大力普及微创理念及技术，当时全国有200余名外科医师参加学习和观摩。

1990年代，郑民华带领外科腹腔镜小组到全国各地宣讲、推广、演示腹腔镜手术，使得全国同行都能了解、理解进而接受微创手术的理念。十年后的2001年，上海市微创外科临床医学中心建立了微创手术观摩室和微创继续教育中心，可以实现同步医疗手术交流、远程医疗手术交流，这使得腹腔镜技术的培训更为便捷，此后接受并培养了来自全国各地近百家各级医院的千余位进修医师。

瑞金医院微创团队的影响力还不仅仅限于国内。2006—2010年，郑民华先后率团到日本AETF培训中心、法国IRCARD、印度GEM医院、印度Global医院、泰国RAMATHIBODI医院、香港中文大学医院、意大利比萨大学等进行手术演示，指导国外医师开展腹腔镜手术。在印度，郑民华受到印度卫生部长接见并被授予"突出贡献"奖……无论在哪个国家，郑民华团队精湛的腹腔镜手术技术都受到国外同行的肯定和称赞。

十多年来，瑞金医院微创外科团队也是世界上微创外科各种重量级会议的座上宾，经常发表专题报告，将中国经验介绍给世界同行，使得微创手术的理念不断推广。

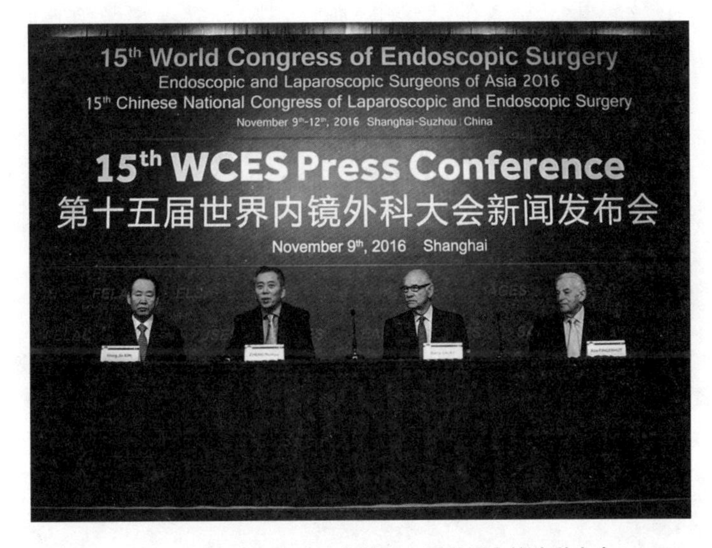

图16-4 2016年11月9日，瑞金医院承办第十五届世界内镜外科大会（WCES2016）暨2016年亚洲腹腔镜与内镜外科医师会议（ELSA 2016），这是微创外科界顶级盛会28年来首次登陆中国

跨越，从腹腔镜到机器人手术

机器人手术是继微创技术后外科手术的新方向，瑞金医院作为全国最早开展机器人手术的医院之一，再次走在了国内最前列。

2003年，彭承宏在美国参加外科医生年会时，第一次感受到了机器人手术的魅力。他当时就有了一个念头：如果这种先进的技术能引进中国，该有多好。2008年，当医院领导征求彭承宏有关添置医疗设备的建议时，彭承宏脱口而出：引进一台手术机器人！

2009年，这位高科技小伙伴来到了瑞金医院。达芬奇机器人手术辅助系统由外科医生控制台、床旁机械臂系统、成像系统三部分构成，能够让手术达到十分精准的程度，当然还是需要医生进行准确无误的操作。彭承宏说："最初使用机器人设备时，术前的装机和准备工作就要1～2个小时，现在只要10分钟，不仅设备更新换代，技术也越来越熟练。用机器人开刀就好比钻进了病人的肚子里，血管、肿瘤、脏器清晰地在眼前，精准切除。"

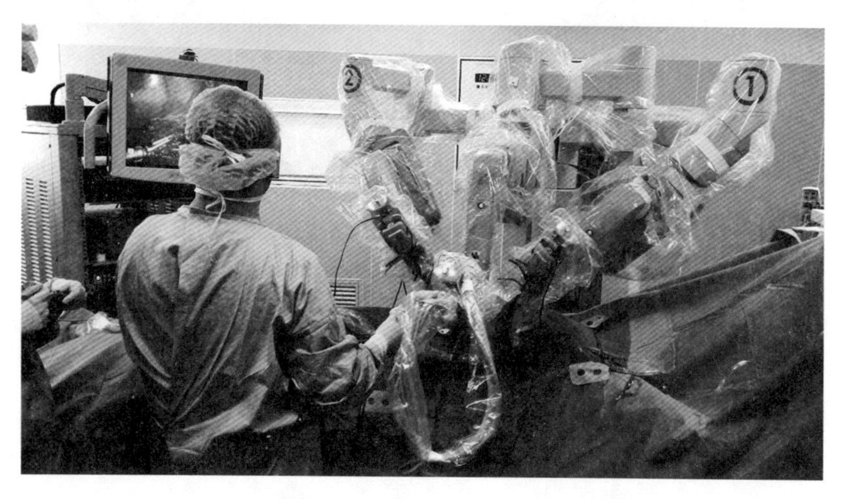

图16-5　2009年，引进第一台达芬奇机器人手术系统。

胰腺手术是一项相对较复杂、难度高的外科手术，机器人辅助系统的应用让手术更精准、创伤小，患者恢复快，并能达到与传统开腹手术一样的疗效。而精准的机器人手术可以让保脾率大大提高，达到90%。

瑞金医院胰腺中心完成了多个机器人手术的"第一次"。比如进行开腹与机器人胰十二指肠切除术的前瞻性比较研究，首次在国际上论证机器人胰腺恶性肿瘤手术的可行性、安全性、有效性及肿瘤的根治性；首次实施并完成国内外至今最大样本量的“机器人辅助保留十二指肠胰头切除术”；首次证实机器人行胰腺中段临床效果优于开腹手术，最大限度保留和利用胰腺残端，保留胰尾内分泌功能和脾脏免疫功能，已完成全球单中心最大数量的机器人胰腺中段切除手术病例……

至2017年9月，瑞金医院胰腺中心完成了1000例机器人胰腺手术，同时各项术式的术中术后各项指标包括手术时间、失血量、并发症率、胰瘘率，术后住院天数、远期疗效等均有着与国际上其他大型医院胰腺中心相当甚或更高的水准。胰腺中心彭承宏教授主编的《机器人胰腺外科手术学》，是国内第一部机器人胰腺外科专著，成为全国外科医生开展机器人手术的指南。在彭承宏教授手术治疗过的患者中，最高龄的是一位年过九旬的老翁，他接受的是切除胰十二指肠的机器人手术，术后，老翁恢复很好，重新踏上了健康之路。

目前，瑞金医院胰腺中心已成为机器人胰腺手术国际高级培训中心，每年都有来自新加坡、荷兰等国家及我国香港、台湾地区的同道前来学习。彭承宏表示，机器人手术系统一定会被应用于更多疾病的手术治疗，手术操作也将更加成熟和规范化。

当年，彭承宏教授完成了达芬奇机器人胰体尾切除术，拉开了瑞金开展达芬奇机器人手术的序幕。2010年8月，赵强为一名冠状动脉搭桥术后再狭窄的72岁患者行达芬奇机器人辅助腔镜下微创二次冠脉搭桥术，手术后患者仅住院5天就顺利出院。在赵强主任的带领下，心脏外科也积极参与机器人辅助心脏手术的培训和实践。2010年起，心脏外科开展了机器人辅助冠脉搭桥手术业务，以小切口不停跳冠脉搭桥为基础，逐步过渡到完全腔镜下冠脉搭桥。从常规的单侧乳内动脉一左前降支冠脉搭桥，发展到双侧乳内动脉多支血管搭桥。同时还联合心脏内科，为70多例冠脉多支病变患者进行内外科联合的杂交治疗。所有机器人辅助冠脉搭桥患者随访 3 年结果，生存率达到 95%，无心血管事件发生率达到 90%。

瑞金医院泌尿外科也于 2010 年开始开展机器人手术，几乎涵盖泌尿外科所有腹腔镜手术类型，积累了肾上腺疾病机器人手术国际最多、最复杂病例组。瑞金医院胸外科目前每月完成的达芬奇手术量也居全国前列。

机器人手术系统的临床应用并不仅是手术器械及手术方式的改进，更重要的是促进了手术理念、手术模式的转变，对外科手术发展的意义可能在将来逐步显现。

手术机器人虽然在美国诞生，但中国医生在应用上的突破，却走在了世界同行的前列。仅仅 7 年时间，瑞金医院外科教授从手术机器人在中国的应用者和推广者，变成了世界机器人手术应用的领军者。

（朱凡）

“智骨”寻踪

——附属第九人民医院骨科研发个性化治疗之路

始建于 1920 年的伯特利医院，现为上海交通大学医学院附属第九人民医院，于 1949 年中华人民共和国成立之初设诊骨科。骨科学和骨科生物力学专家、中国工程院院士戴尅戎是九院骨科的领军人。在他的带领下，历经几代人的辛勤耕耘和开拓创新，九院骨科已发展成为设有 5 个病区、200 多张床位，集临床诊疗、科学研究与教学为一体，在关节、脊柱、创伤、肿瘤等领域形成专业特色，国内外享有很高声誉的一流骨科学临床和研究中心。戴尅戎院士是我国最早接触 3D 打印技术的医学专家之一，20 世纪 80 年代，他将目光聚焦到 3D 打印技术，继而带领学科在 3D 打印技术的医学科研与转化应用上不断创新突破。如今，九院已是 3D 打印技术“重镇”，建立了为全市、全国服务的 3D 打印接诊中心和创新研究中心。历经祖国改革开放 40 年，九院骨科与祖国同呼吸、共成长，不忘初心、牢记使命，开拓创新、逐梦前行！

每位正常人的骨骼和关节数相同，但没有任何两个人的骨骼和关节的发育和形状是完全一样的。使用人工制作的假体替代病变的骨与关节时，经常会因个体差异导致匹配度不够精准的问题。随着科学技术的迅速发展，3D 打印技术的医学研究与转化应用为精准地修复骨与关节病损开拓了一片新天地。“3D 智造”打破了传统上用少数几种标准假体修复各种骨关节病损的局面，将个体化精准修复或置换治疗推向一个崭新的高度。

3D 打印推动骨科个性化治疗

现代人工关节诞生并发展于 20 世纪中期，在骨科技术发展史上具有里程碑意义。

早期，同一款假体几何形态基本一致，仅有不到十种尺寸差异。之后，假体设计被不断改进，组成假体的部件有多种规格并在连接部设计了更多的调节接口。但即便如此，仍无法取得最佳部件与组合，难以实现“最优化重建”。尤其对存在显著解剖畸形、肿瘤及翻修的患者，例如骨盆恶性骨肿瘤，病变与切除范围存在很大的个体差异和不确定性。为了保障手术彻底，降低肿瘤复发率，手术医生需要个性化地采用各种根治术或扩大根治术，增加了骨关节修复难度，而商业化的积木式假体往往很难完美匹配与替代缺失的解剖结构。

面对无法避免的个体化重建手术，医生有两种选择。一种是以常规假体为基础，对相关骨性结构进行“削足适履”式的修整，通过修整骨骼去“适应”假体。第二种就是个性化定制，通过预先设计，制造出符合个体需求、完美匹配而且能顺利植入体内的植入物。

骨科个体化治疗作为一种先进治疗理念，促进了假体设计和制作技术的进步。

20 世纪 80 年代，3D 打印技术开始兴起，当时称为快速原型技术。在计算机辅助设计与加工（CAD 与 CAM）技术和先进的影像学手段的帮助下，通过材料的精确堆积，制造出物件原型，实现了新一代个体化人工关节设计与制作的数字化技术。

戴尅戎院士是我国最早接触 3D 打印技术的医学专家之一。上海交通大学医学院附属第九人民医院骨科对于个体化植入物的研究始于 20 世纪 80 年代。在烟台的一次人工关节学术会议上，戴尅戎教授与时任上海交通大学精密机械系主任王成焘教授相识，返沪后双方立即带领团队相互参观交流，从此开始了两人和两个科室长达30多年的合作。

当时，每个部位的人工假体只有不到10种型号，而每个病人的情况都是不同的。医生只能选取一个接近的型号，再用骨锉或骨刀去除一部分“多余”的骨骼，才能为患者装上本来不适配的假体。如何避免“削足适履”、实现人工关节的个性化定制，成为戴尅戎和王成焘教授研究的共同兴趣点。最终，他们合作尝试将计算机辅助设计与加工制造技术引入个体化假体制造领域，初步建成了直接面向临床的个体化植入物数字制造系统，合作产品获得了定制型人工关节的生产许可证，为越来越多的疑难病例重建运动和负重功能提供了定制型人工假体。

2013年，九院成立了3D打印技术临床转化中心。中心建立了医工结合的研发队伍，购置了多种材料与规格的医用3D打印设备，并在全国20多家医院成立分中心，通过九院的辐射带动全国各省市。2016年，上海交通大学医学3D打印创新研究中心揭牌，进一步推动了3D打印技术的发展。

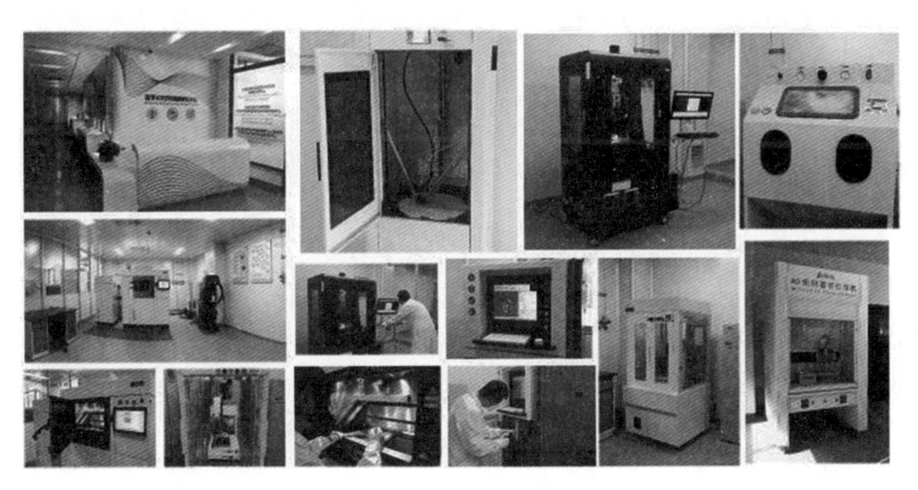

图17-1　2013年上海第九人民医院成立了3D打印技术临床转化中心，2016年上海交通大学医学3D打印创新研究中心揭牌，2018年迁入新址

21世纪以来，3D打印技术发展迅猛，从非金属材料到金属材料，从航空航天、军用设备到日常的吃穿住行，该技术的发展和转化应用相继进入“快车道”。“在医疗领域，3D 打印技术的发展更加迫切。”上海第九人民医院骨科郝永强主任医师如是说。

“3D 打印技术已推广到髋、膝、肩、踝、足、肘、腕、骨盆、脊柱，也广泛用于颅、颌面、口腔、眼、耳、鼻、喉等各个部位的修复与重建，还可打印各部位的康复辅具和疾病模型。可用于医工联合假体设计以及与病人或学生的交流与沟通，模型可对四肢和躯干所有关节、骨骼的假体进行量身定制。”戴尅戎院士说。

“第三次工业革命是一场数字化革命，包括计算机技术、信息技术、互联网技术和数字化制造技术等，3D 打印技术是其中重要标志之一。”戴尅戎院士曾在等多个学术会议上，对“医学提升的下一个风口”提出真知灼见：“医学理念与模式正在经历最大规模的转折。”

厚积而薄发，如今的九院已经是 3D 打印技术的“重镇”，多个科室和医技人员均已参与其中，建立了为全市、全国服务的 3D 打印接诊中心和创新研究中心。

屡创行业先河

善于运用新技术、大胆创新，是戴尅戎院士领衔的上海第九人民医院骨科的一贯传统。1978 年，戴尅戎院士从上海钢铁研究所杨海波工程师那里了解到，有一种已被用于制作航空、航天、输油管道部件的镍钛合金，对其制品的原始形状具有“记忆”功能，可以在低温下改变形状，而在升温后回复原形。经过三年的共同合作，戴尅戎院士与杨海波工程师、上海第六手术器械公司周绪章技师团队共同发明了蜚声海内外的形状记忆加压骑缝钉，解决了经关节骨折治疗中的难题，团队获得国家发明二等奖。随后又发明了形状记忆锯齿臂环抱器，开创了国内外形状记忆合金医学应用的历史先河。在名古屋国际形状记忆合金学术会议上戴尅戎被授予形状记忆合金医学应用奠基人金杯。

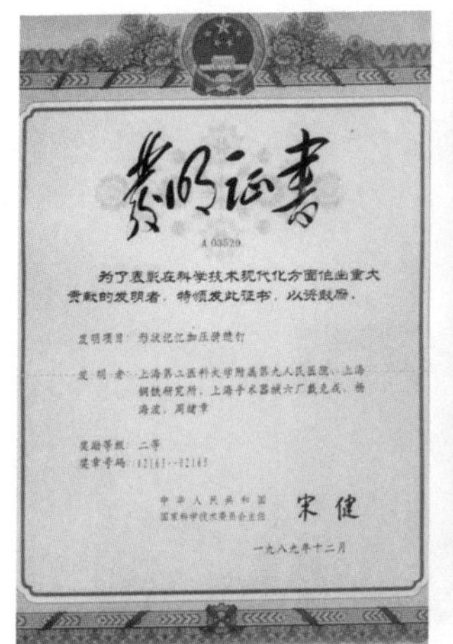

发明证书

A 03520

为了表彰在科学技术现代化方面作出重大贡献的发明者，特颁发此证书，以资鼓励。

发明项目：形状记忆加压骑缝钉

发明者：上海第二医科大学附属第九人民医院、上海钢铁研究所、上海手术器械六厂 [illegible]

奖励等级：二等

奖章号码：[illegible]

中华人民共和国国家科学技术委员会主任 宋健

一九八九年十二月

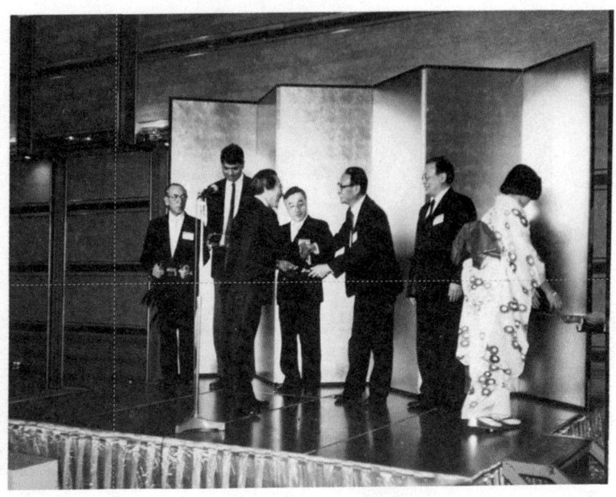

图 17－2　戴尅戎在国际上首先将形状记忆合金用于医疗，获国家发明二等奖(1989)(左)，并于1990 年在名古屋国际形状记忆合金医学应用会议上，获奠基人金杯(右)

20 世纪 80 年代，戴尅戎及其团队先后在中国人的步态分析、平衡功能测定、国产骨水泥、多孔表面人工关节、内固定的应力遮挡效应以及无机骨粒骨水泥的实验研究等方面取得具有创新性的研究成果。

戴尅戎院士这种与时俱进、大胆创新的精神，影响了九院骨科几代人才的成长与进步。在最新的 3D 打印技术方面，他们也时时迸发奇思妙想，及他人所不能及，救治了很多高难度的复杂病例，多次开创行业之先河。

关节骨盆量身做

骨盆是联结躯干和下肢并提供负重和运动的重要枢纽，一旦发生肿瘤或畸形，往往治疗困难，难以彻底切除病变和重建骨盆。从 20 世纪末开始，借助于 3D 打印技术，依据骨盆模型的帮助，通过计算机辅助设计与加工，戴尅戎、王成焘团队连续应用 3D 打印内植物，为多例骨盆肿瘤和广泛骨溶解的病人完成了切除病变、重建骨盆的手术，均获成功。

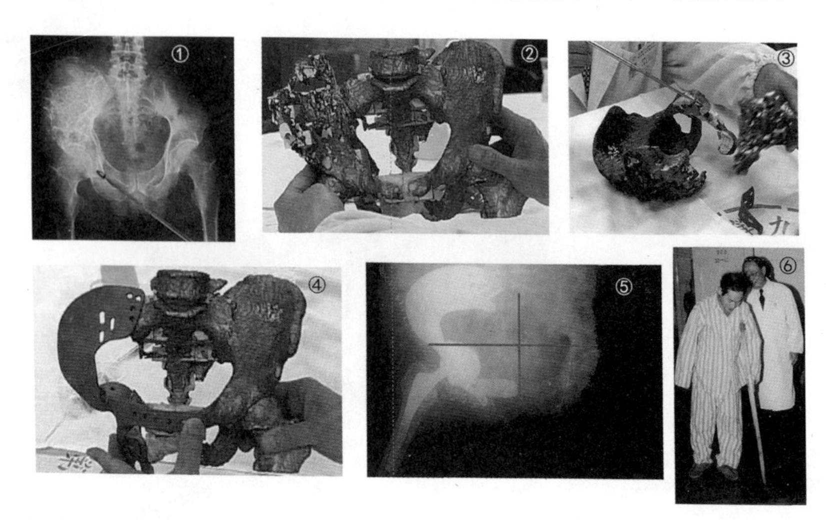

①右髋巨大肿瘤侵犯右半骨盆Ⅰ，Ⅱ，Ⅲ区；②3D打印骨盆标本；③④在标本上确定切除范围，并设计人工假体、进行手术演练；⑤术后X线片假体的髋关节与对侧等高，与中线等距离，髋臼方向对称；⑥术后一月余下地活动

图17-3 戴尅戎、王成焘、朱振安、孙月华、郝永强团队开展的骨科个性化治疗

进入21世纪后，3D打印设备与技术迅速进步，2014年上海第九人民医院购置了首台金属3D打印机，完善了医用3D打印的全套技术与设备。借助新技术，九院团队为一位骨盆肿瘤的患者直接打印了骨盆标本，利用标本设计了骨盆切除范围和假体，并直接打印出手术导板和个性化骨盆假体。在3D打印手术导板的引导下医生彻底切除了患者的肿瘤，装入了3D打印的多孔表面钛合金定制骨盆假体。病人于术后3天下地行走，术后9个月可完全下蹲、自如地进出汽车并驾车外出。这位病人从确定手术范围、制作截骨导板、进行肿瘤切除演练、骨盆假体设计和模拟安装、确保肌肉附着和假体-骨骼融合的全过程，都得益于3D打印技术。戴尅戎院士、郝永强教授团队的成员们都说："一旦体验了3D打印技术所带来的种种好处，就再也不愿离开它了。"这些成绩获得了应有的评价和奖励，在获得的上海科技进步一等奖和国家科技进步二等奖中，上海交

通大学王成焘教授为第一完成人、戴尅戎是第二完成人。戴尅戎认为,这样是公平的,医生们不断得到病人和家属的感谢和赞扬,而工程师的功绩更大,理应得到更大的赞扬。定制型人工骨盆获得上海市科技进步一等奖,郝永强为第一完成人,戴尅戎是第二完成人。戴尅戎说,这样公平,我年纪大了,苦活累活和近年来的骨盆手术都是郝永强完成的。

一段颈椎的"私人定制"

32 岁的小彭来自武汉,当他找到上海第九人民医院骨科主任赵杰教授时,必须依靠头颈胸支具的固定保护,才能保持坐立及站立姿势——巨大的肿瘤侵占了他的第 2～5 颈椎椎管,并且"蔓延"至第 1～6 颈椎左侧,已导致颈 3 椎体骨折,颈 2、颈 4 椎体也破坏严重,整个颈椎已丧失了可靠的骨性支撑。

小彭的颈部肿块虽属于良性的神经源性肿瘤,但肿瘤巨大,累及范围太广,且包绕颈动脉、椎动脉,既要完整切除肿瘤,又要进行上颈椎重建,治疗难度极大。

赵杰主任带领脊柱外科团队,与神经外科、口腔颌面外科、麻醉科、耳鼻喉科、血管外科等科室进行多次联合讨论,最终确定"前后包抄"、分两期手术切除肿瘤:一期抄"后路"——经颈后入路切开显露并手术切除绝大部分肿瘤;二期走"前路"——劈开下颌骨,清除前侧与前外侧的残余肿瘤。

两期手术都是长时间的"接力赛"。一期手术耗时 15 个小时,由赵杰和神经外科郭智霖教授操刀。术后,小彭的脊髓压迫完全解除,并初步重建了颈椎的稳定性,四肢肌力和感觉迅速恢复。二期手术时,赵杰带领的脊柱外科团队,由口腔颌面外科医生助阵,神经外科护航,掀起小彭的舌根等咽前组织,将前侧与前外侧被侵犯的椎体一并切除。

二期手术除了扫荡"余孽",更重要的目的是解决颈椎重建难题:此次切除的椎体累及节段长度超过 6 厘米，上颈椎局部结构复杂，单纯应用传统的髂骨植骨重建，会有骨量不足、支撑力量薄弱等问题。如果应用传统的长节段钛网植入支撑，又存在固定困难、稳定性不足、失败率高等缺点。于是，赵杰主任想到了 3D 打印技术。

赵杰与戴尅戎、姜闻博团队经过反复讨论，认为只有应用 3D 打印技术设计和制作的个体化内植物支撑，才能实现颈椎有效重建。于是，姜闻博 3D 打印团队和赵杰团队开始为小彭“量体裁衣”。他们前后耗时 2 周，通过 3D 打印技术直接打印出小彭颈椎和血管的全尺寸模型，并通过计算机模拟椎体的病灶切除范围，设计、制造出与之相匹配的个体化人工椎体，还在模型上反复模拟了植入手术。

3D 打印机发射出温度极高的电子束，迅速按设计融化金属粉末，一点一点、一层一层完成金属小颗粒的堆叠和熔合。打印完成后，清除未熔合的粉末，抛光、清洗、标号、消毒，一段约 6.5 厘米长、包含 2 节半椎体、形状特殊的网格状中空人工钛合金颈椎出现在眼前。个性化定制的颈椎假体完工后又在颈椎 3D 打印模型上进行了反复的模拟安装。

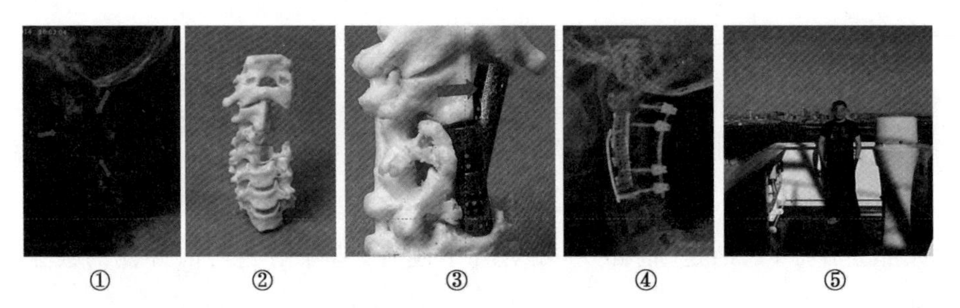

①第 1～6 颈椎巨大肿瘤；②在 3D 打印标本上设计手术切除范围；③3D 打印定制假体的设计、制作与试安装；④术后 X 线片；⑤术后一年半，在远洋船上担任船工

图 17－4 个性化定制患者颈椎

二期手术中，与神经外科共同完成了肿瘤切除后，赵杰教授为小彭植入了这段跨越 3 个椎体的定制颈椎假体，随后由口腔颌面外科医师负责在这段人工椎体上覆盖肌瓣，保护咽后壁组织。这次手术耗时 17 个小

时，获得圆满成功。

手术后，小彭的四肢感觉和肌力进一步改善，术后2周就可以佩戴头颈胸石膏下地行走，术后3周顺利出院。术后3个月，小彭再次返院复查，CT检查显示，3D打印的人工椎体已经与周围骨质完全融为一体，磁共振检查显示，小彭的颈部无肿瘤残留及复发。术后一年半，小彭已在远洋轮上担任船工。

这个病例显示了3D打印技术在脊柱外科领域的突破：除制作模型用于确定切除范围、设计假体和模拟手术之外，更能一步到位直接打印出所需假体并保证术中顺利植入人体，实现完美的解剖重建。这为高难度、高风险的复杂脊柱修复重建提供了一个新范例。

3D打印医学应用的发展和延伸

上海交通大学医学院附属第九人民医院于20世纪80年代后期开始与上海交通大学机械工程系合作，将3D打印技术应用于骨科个性化植入物开发领域，早期应用为制造医疗模型、在模型上进行假体设计、手术规划和在模型上进行假体模拟安装演练等，而最终的假体仍然依靠常规机械。

随着金属3D打印技术的发展，九院对金属3D打印直接制造植入物进行了大量试验研究，验证了3D打印钛结构的力学性能、多孔钛结构的骨整合效果，并找到了最适合骨生长的孔隙率。

2014年，九院添置了金属3D打印机，从而实现在3D打印病变模型、手术导板的基础上，又使用金属3D打印技术直接打印出精确设计的假体，一气完成了骨与关节病变精确切除、假体精确设计、制作、安装的全过程。实现了个性化假体在形态、力学、生物学三方面的适配。在这些病例中，医院采用了三位一体的3D打印应用模式，3D打印技术被用于制造1∶1医疗解剖模型、3D打印导板，以及个性化金属假体的直接制造。

此后,九院在髋关节、膝关节、腕关节、踝关节、胸骨等复杂骨科手术中又多次应用了3D打印的个性化金属植入物,并向口腔科、眼科、整形科、神经外科、耳鼻喉科等扩大应用。通过多年的研究与应用实践,九院和上海交通大学合作培养了大量医工交互的人才,形成了“医工合作”个性化治疗团队,成立了接诊中心、医学3D打印创新研究中心、生产与后处理中心。

九院历来重视国际前沿技术医学应用与临床转化,在医学3D打印技术、组织工程、干细胞等领域以及这些技术的整合应用方面,一直处于国际先进,部分国际领先的水平。2013年,成立医学3D打印创新研究中心,重点围绕医学3D打印技术进行研发和转化,以建设成为一个“医工结合”、为临床医生及患者服务的创新医疗器械和技术研发中心及临床转化平台。随后,在戴尅戎院士和郝永强教授带领下,中心以临床需求为导向,以快速实现临床转化为宗旨,秉承数字化、个体化、精准化和网络化的先进医疗理念,建成国内一流的3D打印医工交叉研发基地,医学应用示范基地,科研成果转化、学术交流、人才培养基地。

戴尅戎院士、郝永强教授团队利用医学3D打印技术制备的个性化模型、导板和植入体“三位一体”实现了骨肿瘤的精准切除和个性化功能重建,使得该领域的临床技术达到国际领先水平。近年来又通过建立上海交通大学医学3D打印创新研究中心全国联盟,举办系列学习班,利用互联网+3D打印、远程会诊等将该项国际医学前沿技术推广至全国20余个省份,造福更多病患。

上海第九人民医院医学3D打印创新研究中心,既是医学3D打印的远程会诊中心,也是研发中心,拥有各类软件以及不同用途的3D打印机等硬件设施,供医生和科研人员对医学3D打印进行各项研究、设计与制作工作。作为总部,还建立了远程会诊中心,以实现无缝连接分布于国内各地的分中心。

如今3D打印技术主要应用于打印患者有关部位的3D模型,3D打印手术导板、金属或高分子3D打印植入物，其优势在于能够精确地满足不同病人的特殊临床需要。

戴尅戎院士认为，结合组织工程技术的生物打印是3D打印技术未来发展的下一个重要方向。实际上，戴尅戎团队已在这一领域进行了近十年的努力，已“打印”出具有活性的股骨头和关节软骨，并在动物实验中取得活体移植的初步成功。

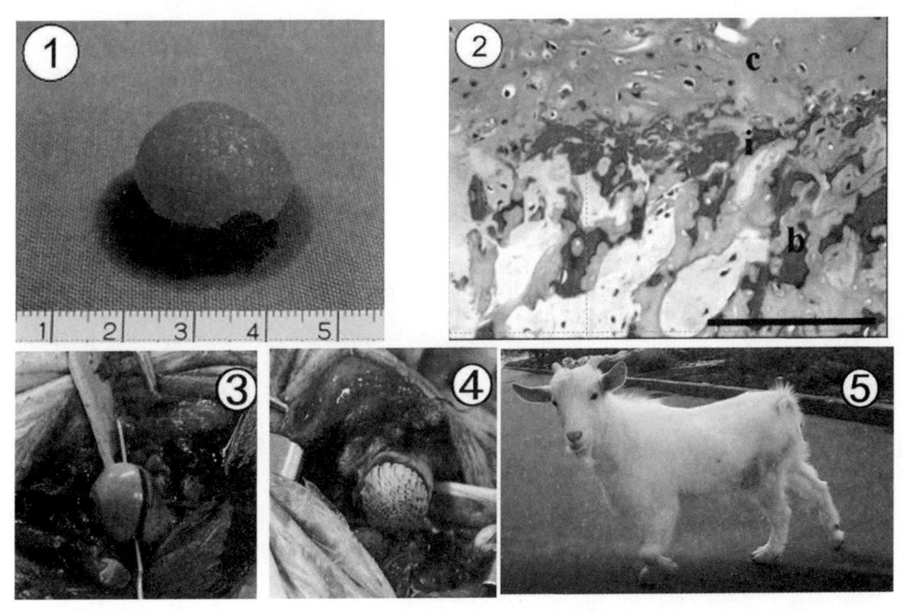

①3D生物打印羊股骨头，在体培养10周后；②组织切片显示打印的股骨头与软骨下骨生长良好；③切除羊股骨头；④植入生物打印股骨头；⑤实验羊行走功能良好

图17－5　戴尅戎、丁春明、姜闻博、周广东团队开展的活体移植实验

戴尅戎院士表示，如果在打印材料中加入干细胞和相应的生长因子，打印出的产品能发育成为具有生物活性的组织甚至脏器，如皮肤、角膜、支气管、膀胱、肝脏、肾脏、骨、软骨等，将为再生医学和药物筛选的发展作出不可估量的贡献。

（吴莹琛　徐英）

滔滔的故事

——附属儿童医院诞生全国第一头转人血清白蛋白基因试管牛

上海医学遗传研究所是国内最早开展遗传病基因诊断和产前诊断的研究及医疗单位，是国家卫健委医学分子生物学重点实验室和上海市胚胎与生殖工程重点实验室的依托单位，也是“遗传学”国家重点学科和上海市重点学科的领衔单位。

研究所在中国大陆倡导和组织了世界上最大规模的血红蛋白病普查工作，发现了8种世界新型血红蛋白变种。在国内率先完成了α地中海贫血、β地中海贫血、血友病、苯丙酮尿症、杜氏肌萎缩症、性分化异常和亨廷顿氏舞蹈病等多种遗传病的基因诊断和产前诊断。

1999年2月19日，上海医学遗传研究所在上海市奉贤县奉新动物试验场成功培育出我国第一头携带人血清白蛋白基因的转基因试管牛“滔滔”。

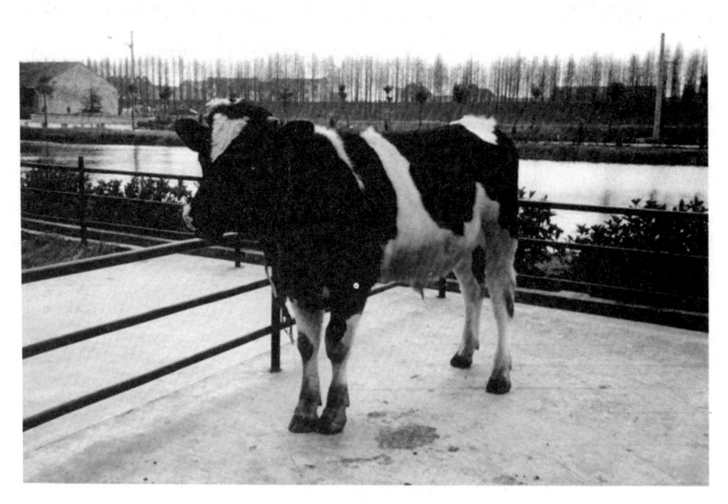

图18-1　青年滔滔牛

转基因动物就如一座“动物药厂”，其乳腺可以源源不断地分泌目的基因产物（药物蛋白）。不但产量高，而且表达的产物已经过充分修饰和加工，具有稳定的生物活性。作为生物反应器的转基因动物又可无限繁殖，具有成本低、周期短和效益好的优点。通过转基因动物来生产药物是迄今人们所能想象得出最为有效、先进的系统。

“滔滔”的出生标志着中国在转基因动物领域中取得了重大突破，基因工程药物研究也随之向前迈进了一大步。该项研究被评为中国1999年十大科技进展和十大基础研究新闻，名列榜首。

药物随乳汁流出，“滔滔”体内携带人类基因

继天然药物、合成药物之后，基因技术的迅猛发展为药物产业带来了新的曙光，基因药物是目前极为重要的制药方式。从最初的微生物制药，到如今占市场主导地位的哺乳动物细胞制药，药物产业的方式也越来越多元化。乳腺生物反应器制药作为新一代生物制药技术正悄然崛起，它是以基因工程技术为核心，以动物体为“车间”，使动物乳腺特异表达外源基因且能稳定遗传给后代，从而低成本、大规模生产高附加值重组药物蛋白的新一代生物制药技术。

乳腺生物反应器制药的概念最早是由我国著名科学家施履吉院士于1984年提出的，并在中国开展了大量的基础研究工作。上海市儿童医院、上海医学遗传研究所黄淑帧、曾溢滔教授自20世纪90年代初就致力于转基因动物乳腺生物反应器的研究。从最初根据国家急需的家畜育种繁育入手，解决了家畜性别控制的难题，并将该技术应用进一步扩大，把外源基因导入到家畜中通过整合获得转基因动物。

在“滔滔牛”诞生前，1998年，黄淑帧、曾溢滔教授等率领课题组，创立了整合胚胎移植的转基因羊新技术路线，获得了5头有人的凝血因子IX基因整合的转基因山羊。

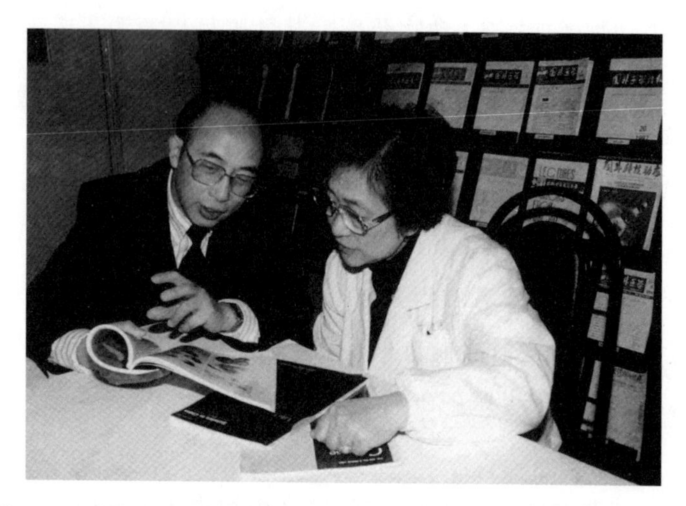

图 18－2 曾溢滔院士和黄淑帧教授在研究所的阅览室讨论科研资料(1997 年)

在对转基因羊进行研究时，由于家畜受精卵的雄原核不是特别清晰，从而导致显微注射的命中率低，同时还要面对注射的外源基因的整合率低、移植胚胎的受孕率低等困难。针对以上难题，黄淑帧、曾溢滔教授率领团队积极进行探索，并在技术路线上取得了重大突破，使得体外注射目的基因的命中率大幅度上升，外源基因的整合率在理论上达到了 100%，受孕率也提升到了 70%，为转基因动物的大规模产业化奠定了基础。

在转基因羊成功的基础上，1998 年 5 月 27 日，课题组又应用创新技术路线进行转基因试管牛的试验，并成功获得了一头携带有人血清白蛋白基因整合的转基因试管公牛“滔滔”。这一成果证实，上海医学遗传所创立的这条转基因羊新技术路线同样适用于大家畜的转基因动物研制。

人血清白蛋白(Human Serum Albumin，hALB)是血浆中最为丰富的蛋白质，具有维持血浆胶体渗透压、营养和运输等重要的生理功能，临床上 hALB 广泛应用于烧伤、休克、营养不良、慢性消耗性疾病等的治疗。目前临床上所需的 hALB 几乎全部来源于献血员的血浆。然而由于血源的困难以及有感染肝炎病毒、艾滋病病毒等致病因子的危险，大量生产安全的 hALB 一直是人们的迫切愿望。

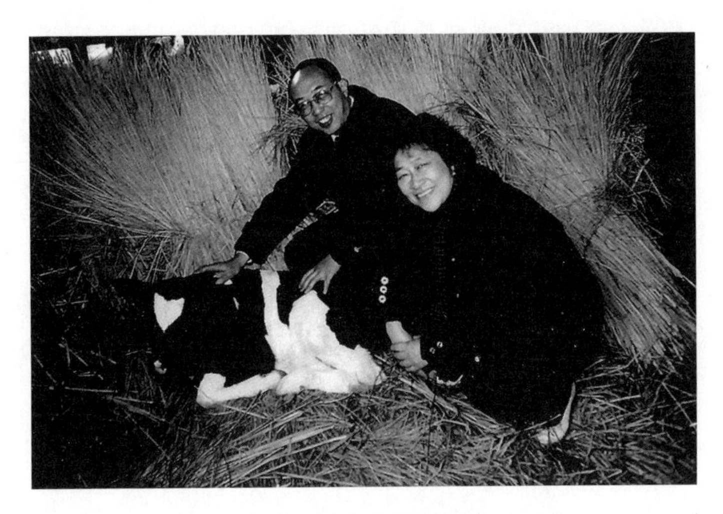

图 18-3 曾溢滔夫妇与转基因滔滔牛(1999 年)

通过转基因动物、构建乳腺生物反应器来大量生产 hALB 则是一种有前景的途径。由于奶牛的产奶量大(年产奶量可达 8000－10000 千克),理所当然地成为通过其乳腺来大量生产 hALB 的最佳的候选家畜。在血清白蛋白的需求上,我国面临 420 吨的年需求量,但是从血浆中的自主生产白蛋白只有 120 吨左右,因此白蛋白是需求量大又十分紧缺的药物,如果能用转基因牛奶来生产这一药物,这一状况将大大改善。

攻坚克难,"滔滔"让"动物药厂"梦想成真

上海医学遗传研究所在研制过程中,碰到了两个主要问题:一是构建的载体表达水平不高和不易控制,针对这一问题,遗传所的科研人员通过多种优化措施,获得了具有自主知识产权的通用的乳腺特异高效表达载体;第二个难题是转基因家畜的成功率低(只有 1%左右),曾溢滔院士、黄淑帧教授等通过同体克隆、同型克隆等技术优化,使转基因动物制备成功率大大提高。同时,与传统手术移植技术相比,由于受体动物的手术创伤,使怀孕率降低。黄淑帧教授探索了非手术的胚胎移植法,使受体动物

基本上无损伤,转基因动物怀孕率达到20%以上,促进了转基因动物的产业化。

"滔滔"诞生后,在全国引起了巨大反响,有20多家媒体进行了报道。其中《文汇报》以《动物药厂 梦想成真》为题进行了大篇幅的报道,认为用转基因牛或羊生产药物,将是人类制药业的一场革命。《上海科技报》也以《我首例转基因试管牛在沪诞生》为题,详细介绍了滔滔牛的研制历程和重大意义。另外,杨澜也特别在凤凰卫视对黄淑帧教授做了专访和特别报道。

与传统的制药模式相比,转基因动物乳腺生物反应器制药具有独特的优势。

第一,动物乳腺是一个外分泌器官,乳汁不进入体内循环,不会影响到转基因动物本身的生理代谢反应,可以表达出我们所需的外源重组蛋白,为制药提供源源不断的产品原料。

第二,乳腺组织是一种有效的蛋白质合成器,一头奶牛一年可生产的蛋白总量达250—300千克,一只绵羊或山羊一年可生产蛋白25—30千克,一只家兔一年生产的蛋白总量也可达到3—5千克。比如,治疗血友病A的人凝血因子Ⅷ在美国市场每年的需求量是120克,如果仅从人血浆中分离,每年则需要120万升血浆。如果我们通过转基因牛生产的话,理论上只需从几头牛产的奶中提取就能够解决,而且还能够防止血源、血制品污染等诸多问题的产生。

第三,外源重组蛋白可在乳腺组织中进行正确的修饰和后加工,乳汁中分泌的药物蛋白生物学活性接近天然产品。

第四,外源基因可以在转基因动物中稳定遗传,一旦获得一头表达某种有价值蛋白的转基因动物个体,可以通过常规的动物育种技术扩繁群体。因此,虽然原代转基因动物的制备技术较为复杂,费用较高,但一旦获得具有经济价值的转基因动物,后续生产费用则比较低廉。比如用哺乳动物细胞培养来生产药物,成本是800~5000美元/克,而用转基因牛奶的成本仅为其十万分之一。

因此,对于那些市场需求量很大或生物学活性要求很高的产品,动物乳腺生物反应器是首选的生产体系。由于生产成本低、效益高、产量高、稳定性好,而且产品可以进行正确的翻译后修饰,转基因动物制药有望成为21世纪最具有高额利润的新型生物产业。

转基因动物制药前景充满期待

自从“滔滔”诞生之后,上海医学遗传研究所和上海滔滔转基因工程股份有限公司合作,又连续获得了转铁蛋白、血小板生成素、凝血因子IX等转基因牛,并对转凝血因子IX的转基因牛进行产业化研究。“滔滔牛”携带的是血清白蛋白基因,如果这个基因也能够实现乳腺表达并成为产品,那么牛奶就可以生产血清白蛋白。血清白蛋白又被称为“黄金救命药”,肝硬化腹水、烧伤烫伤、失血过多导致的休克、脑水肿、癌症和艾滋病人放化疗的治疗,都需要这种药物。目前血清白蛋白只能从血浆中提取,由于血浆紧缺,中国的血清白蛋白需要大量进口,市场上还常常短缺。

为了尽快完成科研成果的转化,2001年,上海滔滔转基因工程股份有限公司注册成立。2018年,上海滔滔转基因工程股份有限公司全额投资的上海滔滔生物医药科技发展有限公司成立。由上海滔滔公司和上海医学遗传研究所共同申报的“牛乳腺生物反应器生产重组人凝血因子九产品临床前研究”项目,成为国家重大新药创制专项资助的第一个以进入临床申报为目标的动物乳腺生物反应器制药项目。在团队的齐心协力下,重组人凝血因子IX产品已经进入了临床前试验的攻坚阶段,力争将此产品做成我国首个自主开发、拥有自主知识产权的动物生物反应器药物。

与此同时,中国工程院于2016年将“转基因动物制药产业化战略研究”列为咨询研究项目,项目组由曾溢滔院士牵头,通过对国内外转基因动物制药产业的发展现状进行全面调研，发现我国转基因动物制药产业化发展中的关键和制约问题，进而加快我国转基因动物制药产业化进程。

中国新药研发曾经远远落后于西方发达国家。近年来由于经济、人才、技术的积累，开始进入成果产出期。新药研发在全世界任何地方都是投入大、周期长的产业，常常要以十年、二十年为时间单位，科研工作者必须为一个目标和信念，承受压力，忍受寂寞，甚至要对抗外界的质疑和挑战。不过，漫长的科研周期和巨大的投入，换来的可能是一种疾病的治愈、药物价格的下降，对全人类健康的贡献难以计量。

上海医学遗传研究所是我国第一家医学遗传研究所，其前身是上海市儿童医院医学遗传研究室，成立于1978年，创始人为曾溢滔院士和黄淑帧教授，现任所长是曾凡一研究员。

敢立潮头

从零到世界第一

——附属仁济医院肝脏外科开拓儿童肝移植创新之路

肝移植技术被称为21世纪外科领域的皇冠，而儿童肝移植好比这顶皇冠上的明珠。上海交通大学医学院附属仁济医院肝脏外科，历时15年，一步步将中国儿童活体肝移植领域从“荒原”变成“沃土”，在世界打响了中国的医疗服务品牌。

在整个团队的不懈努力下，2011年，仁济医院成为上海第一个肝移植超过1000例的医院，2015年超过了2000例，2017年超过了3000例，2018年超过了4400例，儿童肝移植数量已经连续8年位居世界第一，手术成功率超过98%，移植后1年和5年生存率分别为91%和89.3%，达到国际先进水平，成为国际最大的儿童肝移植中心。

2019年5月，夏强团队成功完成全国最小年龄活体肝移植抢救急性肝衰竭获得成功，一名出生刚80天的婴儿，在仁济医院接受了活体肝移植手术，该手术也是迄今为止全国首例年龄低于3个月受者的活体肝移植手术。

该患儿出生后被诊断为“胆汁淤积性肝病、急性肝功能衰竭”，不到一周的时间，孩子就出现了“意识障碍，凝血系统崩溃，重度黄疸”等急性肝功能衰竭的症状，如不及时接受肝移植手术，孩子就将失去活下去的机会。

据夏强介绍，80天的婴儿，肝脏各重要管道结构解剖上都非常细小，需要在放大镜和显微镜下将这些细小的管道和移植物的管道进行吻合和重建，对于手术者来说是极大的挑战之一。此外，由于患儿手术前病情危

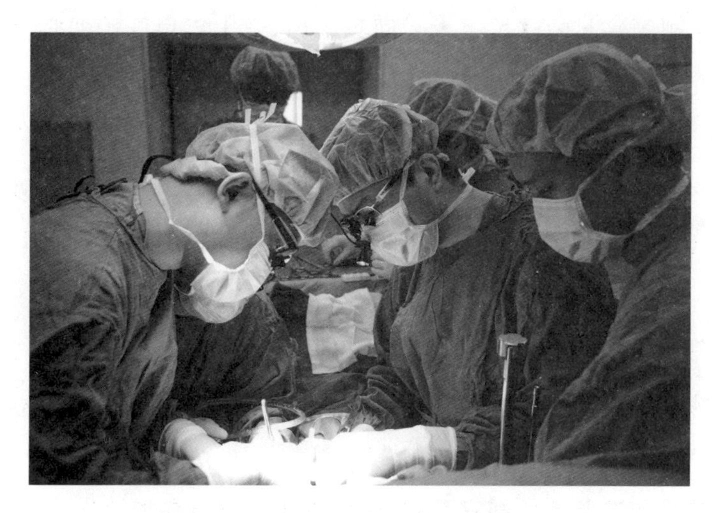

图 19－1 夏强为 80 天患儿进行肝移植手术

重，对于围手术期的麻醉和重症监护管理也提出了更高的要求，这是极限挑战之二。

过去，中国的肝移植在国际舞台上没有太多话语权，而现在，国际器官移植协会主席、WHO 器官移植项目主任及国际器官捐献组织主席等国际器官移植领域的顶级专家都先后称赞“仁济肝移植项目是中国乃至全球最出色的之一”。

马来西亚 30 多个终末期肝病儿童，慕名到仁济医院来做活体肝移植手术；美国、英国、比利时、芬兰、日本、韩国、新加坡和马来西亚等国家，也派出医生护士到这里来培训学习。仁济医院肝脏外科团队，不但创造了从零起步到世界第一的奇迹，更是成为上海乃至中国医疗服务的一张闪亮名片！

从零起步到世界第一

仁济医院肝脏外科的肝移植事业，几乎是从零起步的。1999 年，夏强赴奥地利格拉兹大学附属医院的普外科进修一年，在那里观摩了当时发达国家刚刚兴起的移植手术。回到国内,学术界也开始器官移植的探索和研究,夏强和同事一起从对实验室动物的器官移植做起,苦练手术技术,并从中积累经验。

2004年,夏强来到仁济医院负责并开展器官移植科(现肝脏外科的前身)的组建工作。仁济医院肝脏外科可以说是"末位起步",一切都要从头开始。

在科室建立的第二年,夏强看到,儿童肝病患者是过去被忽略的群体。儿童终末期肝病中,胆道闭锁是主要的一种疾病,发病率是万分之一。

肝脏是制造胆汁的器官,胆汁从肝脏排入肠道参加消化,胆道闭锁的儿童因为胆道梗阻,胆汁淤积在肝脏中,最终损伤肝功能。中国每年新发胆道闭锁病例在2500例左右,这些患儿有80%会在1岁以内因肝衰竭死亡。

十多年前,中国活体肝移植技术不够成熟,儿童患者很难得到合适的肝源,而且儿童肝移植对手术技术的要求更高,很少有医院开展这一手术。也就是说,当时中国每年出生的2000多名胆道闭锁患儿,几乎都只能等待死亡。

但同时,儿童肝病患者又是最让人痛心的病人,挽救他们的生命,也是挽救无数个家庭。因此,夏强决心在儿童肝移植领域进行开拓。

2006年初,仁济医院肝脏外科夏强带领团队开始尝试转型,就此走上了一条艰苦卓绝的道路。他们起早贪黑地训练手术技术,用小猪模拟儿童的身体,从早上7点一直练到晚上9点,每天14个小时的训练,不知道用了多少猪肝和小猪,可是怎么都做不下去。

活体移植最大的难点是要在肝脏血流完全开放的状态下,确保离断手术不出血,但是肝脏又是一个血管密集的器官,往往肝还没有完成分离,小猪已经大出血死亡。对于当时的中国来说,儿童活体肝移植技术真的太难了。那段时间,团队成员几乎都处于情绪崩溃的边缘。但是,他们并没有放弃。艰难困苦,玉汝于成。咬牙坚持训练了整整10个月,把每一个分离的动作反复磨练。“精准切肝”的理念就是在那个时候提出的,这在当时国内医学界是非常超前的。

经过一年的准备,2006年10月21日,只有9个月大的胆道闭锁患儿在仁济医院接受了活体肝移植手术,成为第一位接受活体肝移植手术的病人,手术历时13小时,是现在手术时间的2倍。小患者一出生就被诊断为先天性胆道闭锁,在移植了妈妈的肝脏后,他很快康复出院。2013年,这位肝移植孩子年满8岁,参加了全国器官移植病人运动会,得到了接力赛金牌。

虽然第一步成功跨出,但是此后的路却并不平坦。2007年整整一年,仁济医院肝脏外科仅仅完成了4例儿童活体肝移植,各种难题接踵而至:一是儿童肝移植围手术期情况远远比成人复杂,一个孩子涉及近10门学科;第二个问题是很多患病儿童家庭非常贫困,承担不起手术费用,最终只能放弃。同时,科研创新这条路走得也不顺利,连续3年申请国家自然基金课题却颗粒无收。坚持到2008年的时候,肝脏外科主任夏强就有了一种走不下去的感觉,几次萌发了“原路掉头”的想法。

当时就有很多人不理解,为啥放着“高速公路”不走,非要在羊肠小道上撞得头破血流?

对此,夏强的回答是:“成人肝移植是前人收获的风景,而儿童肝移植却是亟待征服的技术荒原,是肝胆外科的制高点。”

儿童肝移植比成人肝移植更难,因为儿童肝移植通常是从成人肝脏上切取一块合适的肝脏移植给儿童,但问题是,接受移植的儿童一般都在1岁左右,器官发育不完全,血管胆管非常细小,最细的动脉直径只有1毫米,要让大人肝脏的各种管道与孩子体内的管道无缝对接,对于手术技术的要求非常高。另一个问题是,医生还必须考虑患儿今后逐渐长大,体内器官随之发育的问题,如果在移植缝合时没有考虑管道生长的空间,也会给病人带来后患。

为了攻克这一难关，夏强团队与仁济医院放射科合作，创建了三维立体的活体肝脏影像图形处理技术，使得手术前就彻底“摸清”患者肝内的解剖结构，为优化手术方案提供重要参考。经过十年的积累，夏强团队在技术上对儿童肝移植手术进行了多项革新，新技术填补了国内空白。

2015 年，儿童肝移植达到 500 例时，仁济医院肝移植中心已经是国内儿童肝移植技术最为成熟的中心。

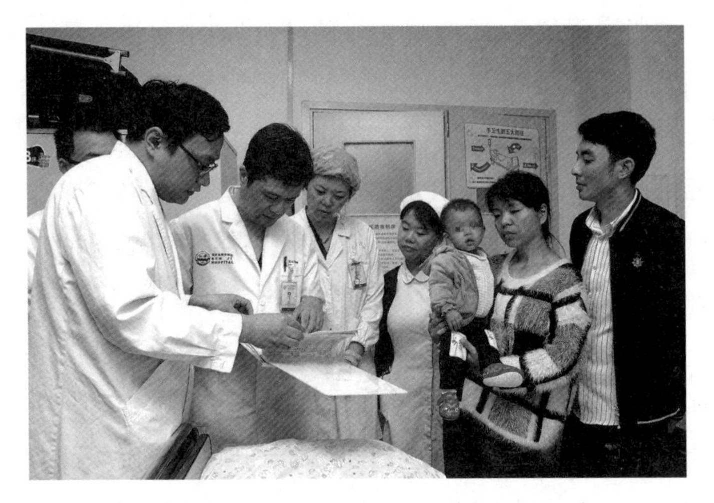

图 19－2　夏强在病房查看第 500 例患儿冉冉病史

由此，团队根据十年的经验和科研成果，建立了一整套适合中国儿童患者的肝移植相关标准，这套标准为国内其他医疗机构开展类似的手术提供了指南，让各地的儿童肝移植都能够更加规范，保障了更多患者的安全。

打造中国肝移植航母

无数个昼夜，仁济医院肝脏外科团队在肝移植领域不懈地深耕、精耕，攻克一个个技术难关。2005 年，团队创造了连续 15 台“无输血”肝移植纪录；2007 年，将活体肝移植技术和精准肝切除理念首次成功引入普通肝脏手术领域;2008 年,成功实施上海首例成人右半肝辅助性活体肝移植;2009 年,成功为全国首例爆发性肝衰竭急诊婴儿活体肝移植;2010 年,成功开展上海首例成人左半肝原位辅助性活体肝移植:2014 年,开展仁济医院第一例达芬奇肝脏肿瘤切除术……

如今,团队手术平均时间缩短至 6.5 个小时;1/3 的手术病人不需要输血;手术中无肝期时间平均仅为 48 分钟。儿童肝移植手术病人的五年生存率高于全国平均水平的 10%,患者年龄从最小的 5 个月到最大的 73 岁。全国各地的患者纷至沓来。

当然,儿童肝移植的开展,不是只解决手术技术就可以,小患者在围手术期该如何管理?手术后免疫抑制药物该怎样使用?这些都需要中国医生去深入研究。“过去只有成人的免疫抑制标准,要么就只能参考国外儿童标准,但我们中国儿童在体质等各个方面与国外儿童都有差别,必须建立适合中国儿童的标准。”夏强说。移植病人在手术后都要面临排异反应,免疫抑制剂的作用就是减轻排异反应。但是,免疫抑制剂用多了,患者免疫功能受损,也会对健康带来损害。“我们需要寻找到一个最佳的平衡。”

经过研究,夏强团队在国内率先提出了中国婴幼儿肝移植术后免疫抑制剂的建议标准。他们还深入探讨了供受体手术安全性及影响因素,发布了中国首个婴幼儿肝移植供、受体生命质量与心理健康评估报告,在国内首先提出了患儿接受肝移植的适宜时机。

仁济医院儿童肝移植团队创建的一系列标准,被陆续写入中国儿童肝移植指南,成为国内同行共同享用的治疗经验。

截至 2018 年底,团队累计完成各类肝移植手术 4400 余例,其中儿童肝移植 1300 余例,占上海 2/3 的成人活体肝移植和全国超过半数的儿童活体肝移植。肝移植年手术例数连续 7 年居全国首位,儿童肝移植年手术例数连续 7 年居世界第一,创立了国内唯一的儿童肝移植病区。

团队在国际上首次确定了儿童活体肝移植供肝大小匹配的安全标准

及血管重建关键技术体系；首次制定了中国儿童肝移植术后免疫抑制剂应用、免疫监控及长期管理策略；牵头组建了我国第一个儿童器官移植学术组织——中国医师协会器官移植医师分会儿童器官移植专业委员会；牵头制定了我国第一部《儿童肝移植临床诊疗指南》，还将儿童肝移植关键技术在全国17省38家三级甲等医院推广应用，极大地推动了我国儿童肝移植的发展，填补了我国儿童肝移植领域的空白。

2016年，他们一举拿下8项国家自然科学基金课题，至今申报成功的国家自然科学基金总数已经达到21项。团队每年推出一项新技术，夏强领衔的“婴幼儿肝移植关键技术的建立及其临床应用推广”项目，先后获得教育部科技进步一等奖、华夏医学科技进步一等奖、上海医学科技进步一等奖、上海市科技进步一等奖，2018年获得了国家科技进步二等奖。

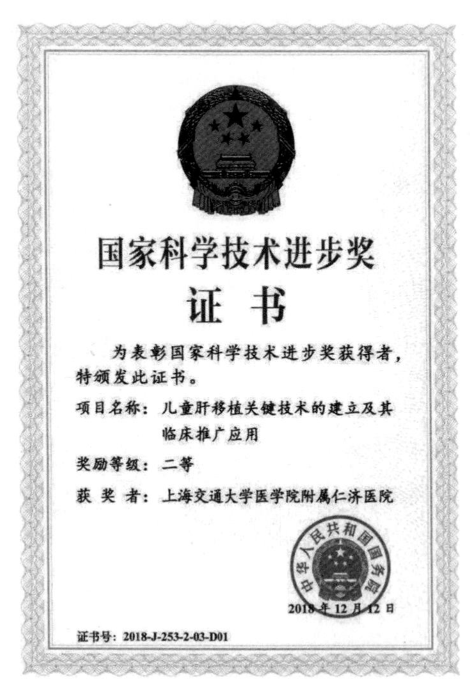

国家科学技术进步奖

证 书

为表彰国家科学技术进步奖获得者，特颁发此证书。

项目名称：儿童肝移植关键技术的建立及其临床推广应用

奖励等级：二等

获 奖 者：上海交通大学医学院附属仁济医院

中华人民共和国国务院

2018年12月12日

证书号：2018-J-253-2-03-D01

图19-3 研究成果获国家科技进步二等奖

面对每年超过2000个末期肝病患儿，夏强团队意识到，只有仁济医院掌握这一手术技术是远远不够的，仁济医院的经验应该推广到更多的医疗机构，让更加广泛的患儿受益。为此，仁济医院连续举办了八届继续教育学习班，为全国培养了1000多名儿童肝移植骨干；成立了第一个儿童器官移植专业委员会；出版了中国首部《儿童肝移植临床诊疗指南》，出版了中国第一套儿童肝移植手术录像；举办了第一届全国儿童肝移植论坛……

传递上海的城市温度

在仁济医院通过手术获得重生的数千名孩子，他们的命运因为治疗而彻底改变。这数千名孩子背后，还有数千个家庭，这些家庭的命运，也随之改变。

广州女孩璇璇曾一笔一画写下一段给夏医生的话："夏医生，谢谢您为我妹妹做手术，您不仅救了我的妹妹，也救了我们全家。"

璇璇和瑶瑶是一对双胞胎姐妹，出生后不久，瑶瑶就出现了黄疸症状，出生56天时被确诊为胆道闭锁。"我们全家被一下子推进了深渊，根本不能接受这个事实：这样幼小可爱的生命，竟然受到死亡的威胁！"母亲说。瑶瑶接受了"葛西手术"——临时建立一个通道为肝移植争取时间。

瑶瑶母亲从一个患儿家长群里看到一位家长说，她的孩子也是胆道闭锁，在上海仁济医院肝脏外科主任夏强那里做了肝移植手术，很成功。于是，一家人带着孩子到上海求医。

最终，仁济医院肝移植团队为瑶瑶实施了肝移植手术，肝源来自瑶瑶的父亲。手术非常成功，接受肝移植手术后的瑶瑶一天天恢复健康，如今已经和姐姐一样正常上学了。

每年，在仁济医院接受肝移植手术的孩子，会定期"回家"，他们把这里视为生命的起点。仁济医院肝移植团队非常珍惜患者家庭给予的信任，他们也以公益救助的形式，将大爱播撒到更多的家庭中。

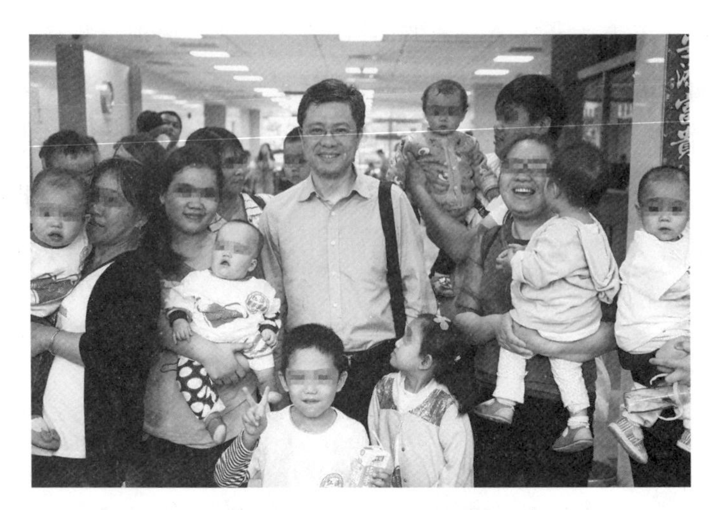

图 19－4 夏强与“新肝宝贝”们在一起

建科初期，夏强就带领团队创建了国内最早、也是最大的儿童肝移植慈善救助平台——肝移植患者俱乐部，创建了“上海移植网”，为患者提供了一个医患沟通、网上随访交流的公共平台。

2004 年，在肝移植医护人员和患者的同心协力下，“肝移植病友联谊会”诞生。至今已举办 20 届肝友会活动，为移植患者打造了一个良好的院外沟通交流平台。自 2013 年起，每年六一儿童节，他们都为肝移植患儿举办“新肝宝贝庆六一”活动，让肝移植术后宝宝接受免费体检，参加文艺联欢，感受医患同心的大家庭温暖。

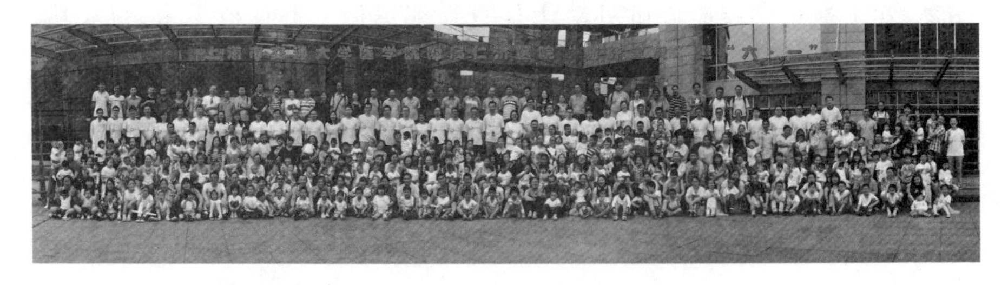

图 19－5 “新肝宝贝庆六一”活动

由于经济等原因，全国仅有约 10%的患儿有机会接受肝移植。很多孩子没能得到及时有效救治，不是因为技术和肝源，而是因为没钱。因此，在解决了技术难题后，为了拯救看不起病的贫困患儿家庭，夏强带领团队想方设法寻找各种资源。在中国肝炎防治基金会、中芯国际集团、中国宋庆龄基金会的慷慨捐赠下，截至 2019 年 5 月，慈善基金已近 5000 万元，在仁济医院换肝的孩子中，来自贫困家庭的患儿占 70%，他们都得到了各类慈善基金不同程度的救助。夏强说："我们不希望有一个孩子因为经济的原因掉队，这也是我们团队 15 年来为之奋斗不息的初心。"

除了筹钱，仁济医院肝脏外科还在干一件"份外事"——在本已十分繁忙的临床工作之外，他们挤出时间外出"上课"。全国很多地区的儿童肝移植"首例"，都是夏强团队去当地带教开展起来的。

医学的创新之路，就是要把不可能变为可能。仁济医院肝脏外科团队，以舍我其谁的担当、领跑世界的气概和追逐梦想的决心，创造出肝脏疾病领域的奇迹，为挽救更多的生命，构筑和谐社会，迈向健康中国宏伟蓝图奏响了奋斗者领跑世界的时代强音。

把“中国方法”写进国际治疗指南

——附属第一人民医院国际首创2微米(铥)激光剥橘式前列腺切除术治疗

老话说,活人还能被尿憋死?这句轻描淡写的话,对重度前列腺增生患者来说,却是一个残忍的玩笑。最惨烈的前列腺增生患者,可以被尿憋得满脸通红,以头撞墙,大呼小叫,生不如死。

在我国,前列腺增生的发病率非常高,联合国曾发布一项调查,数据显示,2015年中国有4000万男性进入70岁,而超过70岁的人中1%的人需要做前列腺手术,意味着至少有40万男性需要手术。前列腺增生患者如不及时手术,有可能产生排尿困难、尿潴留、肾积水,甚至尿毒症等严重并发症。

目前,前列腺增生的治疗主要包括药物治疗和手术治疗,药物治疗可以缓解症状,但不能阻断疾病进展,对于症状严重和有严重并发症的患者,手术治疗是最有效的手段。

21世纪初,经尿道前列腺电切(TURP)代替了传统开放手术,被誉为金标准,提高了手术安全性,降低了创伤性,但仍存在出血、水吸收综合征、尿失禁、ED等严重问题,而且,电刀的热损伤对男性性功能等存在巨大影响。

铥激光的出现,为微创手术提供了很好的机遇,铥激光对组织具有高效切割汽化作用,同时具有十分出色的止血作用,是前列腺增生手术一个很好的手术介质。上海交通大学附属第一人民医院泌尿外科学科带头人、泌尿外科中心主任夏术阶教授结合前列腺的解剖结构特点、前列腺增生手术的操作步骤,以及铥激光的特点,在国际上首创了剥橘式前列腺切除术。

临床应用证实，这个手术方式把前列腺增生手术的安全性和有效性以及手术效率向前推进了一大步。2010年，铥激光剥橘式前列腺切除术被写入欧洲前列腺治疗指南和激光指南，同时写入国际公认的泌尿外科最权威的经典著作《坎贝尔-沃什泌尿外科学》，同年获得上海市科技进步一等奖。相应的研究文章发表于 *European Urology*、*World Journal of Urology*、*Asian Journal of Andrology* 等泌尿外科顶尖杂志，获得国内外学术界高度评价并在国内外推广应用，曾在欧亚多个国家进行手术演示和学术报告。

截至2018年底，项目组已完成临床病例5000多例。通过对其中早期的2588例进行的中长期（1～8年）随访，证明远、近期疗效和安全性均优于金标准TURP，突破了高龄高危前列腺增生病人手术禁忌。据初步调查，国内外已经有100家医院在使用本项目建立的铥激光“剥橘式”前列腺切除技术，已经治疗前列腺增生病人约30000例，无一例围手术期死亡，这些结果是其他技术不可能达到的。

自主创新，铥激光用到泌尿科手术

21世纪初，TURP代替了传统开放手术，大大提高了手术安全性，但其手术死亡率依然有0.2%～0.5%。事实上，TURP手术容易出血，术后需要持续的膀胱冲洗以免血块堵塞导尿管，术后导尿管留置时间长，患者恢复较慢，而且电切的热损伤容易导致患者勃起功能障碍。虽然有这么多副作用，TURP依然是当时国内外治疗前列腺增生症的金标准。关于TURP手术，治疗指南规定，超过80g的前列腺增生不推荐做TURP手术，因为TURP切除过程费时长，有发生水中毒的风险。这些大体积前列腺增生症病人就要遭受开放手术之苦，还要面对巨大的手术风险。

夏术阶教授就曾目睹过多次这样的惨烈场景，这使他萌发了攻克前列腺增生症的信念。

2001年,新西兰出现了一种前列腺手术新技术——钬激光技术。钬激光的应用,使泌尿系结石治疗迈上了一个新台阶。钬激光波长2.1μm,脉冲式激光产生的能量可使光纤末端与结石之间的水汽化,形成微小的空泡,并将能量传至结石,使结石粉碎成粉末状。水吸收了大量的能量,减少了对周围组织的损伤。夏术阶听说以后,马上动身前往新西兰考察学习,一番了解后,他发现钬激光还是有许多问题,这项技术是把前列腺挖起来,然后掉到膀胱里,像在膀胱里扔进了一个乒乓球,很难取出,只能粉碎,以当时的粉碎设备技术条件,大概一分钟粉碎1g组织,粉碎的过程不仅缓慢,还会有损伤膀胱的风险。

失望归失望,新技术还是带了回来,也在临床上部分开展,但是夏术阶的心头那根刺,终究没有拔掉,想起那些“痛不欲生”的患者,他辗转反侧,到底有没有更好的技术呢?

2004年,一个偶然机会,夏术阶接触了铥激光。夏术阶教授的一位朋友,是上海交通大学研究激光的专家,邀请他去看一台新的设备——铥激光。铥是一种银白色金属,广泛应用于高强度发电光源、激光、高温超导体等领域中。看到这台激光设备资料和技术性能,夏术阶的眼前顿时一亮,他意识到,费煞苦心寻找的东西,似乎就在眼前,与这位教授沟通一番后,他马上酝酿起铥激光在前列腺切除上的应用。

“增生的前列腺有外科包膜和包膜内的增生前列腺组织,就像橘子,有橘子皮和橘子肉构成一样,前列腺包膜的厚度只有2毫米,而过去TURP金标准电刀的热损伤深度是5毫米左右,热损伤深度5毫米的刀去切2毫米厚的包膜,前列腺外面的一些神经,就这样被热损伤了。而铥激光热损伤深度仅仅只有0.2毫米,热损伤很浅,这是个巨大的优势。”夏术阶对这台设备下足了功夫。

当时科室里做过一段时间的钬激光,钬激光是脉冲式的,而铥激光是连续的,物理学特性很像。从技术原理上摸清楚性能后,夏术阶买来生肉,在生肉上做实验,又在膀胱癌患者切下的膀胱上做实验,熬了几个昼夜,希望早点验证铥激光治疗前列腺的可行性。

机会来了。一位 80 岁的老者,前列腺 60g 左右,大小适中,最关键的是,老人生性乐观,愿意尝试新技术。充分沟通后,老人很豁达:“没事,夏医生,我相信你,做吧。”手术做了一个多小时,切除很成功。“没想到第一台手术这么顺利,我深受鼓舞。”事情还在发酵,老人回到病房后,身边病床上 TURP 电切后的患者膀胱要持续冲洗,一见老人做完手术不用冲洗膀胱,纷纷询问这是什么新技术。还没进行手术的患者,甚至要求改换成这样的新术式。

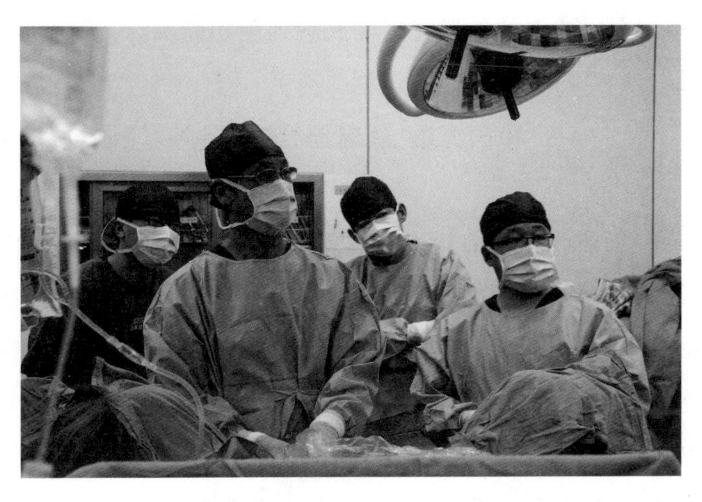

图 20-1　夏术阶教授在铥激光前列腺切除术操作中

如同一股抵挡不住的大潮,推着夏术阶往前走,他快速把铥激光治疗前列腺的技术模型建立起来,在《中华医学杂志》上发表,这是全世界第一篇相关文章。此后,夏术阶用了半年时间,不断提高铥激光前列腺切除术,并开始全力推广。

有一位 88 岁的老人,前列腺有 320g,比膀胱还大,尿液只能从造瘘管中排出。老人喜欢旅游,但带着尿袋出门,总是饱受冷眼和嫌弃,痛苦不堪。这一天,他穿着一身干净的衣服,到了夏术阶诊室,“扑通”一声跪下,老泪纵横。夏术阶吃了一惊,随即扶起老人,好言安慰。

经过检查,老人的前列腺增生引起并发症,加上年事已高,病史又长,手术风险很大。关键问题是,老人因为长期使用膀胱造瘘管排尿,膀胱已经挛缩得只有核桃般大小。夏术阶先让老人进行恢复膀胱的训练,同时,他也在想办法攻克这台手术中的技术难关——因为前列腺过于巨大,使得尿道管道走形弯曲,进镜困难。因此他决定通过膀胱造瘘口置入 peel－way 鞘,在输尿管镜直视下找到膀胱颈口,并将输尿管导管置入尿道,把激光手术镜引入膀胱,手术最后成功了。

这位老人用了 8 年的尿袋,终于拿掉了。经过不断体内外的实验和临床应用,才有了成熟的铥激光剥橘式前列腺切除术。

“中国方法”达到世界领先水平

2008 年,铥激光前列腺切除术得到了国际学术界的高度评价。夏术阶教授团队在国际泌尿界专科杂志发表了一篇 17.58 分论文,是目前泌尿界最高分数杂志。世界 F1000 科学家点评机构、欧洲著名学者 Stavros Gravas 评价:“这是一篇重要文献,引领激光治疗良性前列腺增生症走出低谷。”德国 Seitz 教授点评:“这是国际上第一次建立的新方法并与传统方法的比较研究,获得了良好的临床效果。”此后,相关论文连续发表在 *European Urology*, *World Journal of Urology*, *Asian Journal of Andrology* 等泌尿外科顶尖杂志上,获得高度认可。

夏术阶教授团队的创新技术,将原有的电切前列腺组织速度由 0.5～0.8g/分,刷新为铥激光 2～3g/分,打破了国内外指南中 80 克以上不建议微创手术的限制,而且术中极少出血,大大提高了手术安全性和有效性。随后,夏术阶教授应邀在国际泌尿外科大会 WCE、SIU 和法国、瑞士等国进行手术演示。

在参加国际会议手术演示时,夏术阶的开场白是:“我来自中国,我是中国人”“在参加世界泌尿大会时，德国教授 Gross 同行问我是不是用中国方法，我很坚定地回答，是的，中国方法。作为中国的泌尿外科医生，内心真的很自豪。”2010 年，铥激光剥橘式前列腺切除术被写入前列腺治疗指南和激光指南，同时写入国际公认的泌尿外科最权威的经典著作《坎贝尔泌尿外科学》，这本殿堂级著作里，第一次出现中国医生的名字。

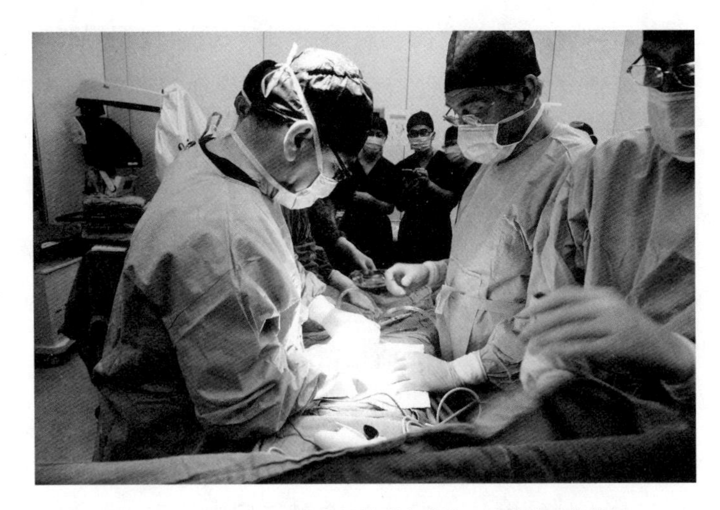

图 20－2　2015 年，法国泌尿外科专家来一院交流手术技巧

更多研究改善治疗效果

夏术阶教授团队在大量临床病例的基础上，根据临床发现的问题，开展临床研究，比如“前列腺切除术后创面修复的细胞来源及其影响因素”“前列腺增生的膀胱功能评估标准的研究”“小体积前列腺的手术及并发症防治”“前列腺增生手术对勃起功能的影响与保护”，这些研究有望对前列腺增生的手术指征的修订提供依据。

通过铥激光前列腺切除术后的创面修复研究，团队首次发现创面修复细胞是来自前列腺包膜前列腺导管的基底细胞，而非传统认为的膀胱黏膜爬行覆盖创面学说，这就颠覆了传统认为的膀胱上皮爬行覆盖创面修复学说，为前列腺切除术后并发症的预防与治疗奠定了坚实的理论基础。

开放或经尿道内镜下前列腺切除/剜除术是治疗前列腺增生的有效方式，然而，无论哪种手术方式均会造成前列腺部尿道的巨大创面，其修复程度及速度会对患者术后生活质量造成极大影响。术后前列腺窝较大的裸露创面长时间缺乏尿路上皮覆盖，会导致尿液一组织屏障缺失，使得创面组织直接暴露于尿液刺激之下，同时明显增加了外源性病原体入侵的机会。前列腺术后创面再上皮化的修复过程，则成为封闭创面、屏蔽尿液刺激、抵御外源性病原体的关键。

研究证明，TURP手术后，大约50%的病人发生下尿路刺激症状而不得不再行药物治疗，4%～10%的患者会发生反复尿路感染，6%～20%会发生术后膀胱颈挛缩/创面纤维化，10%～30%会发生迟发性血尿，14%～30%发生ED(勃起障碍)。正因为如此，许多人畏惧手术，耽误了治疗，导致治疗效果更差。所以研究引起这些并发症的原因和机制非常重要。这些并发症的发生与术后前列腺创面异常修复密切相关，已成为前列腺增生手术治疗发展的瓶颈。

迄今为止，对于前列腺切除术后创面修复的分子机制尚知甚少。传统观点认为，前列腺术后创面的上皮修复来源于膀胱黏膜移行上皮的爬行覆盖。夏术阶团队研究发现，前列腺手术创面修复细胞，源于前列腺部尿道创面下残余前列腺上皮细胞增殖、迁移并覆盖创面的创伤修复再上皮化方式，是机体实现由解剖修复到功能修复的最佳修复方式。利用AAV-EGFP特异性标记比格犬前列腺细胞，在前列腺切除手术动物模型中发现，创面再上皮化细胞的确来源于前列腺上皮干细胞。这一研究成果研究不仅颠覆了传统理论，而且证明了前列腺来源的干细胞能够向尿路上皮细胞转分化。

进一步深入研究发现，在前列腺部尿道的创面修复过程中，雄激素受体通路起到抑制创面再上皮化，延迟创伤炎症反应期的作用；干扰雄激素受体通路后，创面再上皮化过程明显加快。这些研究为加速前列腺术后创面的恢复提供了重大全新的理论体系。另外，勃起神经在前列腺的尖部进入阴茎主导勃起功能，在常规的TURP手术中，可以引起热损伤的电刀在膀胱颈部和前列腺尖部往返运行，造成一些前列腺增生病人手术后阳痿，而铥激光剥橘式前列腺切除术的技术设计则相反，首先是在前列腺尖部将增生的前列腺组织推开，使之与包膜分离，其次是铥激光在前列腺尖部向膀胱方向单向发射，再者，铥激光多余能量被水吸收，这样就保护了老年男性的勃起功能，也改善了因下尿路症状（LUTS）导致的性功能障碍。

对于前列腺增生的治疗，短期目标是减少患者的下尿路症状，改善生活质量，远期目标是减少膀胱甚至上尿路损害等并发症的发生。多年来，不少前列腺增生患者选择药物治疗。药物治疗可以改善症状，并能在一定程度上减少严重并发症，但大宗的研究证实，即便是联合应用非那雄胺和alpha受体阻滞剂，也仅能部分避免这些严重并发症的出现，慢性梗阻直接导致膀胱功能的损害。长期服药还会给患者造成长期的经济负担和生活质量的干扰。如果选择手术治疗，临床实践中，团队发现，对于这些进入了“终末期”的患者，膀胱功能常常重度受损，术中可见膀胱严重的小梁增生，甚至形成假性憩室。这类患者术后尿流率虽有不同程度的改善，但尿频尿急的下尿路症状常不能改善。

文献也证实，多达半数的患者下尿路症状不能改善，对于那些重度膀胱受损的患者尤为严重。前列腺增生梗阻已经造成了膀胱损伤的患者，在手术后，其膀胱结构和功能的改善如何，目前研究仍少，且颇有争议。夏术阶教授团队关注到，手术介入的时机非常重要，是在膀胱损伤的早期进行手术干预还是等到所谓“绝对手术指征”出现以后再进行手术？是否可以筛选一批存在高危进展因素的患者，早期进行微创手术干预，彻底解决膀胱出口的梗阻，最大限度地改善患者的下尿路症状，进而最大限度减少膀胱功能的损害呢？基于上述临床实际问题，团队通过临床试验，建立了膀胱功能标准模型，通过一系列相对简单、无创的检查，评估患者的膀胱功能，根据这些数据结果来评估患者的病情是否需要及时手术介入，从而避免延误手术时机，影响手术效果。这一理念也得到了同行的高度认可。

临床上，小体积前列腺的处理远较大体积前列腺棘手，药物治疗效果比较差，传统的切除或者汽化切除手术效果也不确切，更为麻烦的是小体积前列腺电切以后发生膀胱颈挛缩这一并发症的比例明显高于大体积前列腺。传统 TURP 手术治疗小体积前列腺发生膀胱颈挛缩的比例高达20%。一旦发生此并发症，临床处理相当棘手，至今没有特别好的方法能彻底治疗膀胱颈挛缩，给患者的生活带来极大的痛苦。团队发现，发生膀胱颈挛缩的主要原因是电切术后膀胱颈部组织大量热损伤，导致创面修复时发生疤痕形成，最终导致尿道梗阻甚至尿路闭锁。小体积前列腺的一个特点是外科包膜特别厚，多数伴有炎症，传统的等离子电刀或者钬激光很难寻找到正确的前列腺包膜层面而完成剜除手术。夏术阶团队利用铥激光热损伤小、操作精准的特点，创立了小体积前列腺剜除术的方法。研究证明，小体积前列腺患者施行剜除手术，膀胱颈部挛缩的发生率显著降低，由20%降至1%，避免了此类病人术后承受并发症的痛苦。该方法得到同行的热切关注和认可，相关成果已经发表在 *World Journal of Urology* 杂志上。

（夏术阶）

向着“全球最佳”

——附属胸科医院胸部机器人手术技术发展之路

AI 人工智能、机器人……科技与医疗的全面融合正在铸就医学新纪元。如今，微创技术已经在胸外科领域广泛应用，胸腔镜改变了胸外科疾病的治疗概念，是 20 世纪末胸外科手术的重大变革。21 世纪以来，达芬奇机器人手术通过更加智能的方式，将微创技术进一步提升，代表了当今世界胸外科微创技术的最前沿发展。

达芬奇机器人手术，运用人机合一的理念，大幅度提升微创手术的整体水平，为患者提供更精准、更小创伤、更快恢复的外科治疗，被广泛运用在泌尿外科、胃肠外科、胸外科、肝胆外科、心外科、妇科等领域。目前，上海仅少数几家三甲医院能够开展此技术。

2009 年，作为国内最早成立的心胸专科医院，上海市胸科医院成功施行了全国首例达芬奇机器人辅助下的肺叶切除术，标志着胸外科机器人手术正式在国内“启航”。其后，胸科医院又率先在国内开展了机器人纵隔肿瘤切除术、机器人食管癌根治术等技术。十年来，此项技术快速发展，全面深度进入胸外微创领域。截至目前，中国大陆地区胸部机器人手术约为 12000 例，其中胸科医院完成了近 3000 例，占比超过 20%。从 2015 年开始，胸科医院的胸部机器人手术年手术数超过 600 例，涵盖肺、食管、纵隔等胸部各类疾病，多年来保持全世界总量第一。其中，肺癌、食管鳞癌的机器人手术数量也分别保持全世界第一。

如今，为了使机器人手术在胸部领域得到更深入的运用和推广，胸科医院走上了探索国产研发之路。国产机器人手术已在研，胸部机器人手术系统有望“中国制造”。下一个十年、二十年……上海市胸科医院将继续铸就胸部微创外科的新纪元。

敢为人先，改变国内胸外微创手术理念

时间追溯到2009年，在上海市胸科医院手术室内，一台颇具意义的手术正在紧张地进行着——这是国内首例机器人辅助肺叶切除术。

一个身高2米的大家伙吸引了众人的目光。它举着两只大“摇臂”站在手术台边，虽然看起来身形很笨拙，但它的那双手比人类的手更精、更准，且不会抖动。它的名字叫“达芬奇手术机器人”，当天，它为一个39岁的女病人顺利切除了一叶长了肿瘤的肺，清扫了8组淋巴结。这是“达芬奇”首次走进上海医院的手术室，也是首次在中国完成肺切除手术。

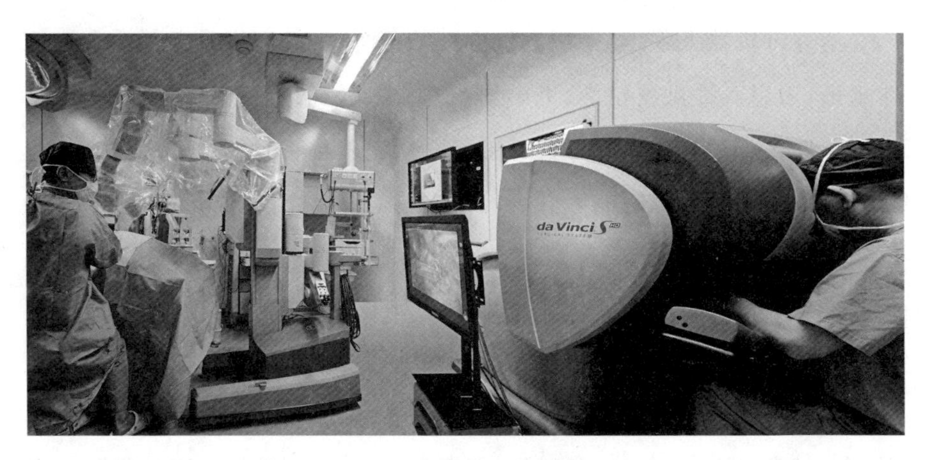

图21-1 达芬奇手术机器人

任何一项新技术的开展都伴随着挑战与风险，胸科医院的这例手术也曾经历过波折。在当时，达芬奇机器人辅助手术相较于传统的腔镜手术来说，是一种完全的创新模式。“手术安全吗？质量能保证吗？”胸科医院的专家承受了各方的压力。胸科医院肿瘤科副主任罗清泉是当时的主刀医生之一，回想起第一台达芬奇机器人肺叶切除术，他历历在目：“当时

每天都埋头钻研，连做梦都是手术过程，生怕在哪一个环节出了问题。"经过查阅学习视频资料，多次画草图模拟，多方找专家探讨，以及医生与机器人的不断磨合，总算，专家们在手术技术上已经有了底气。这时，病人却变卦了。先前说好的一位男病人犹豫再三，还是在最后一刻放弃了，他表示实在不敢相信"机器人"的水平。

病人对医生有一种特定的信任感，如果让机器人走上手术台操刀，又有多少人敢躺在手术台上呢？后来，一位女病人却愿意接受"达芬奇"，因为主刀医生告诉她："达芬奇机器人手术并不是机器人做的，而是由医生操纵机器人完成的手术。"她相信胸科医院的医生，也相信这是一种将微创技术推向一个新高度的新技术。

当天上午10点，达芬奇手术正式开始了。除了站在手术台旁边的巨大摇臂外，手术室里还备有一个操作台，主刀医生就是通过操作台操纵"达芬奇"的。与传统手术不同的是，主刀医生是坐着，将头整个"埋"入操作台内，双手套在两个控制环内，以此操纵机器人。胸科医院的专家先后在患者右前胸肋骨间打了3个"小孔"，将"达芬奇"的双"手"，以及一个专门负责照明和摄像的内镜一起"送"入患者胸腔内。

在主刀医生的目镜内，一切都是立体的，"达芬奇"的灵巧双手被放大了10倍，一手是剪刀，一手是钳子，还能根据手术需求更换双"手"的配置。手术室内的大屏幕上，能够清楚地看到"达芬奇"的操作：解剖、分离血管、结扎。这双"手"忽而变成血管钳，忽而又变成电刀，一"刀"下去，它能够同时完成分离、止血和结扎工作。40分钟后，"达芬奇"贴近了患者的右肺，准备将右肺上叶摘除。机器和医生密切又谨慎地配合着，如果手术医生用力过大，屏幕上就会出现"轻一点"的提示语。主刀医生小心翼翼，不断调整着操作，最终顺利将患者右肺上叶完整摘除，手术取得了圆满的成功。

首例达芬奇机器人辅助下肺叶切除术的成功，标志着中国胸部微创外科领域开启了崭新的篇章，也奠定了上海市胸科医院在国内机器人手术行业发展的领头羊地位。经过不断的磨合与尝试,医生与机器人的配合越来越默契,攻克了越来越多、难度越来越高的手术。

精准医疗,引领机器人外科治疗行业规范

达芬奇机器人手术系统主要在三个方面优于传统腔镜手术。一是手术更精准。机器人系统配有高分辨率的三维内镜,可将患者体内探查到的图像放大10倍。二是患者创伤更小、恢复更快。术中,机器人的机械手臂在病人体表留下的创口仅有1~2厘米,出血更少,术后病人疼痛感更少,恢复更快,生活质量更高。三是医生操作更灵活。机器手在患者体内可实现灵巧的转腕,并且大小也仅为5~8毫米,比人的手指更为精细,手术的精确度实现质的飞跃。

近年来,上海市胸科医院的胸外机器人技术进入快速发展期,形成了以具备机器人手术资质的高级职称医师为核心的医护团队,已完成了近3000例机器人辅助下的胸部手术,诊疗范围包括肺癌、纵隔肿瘤、胸腺疾病、食管癌等各类胸部疾病,多年来保持世界总量第一,其中,肺癌、食管鳞癌的机器人手术数量也分别保持世界第一。随着手术技术愈来愈成熟,胸科医院也致力于攻克各类复杂疑难手术。

2015年,胸科医院施行了世界上第一例应用达芬奇机器人进行的左肺中央型肺癌双袖切除术。当时的患者老吴被确诊为左肺根部中央型肺癌,位于左肺上叶根部的肿瘤已经侵犯了他的左肺动脉主干及支气管,并扩展到左下叶。按照传统手术指征,老吴需要做左肺全切手术,左边两叶肺叶要全部摘除。但是,这类手术创伤大、风险高,而且术后对患者肺功能和生活质量的影响也非常大。胸科医院的专家提出了大胆的建议。在确保手术疗效的前提下,将全肺切除改为左肺双袖切除,尽最大可能保全患者1/3的左侧健康肺组织。同时考虑到手术创伤、愈后、患者疼痛等问题,决定采用最先进的微创方法——达芬奇机器人来完成这一手术。胸

科医院机器人手术团队充分应用“达芬奇”灵巧的机械臂和高清放大的三维成像系统，精准地切除了肿瘤病灶，并完成了健康肺组织的吻合。老吴术后第 2 天就下床活动，第 4 天就拔除了胸管，术后检查提示，保留下来的健康肺组织“工作”良好。这一手术充分展现出达芬奇机器人创伤小、恢复快、痛苦小的优点。胸科医院专家团队始终坚持，不仅要能治病，也要给患者带来最佳的手术体验和最优的生活质量。

与此同时，胸科医院不断拓展疾病谱，将机器人手术应用于食管癌根治术。目前，医院年达芬奇机器人食管癌手术已经超过 200 例，手术数位居世界单中心食管癌机器人手术数之首。医生在食管癌手术中，借助机器人手术系统，能够快捷地完成分离、转动、缝合组织等操作，从而更轻松、彻底地清扫包括双侧喉返神经旁淋巴结在内的全部胸腔纵隔淋巴结，大大提升手术精度。不仅如此，胸科医院的食管外科也形成了集机器人外科与食管复杂疾病、消化内镜、胸腹腔镜于一体的一站式诊疗服务模式，整体水平保持全国领先、国内一流。医院连续多年举办达芬奇机器人食管外科手术演示交流活动，团队成员多次在国际大会上分享机器人食管癌手术先进临床经验。

57 岁的林先生就是机器人食管癌根治术的受益人之一。他在 2018 年由于咽部不适、进食有梗阻感前往医院检查，没想到被诊断为患了食管上段恶性肿瘤。胸科医院食管外科团队进行了细致的术前讨论，考虑到林先生有多年高血压及冠心病史，并且心脏放置过支架，常规手术风险很大，因此决定为其施行达芬奇机器人辅助食管癌切除术。术中，主刀医生凭借多年在达芬奇机器人食管癌根治术方面的娴熟技术与丰富经验，顺利完成了患者肿瘤的完整切除和周围淋巴结的根治性清扫。术后第一天，林先生就由重症监护室转回普通病房了。胸科医院充分发挥机器人手术优势，不仅运用于肺部肿瘤治疗，也为更多食管、纵隔、胸腺疾病的患者带来更小的创伤、更快的恢复、更佳的愈后。

做得最早、做得最多，但胸科医院的医生始终保持着看待机器人辅助手术的理性和冷静。机器人不是万能的，一方面，目前它还不是人工智能，仅仅是医生的辅助系统，另一方面，它也不是适宜于所有的胸部疾病，有一定的局限性，专科医生要科学地把好手术指征，根据每一名患者的不同病情选择最适宜的治疗方案。在探索机器人辅助手术更多优点的同时，也要及时规避不足，给患者最好、最合适的治疗。这是胸科医院机器人手术团队一直以来秉持的治疗理念。

作为国内最早开展胸部机器人手术的单位，胸科医院也发挥了自身的专业优势，将胸部机器人手术技术推广至更多地区，建立行业规范与标准，培养更多机器人微创外科领域的专业人才。胸科医院每年举办“上海胸科机器人手术国际论坛暨胸腔镜学习班”“国际医学机器人微创论坛”等国际学术会议，云集了美国、日本、欧洲等国际以及国内胸部机器人手术、胸腔镜手术领域的权威专家。专家们齐聚一堂，共享卓见、畅谈未来，聚焦人工智能热点，探讨胸外微创领域前沿发展与技术，共同引领行业规范。2018 年，医院被授予“达芬奇机器人手术中国胸外科临床手术教学示范中心”，规范机器人胸部手术技术运用，推进国内外同行学习交流，进一步壮大优秀胸外科机器人手术医师的队伍。

AME
首届上海市胸科医院国际医学机器人微创论坛暨第八届胸腔镜及机器人手术学习班
2019年3月21日-23日 中国·上海

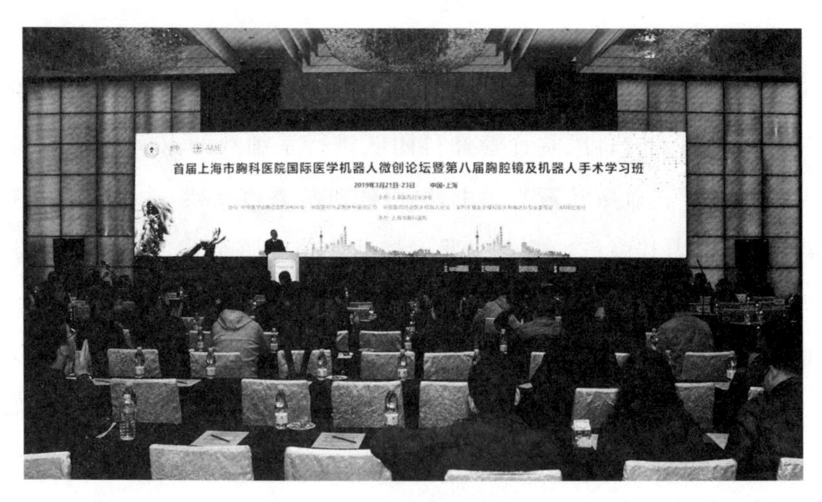

图 21-2 胸科医院举办医学机器人微创论坛

自主创新，探索“中国制造”机器人手术系统

自上海市胸科医院于2009年施行第一台机器人辅助肺叶切除术以来，中国的胸部机器人手术发展已走过十年历程。一方面，医院致力于提升胸部机器人手术技术，为患者提供更精准、更适宜的治疗；另一方面，医院也持续推进机器人技术在心胸学科领域的医教研发展。为了让机器人手术在胸部领域得到更深入的运用和推广，近年来，胸科医院运用丰富的临床实践经验和前沿技术，聚焦机器人新兴研究方向，走上了探索国产机器人手术系统研发的道路。

作为国内起步最早的机器人胸外科手术的诊疗中心，经过这几年的前期探索，胸科医院已经形成了一整套关于机器人手术的诊疗规范。2016年，由胸科医院作为牵头单位，联合瑞金医院、华东医院等，承担了上海申康医院发展中心新兴前沿技术联合攻关项目——“前瞻性随机对照人工智能技术与标准开胸手术治疗N2期非小细胞肺癌的临床研究”。

该研究的主要内容是达芬奇人工智能技术与常规开胸手术用于治疗N2期非小细胞肺癌的优势及劣势，总结了达芬奇机器人手术在手术时间、术中出血量、肿瘤切缘、围手术期并发症、淋巴结清扫、住院时间等指标数据上的优势。并且随着手术经验积累，优化完善出一套机器人胸外科手术相关的临床诊疗路径及指南，为国内外同行立下手术参考标准，逐步推广人工智能技术。另外，逐步探索拓宽机器人手术适应证，争取在国内或亚洲范围内率先顺利完成对高龄患者、年幼患者、有特殊合并症患者的机器人胸外科手术，为更多胸部疾病患者选择更精准的治疗提供建议。这是世界上首次开展的达芬奇人工智能技术用于治疗N2期非小细胞肺癌的随机临床对照研究，具有划时代的意义，对于该期别的非小细胞肺癌患者而言是一个福音。

国内的机器人技术自引入以来，在短短数年中得到快速发展。但是，

目前中国的机器人技术完全依靠进口的仪器设备，临床上使用的机器人手术辅助系统都是美国生产的，机器和相关配件的费用都较高，给患者带来一定的经济负担，不利于机器人技术的发展和手术技术的普及。胸科医院在保持胸外机器人手术数量行业领先的基础上，聚焦胸外机器人技术的医教研整体发展，进一步推进国内机器人技术的不断提升，为中国国产达芬奇机器人设备的研发、临床外科技术的改进和普及等贡献积极力量。

2018 年，胸科医院和上海交通大学进行医工交叉合作，成立了"上海交通大学医疗机器人研究院——胸科医院临床联合研究中心"，进一步推动医疗机器人的研发和临床转化研究。联合中心聚焦医疗机器人在心胸学科领域的医教研各方面，通过胸部手术、心脏介入、有创操作、内镜介入等领域的临床转化研究和各类产学研合作项目，以及制定临床使用标准、开展临床培训等，实现医疗机器人胸部领域的研发新突破，以推进心胸专科医疗机器人研制应用的快速发展。此外，联合中心还将建立由美国认证的胸部机器人临床实训中心，通过严格细致的理论和临床培训，将胸部机器人手术推广至更多地区。在不久的将来，医生们可以用上中国自主研发的机器人手术系统。

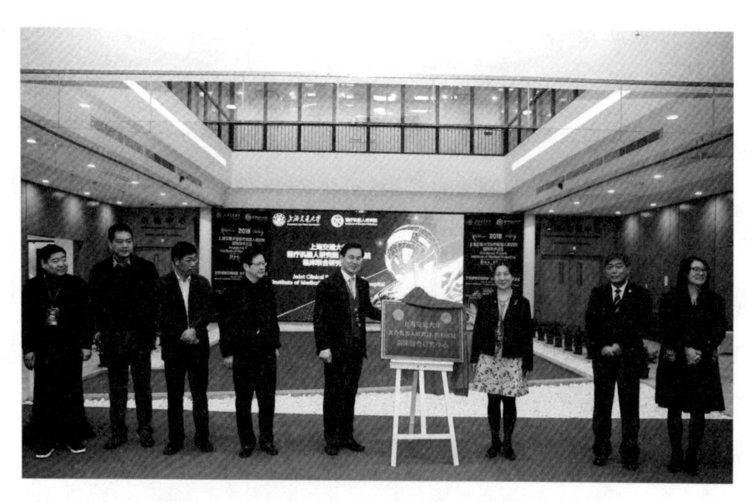

图 21－3 上海交通大学医疗机器人研究院成立

胸科医院机器人手术团队在积极开展并推进临床、科研工作的同时，也及时总结先进经验，分享与传播胸部微创外科领域前沿技术和诊疗规范。团队成员结合胸外科手术技术在国内临床、科研、教学的最新发展状况，编写了《机器人胸外科：医海拾贝》。该书是目前国内最新的阐述胸部机器人手术的著作，集结了机器人胸外科领域的前沿进展和热点话题，包含肺部手术、胸腺切除术和食管手术三大部分，全方位探讨了机器人胸外科技术的优缺点、适应证、并发症等方面的基本概念和临床实践，是青年医师临床参考的规范，也是高年资医生进行技术对比和经验切磋的重要文献资料。此外，由胸科医院肿瘤科（外科）团队共同汇编的《支气管肺癌机器人胸腔镜手术精要》也即将出版。此书涵盖支气管肺癌机器人手术从解剖到实战的各个方面，分别围绕不同肿瘤分期、术式选择、手术展示、术后快速康复及并发症的处理等方面进行翔实介绍，进一步丰富支气管肺癌机器人手术领域的学术成果，提升中国胸外行业微创技术水平。

胰腺手术的领跑者

——附属瑞金医院完成世界最大宗胰腺肿瘤高难度手术

瑞金医院胰腺外科的发展要追溯到20世纪五六十年代，从成功救治重症胰腺炎到勇闯手术禁区挽救胰腺癌患者，有着坚定笃实的发展历程。如今，瑞金医院胰腺外科秉承着勇于创新、开拓进取的精神，在胰腺癌手术治疗、胰腺微创治疗等方面不断取得新突破，屡屡创造“第一例”，成为当之无愧的复杂胰腺疾病患者的治疗“绝处逢生之地”。

胰腺肿瘤是恶性程度最高的肿瘤，因其起病隐匿，早期缺少特异性临床表现，复发率高等原因致使治疗效果不佳，被称为“癌中之王”，其中位生存时间小于6个月，5年总体生存率小于6%。《2018年中国癌症统计》发布显示，全国胰腺癌年标化发病率为4.29/10万，列第10位。标化死亡率为3.69/10万，列第6位。迄今为止，根治性手术切除仍是有望治愈胰腺癌的唯一途径。

国内首先开展手术治疗坏死性胰腺炎

瑞金医院开展胰腺疾病的治疗，要追溯到20世纪50年代。著名外科学家、瑞金医院终身教授张圣道年轻时，在老师傅培彬教授的鼓励和指导下，将胆道外科、胰腺外科定为两大研究方向。当时，国际上对胰腺炎的治疗已由保守的内科治疗转为倡导手术，而国内由于比较封闭，一直沿袭着保守方法，导致重症胰腺炎的死亡率居高不下。1965年，一位老年病人患坏死性胰腺炎，参与会诊的10名医生中仅有1人提出手术治疗，最后病人没有进行手术，因治疗无效去世。第二年，另一位病人也因为坏死性胰腺炎被送到了瑞金医院抢救，来自全国的著名医生都仍然认同保守治疗，只有傅培彬教授坚持认为应该尝试手术，并果断进行。病人经历了前后三次手术，病情时好时坏，甚至最后一次手术时因为腹部多次手术已经无法再次打开，需从病人的背后进腹，但傅医生不曾放弃，最终病人康复了。一场硬仗是过去了，但从中得到的启发，却让张圣道等人在傅培彬的指导下开始了打败胰腺炎的漫长征程。

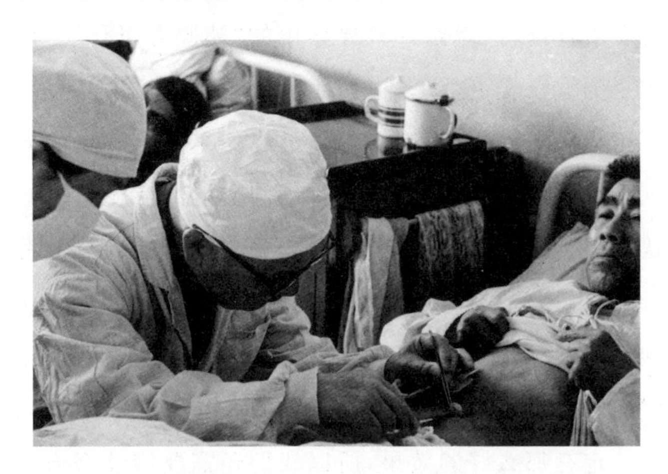

图 22－1 傅培彬在国内率先采用手术治疗急性出血坏死性胰腺炎患者获得成功

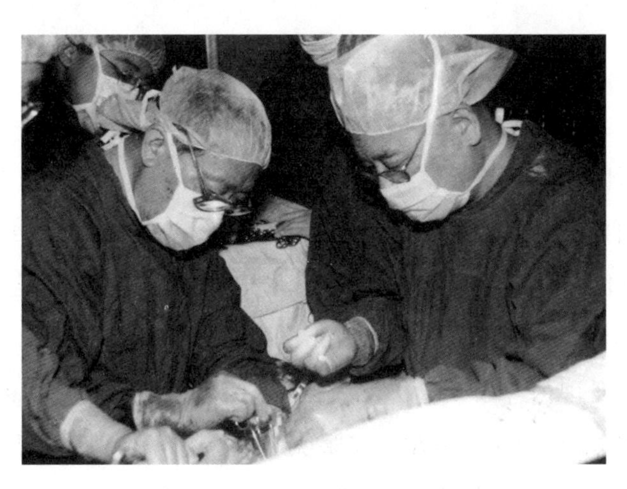

图 22－2 张圣道在手术

这一战就是几十年，中华医学会外科学分会于1986年成立胰腺外科学组后，张圣道从副组长到组长，先后拟定重症胰腺炎的"诊断及分级标准"和"诊治指南"，得到了全国同行普遍采纳。为了让先进的治疗方法挽救更多可以挽救的患者的生命，他还组织了胰腺外科学组讲学团到全国宣传普及治疗方案：他负责讲重症胰腺炎，曾担任胰腺外科学组首任组长、后为学组顾问的朱预教授讲胰腺内分泌肿瘤，学组秘书长赵玉沛教授讲胰腺癌。他们三人先后到天津、浙江、江苏、湖北、宁夏、海南、广西、安徽及湖南九省市宣讲，这就是外科界盛传的"胰腺万里行"。从全国宣讲到定期组织全国会议交流，张圣道和团队秉持着傅培彬教授攻克胰腺炎的决心和真正为病人排忧解难的仁心，最终使重症胰腺炎的死亡率从近99%降低到15%，并成功制定出爆发性胰腺炎的治疗规范。

老骥伏枥，志在千里，如今，张老依然关心着胰腺外科的发展，他说："胰腺炎的治疗不是单纯外科的事，还需要消化内科、影像学、重症医学等其他学科的集体参与，还有基础学科的发展，否则只拿掉坏死组织那可是'不胜其拿'啊。但是基础研究很难，有些在动物身上做出来不错的，放到人身上就不一定有那么好的效果，所以我们还需要继续努力。"张老略显遗憾的话中透露出对未来医学发展的深切期待。

不惧"癌中之王"，开创全新手术方式

瑞金医院在胰腺疾病治疗方面有优良传统，拥有张圣道、李宏为等一批享誉国内外的专家。近年来，医院胰腺外科发展进一步加快，胰腺疾病诊治中心2018年仅胰腺癌根治手术量就已经达到了1026台，数量之多在全世界都位居前列。

医院也是国内应用手术机器人最早的医院，为超越传统的腹腔镜微创手术局限，瑞金团队充分利用了最尖端的医疗器械——达芬奇机器人。它自带光源，装有两个摄像头，能把脏器放大10倍，并以三维立体画面呈

现。用彭承宏的话来说就是“自己仿佛钻进了病人的肚子”：机械臂伸入患者身上4个直径约1厘米的小洞，比人的手指更灵活，能进入许多人手不能企及的狭小空间，突破盲区，进行各种精细的操作……大胆尝试的结果证明，机器人手术后的恢复时间较开腹手术显著缩短，切口感染显著减少，而肿瘤的根治性、并发症发生率和围手术期死亡率则没有显著差异。

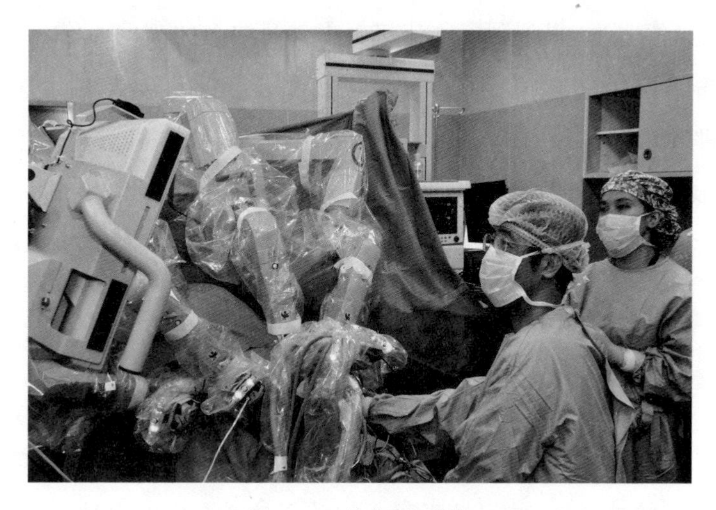

图22-3 达芬奇机器人

即便是采用传统的开腹手术，一般胰腺疾病手术所需要的时间也长达四五个小时。彭承宏所做的手术，集中在胰腺癌这种被称为“癌王”的疾病上，机器人手术刚刚推行时，同样的手术机器人手术要比开腹操作多花一个多小时，现在，彭承宏手中的机器人手术，已经可以做到与传统开腹手术时间几乎一样。而机器人手术由于创伤小、精细度高，可以最大限度地减少手术创伤，手术质量也得以大大提高。仅仅7年时间，彭承宏教授从手术机器人在中国最早的应用者和推广者，变成了国内、甚至世界胰腺疾病领域机器人手术的领军人物之一。

手术机器人虽然诞生在美国，但中国医生在应用上的突破，却走在了世界同行的前面。在胰腺手术领域，彭承宏教授在国际上首次完成机器人辅助胆囊癌根治术；首次实施并完成国际上至今最大样本量的机器人辅助保留十二指肠胰头切除术；完成目前全球最大数量“端侧胰胃吻合技术”的机器人辅助胰中段切除术；建立“前正中入路”手术路径，首次完成机器人辅助肝尾状叶腔旁部肿瘤切除术。从2010年引入达芬奇手术机器人、开展第一次机器人手术至今，瑞金医院胰腺团队的手术水平已经处于世界领先，数量也位居世界第二，仅次于美国匹兹堡大学医学院，其中1/3为胰腺癌手术，得到国际临床机器人外科协会的高度评价。

值得一提的是，2017年，瑞金医院110周年院庆前夕，瑞金医院胰腺中心机器人手术数量突破1500例，这是中国达芬奇机器人胰腺手术完成数量最多、手术难度最大的中心，彭承宏教授个人的达芬奇机器人手术，也已经突破1000例。

挑战高难度　造福更多患者

而今，瑞金医院胰腺外科后生晚辈将敢为人先、勇闯禁区、攻克顽疾、造福患者的精神发扬，并根植于每一位瑞金外科医生的血脉中。

2017年，一位33岁的王小姐向沈柏用教授求助，她的胰腺区有一枚10.4cm×12.1cm×7.2cm的硕大胰头肿瘤，而这样的情况已被许多医院认定为“手术禁区”。

手术的巨大风险显而易见：一方面，肿瘤与周围脏器的重要血管已经紧密地“融合在一起”，稍有不慎造成大出血就会危及患者生命；另一方面，手术必须保住这些重要的血管，否则就会造成脏器坏死，即便是肿瘤被摘除，患者的生存期也会很短。瑞金胰腺中心团队为此做了充分的准备，不仅做了充分的术前讨论、制定了完备的手术方案，并且调配了6mm的人造血管，用来为患者进行重要血管的修复。手术中还有各种突发的情况可能出现，但是高难度对于这个团队来说并不意味着不可能。

更让人窒息的是，进一步检查后确定，这并不是普通的肿瘤，而是危险性极高的胰头肿瘤，而体积如此之大也实属罕见。怎么办？经过缜密的手术方案讨论，沈柏用教授团队决定给王小姐一次绝处逢生的机会！

打开患者的腹腔后，沈柏用教授发现这枚肿瘤体积比患者入院前核磁共振的显示结果更大，且已经存在部分癌变迹象，再晚一步，癌细胞极有可能扩散。更具挑战性的是，肠系膜上静脉与肿瘤紧密地生长在一起，摘除肿瘤后血管存在 10cm 缺损，需要迅速修补，否则小肠就会坏死；而紧贴肠系膜的动脉压力非常高，稍有不慎血液将会在 4 分钟内“跑光”，手术还涉及多个器官的摘除及修复。

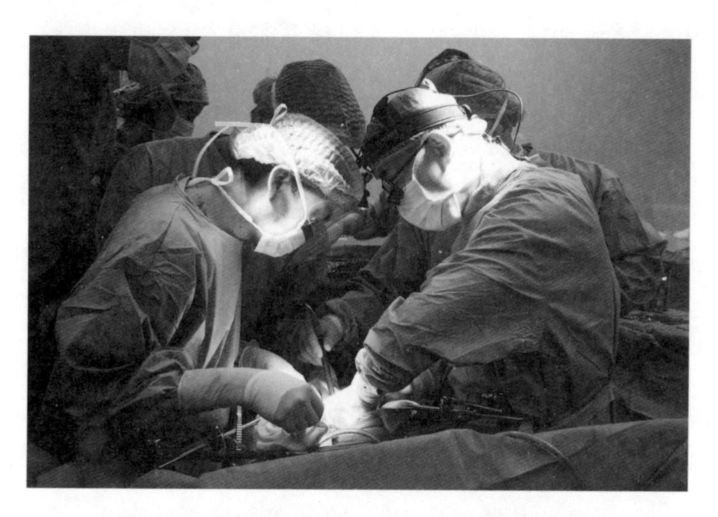

图 22－4　沈柏用团队施行 10cm 巨大胰腺肿瘤切除术

经过 6 个多小时的奋战，沈柏用团队一起克服重重难关，将肿瘤成功摘除，并利用 6mm 的人工血管对肠系膜上静脉 10cm 的缺损进行了修补，切除了患者受到肿瘤侵害的三分之一胃部、十二指肠、胆囊、胆总管及胰头，重建了胰腺和小肠。重达 600g 的肿瘤被迅速送往病理科进行冰冻切片，初步病理结果显示与术中判断一致，是一枚潜在恶性的实性假乳头瘤，正因为这次及时的手术才为年轻的生命赢得了希望。经查询，目前国内外文献尚未报道过体积如此巨大的胰头部肿瘤。

像这样的高难度病例，在瑞金医院的胰腺外科还有很多，医生们总是给那些别人不愿意收、不敢收的复杂病情的患者带来希望。

突破常规创建国际认可的治疗标准

“作为重点收治疑难重症的全国著名三甲医院，不能满足于病人的规模数量，而应在规范治疗基础上，大胆创新临床技术，谋求质的飞跃，力争国际领先。”瑞金医院院长瞿介明在一次会议中表达了攻克医学难关的决心。

在医院全力支持下，瑞金胰腺外科团队近年来在胰腺癌治疗领域可谓亮点频频。归纳起来如下：

第一，科学规范淋巴结清扫范围。一直以来，国内外同行恪守由国际胰腺癌协作组颁布的淋巴结清扫范围“金标准”，然而瑞金团队却发现这个“标准范围”不够，不足以把癌转移的淋巴结清扫干净，于是将清扫范围重新规范，以彻底廓清淋巴结，通过3年的临床研究实践，这种扩大淋巴结清扫的方式可以帮助钩突癌、肿瘤血管侵犯以及肿瘤指标较高这三种类型的患者显著延长生命。新标准得到了国际同行的认可，成为瑞金“金标准”。

第二，建立了新的胰肠吻合方式，将肠道与胰管间吻合改为肠道与胰腺全层吻合。使得胰腺残面与空肠浆膜面最大限度实现紧贴，消除死腔，减少胰腺残面损伤和残面针眼瘘，同时减少胰腺残面切割力，减少胰瘘发生。该方法使胰瘘发生率从19.5%降至3.3%（文献报道胰瘘平均发生率为20%，最低发生率5.3%）；总体并发症率由43.65%降至23.33%，且围术期零死亡。该吻合方式得到国内外公认，并被称为“沈氏吻合法”。

第三，对中期胰腺癌，术中联合血管切除/重建技术提高胰腺癌切除率，切除率达77.8%，根治性切除率达到82.5%；对于晚期胰腺癌（胰腺癌伴肝脏寡转移）选择性联合脏器切除，获得8.33%三年生存率。2015年，有一名40岁的晚期胰腺癌患者来到瑞金医院，此前他已经遍寻全国其他各大医院，得到的答复都是“不能化疗、不能手术、无法治疗”。瑞金胰腺外科团队决定接受挑战，普外科彭承宏和沈柏用两位教授齐心协力，切除了整个胰腺肿瘤和肿瘤侵犯的腹腔干动脉，即全球极少报道的高难度APPLEBY手术。但是，这名患者的肝脏已经有癌转移，为此胰腺外科团队又切除了部分肿瘤转移的肝脏，从而诞生了一个全新的手术方式——“胰腺肿瘤＋侵犯的血管＋部分肝脏切除术”。为了保证患者安全，医生还对手术野进行了术中大剂量放疗，并在术后辅以化疗。最后，这名病人活了22个月，生存期大大延长。

第四，率先建立了完整的胰腺微创手术技术体系，“隧道先行，自下而上，两侧外展，由近至远”的手术入路已成为共识。胰腺周围血管密布，胰腺肿瘤手术因而又被称为最难的外科手术，一直被视为微创禁区，只能进行开腹手术，否则无法将肿瘤组织清除干净。然而瑞金团队却恰恰在禁区中看到了提高疗效的希望之光——微创手术不但康复快，更重要的是有效维护了患者免疫能力，对提高生存率至关重要。截至目前已完成了3000余例胰腺微创手术（腹腔镜及机器人），样本数居国内第一、世界第二，并首创两种机器人术式，至今保持最大样本量。相关论文已被*Annals of Surgery*和*JAMA Surgery*接受。

此外，还完善了基础研究及数据共享平台，为实现胰腺恶性肿瘤的精准治疗做出重要贡献：建立基因分子分型的新方法，提出胰腺导管腺癌患者的关键基因突变类型，奠定了早期诊治的基础；在国内首次建成胰腺导管腺癌PDX模型库30余例，并在临床利用基因测序检出的靶点和PDX模型对先导靶向药物进行筛选，发现了新的胰腺癌治疗药物5种，其中包括糖酵解酶抑制剂2种，相关内容已经发表在*PNAS*上 。

如今，拥有150个床位的瑞金医院新胰腺疾病临床中心正式启用，成为全世界最大的胰腺疾病治疗中心，正逐渐成为胰腺手术的领跑者。同时，设于瑞金医院的上海交大医学院胰腺疾病研究所，对胰腺疾病的发生发展机制、复转规律、药物敏感性等开展了长期扎实的基础研究，目前正与中科院药物研究所合作研发3个新药物。在“精准医学”的发展大潮中，瑞金医院还成功申请全国首个胰腺癌基因测序临床许可证，搭建测序平台和数据分析平台，有望通过测序，根据患者突变基因类型和预后不同，为每一位患者度身定做个体化综合治疗方案，进一步提高疗效。

（詹茜　金佳斌　朱凡）

打造致命胸痛患者的“健康网”

——附属胸科医院的中国第一家国际标准化胸痛中心建设之路

“我怎么也没想到，胸口痛一痛，竟然是急性心梗！我更没想到，我人还在救护车上，胸科医院的医生已经为我确诊，还启动了手术准备。”想起当时从社区医院到胸科医院转诊的情况，急性心梗患者薛先生仍记忆犹新。

“病人未到，诊断已到”，这是胸科医院打造的国际标准化胸痛中心，区别于一般急诊流程的最大特点之一。患者薛先生从走进社区卫生服务中心开始，诊断、转院、接诊、手术，直至解除生命危险警报，横跨长宁区和徐汇区，用时仅 96 分钟！从救护车开进胸科医院，到薛先生堵塞的血管被打通，用时仅 18 分钟！远短于上海地区急性心梗救治的平均用时。

2011 年，胸科医院在国内率先引入国际标准化的胸痛中心模式，经过近一年的全院流程改造和优化，2012 年 8 月，中国大陆地区首家获得国际认证的胸痛中心在胸科医院成立。其后，医院结合实际，与行业同道一起，共同牵头开展符合中国国情的中国胸痛中心建设与发展进程。2015 年，胸科医院胸痛中心被授予“中国胸痛中心质控中心”；2016 年成为首批“中国胸痛中心示范中心”，上海地区仅此一家；2017 年，医院又被授予首批中国国家“一带一路心脏介入培训基地”。

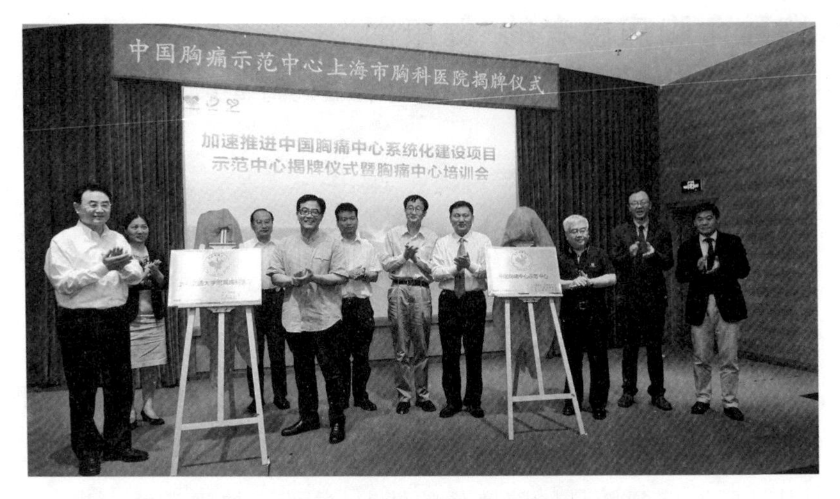

图 23-1　胸科医院胸痛中心成为中国胸痛中心示范中心

对标国际，建设中国第一家标准化胸痛中心

当前，我国心血管病患病人数超过 3 亿，心血管疾病已经成为我国国民的首位死因，且患病率和死亡率仍处于上升阶段。其中，我国心肌梗死患病人数约 250 万，突发急性心肌梗死离世的悲剧时有耳闻，心血管疾病的防控形势相当严峻，建立急性致命性心源性疾病的有效救治体系成为当务之急。

另一方面，胸痛是常见临床症状，成因众多，诊断复杂性非常高。数据显示，能引起胸痛的疾病多达 50 余种。临床上，每位患者对胸痛的反应不一致，而且不少疾病表现出来的胸痛表现非常类同，比如吸毒、抑郁症等引起的胸痛就和急性心梗非常相似。第一时间为病人做好分诊，减少漏诊或者误诊，是临床急待解决的难题。

对标国际，建立起普遍适用的急性心血管病救治体系，是最有效的方法。胸科医院作为我国第一家以诊治心胸疾病为主的三甲专科医院，为进一步提升我国急性胸痛救治整体水平，建立符合中国国情的胸痛救治规范，提高救治成功率，缩短抢救时间，2011 年举全院之力，对标国际先进模式，在国内率先启动国际标准化胸痛中心建设，2012 年中国大陆地区第一家获得国际认证的胸痛中心在胸科医院建成。

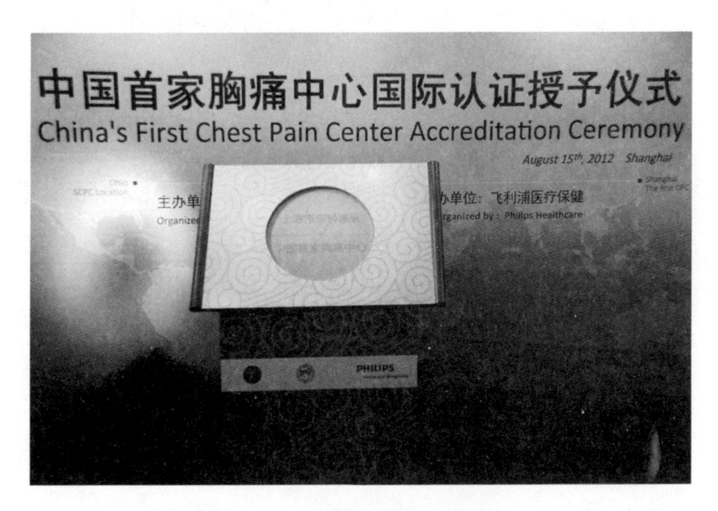

图 23－2　中国首家国际认证胸痛中心

胸科医院的胸痛中心立足专科专长，将院前急救、院内救治、社区预防康复三方面进行整合。胸痛中心第一要点是在最短时间内为病人分诊，这对医务人员的专业素养要求很高。胸科医院凭借优势专科特长，参考美国胸痛中心的“是否为心源性、是否致命性”两大标准，快速建立起分诊规范，有效提高了胸痛诊断的成功率。这些经验随后都被写入国内首部“胸痛诊治共识”，对其后全国范围内的中国胸痛中心认证工作作出极大贡献。

经过数年持续建设，胸科医院胸痛中心综合水平始终领跑全国。2015 年，胸科医院胸痛中心被授予“中国胸痛中心质控中心”；2016 年成为首批“中国胸痛中心示范中心”，上海地区仅此一家；2017 年，医院又被授予首批中国国家“一带一路心脏介入培训基地”。国际公认的检验胸痛中心成效最具代表性的指标——患者从进入急诊大门到血管内球囊扩充(D2B)时间，2015 年全国胸痛中心平均水平为 94 分钟，而胸科医院平均用时仅为 67.02 分钟，2016 年平均用时进一步降至 61.44 分钟，这个标准不仅比全国平均水平快近 33 分钟，同时也领先于国际标准。其中，最短用时仅为 18 分钟，约为全国平均水平的 1/6，已经成为典范。

精确到秒，多管齐下优化诊治流程

对致命胸痛患者而言，"胸痛中心"和一般急诊绿色通道相比，最大的区别在于三点：诊治更规范、抢救更及时、网络联动更完备。

胸痛在临床上是一种非常普遍的症状，相关疾病种类繁多。其中，既有致命性的，例如急性心梗、主动脉夹层等，也有不具生命威胁的疾病。因此，在最短的时间里，用最简洁有效的方法，鉴别出引起胸痛的致命性疾病，并施以及时抢救，有效减少误诊漏诊率，就成为胸痛中心建设的一大关键。

为此，胸科医院在建设之初，就以建立胸痛中心规范化诊治标准为根本。一是建章立制，医院建立健全了各类胸痛患者诊治流程及规范指南共六章 30 项制度流程，涵盖诊断、分诊、治疗、抢救、转诊、培训、持续改进以及组织架构、应急预案等一系列相关步骤、环节、要素，既具有操作性，又具有推广性。二是优化流程，医院集结心内科、急诊科、导管室、心外科、放射科、手术室等多科精英骨干，将胸痛中心所有环节进行"精确到秒"的计时标准化处置，即用"掐秒表"方式，精确计算病人从初次接触医护人员到接受治疗的各环节所需时间，减少不合理的等待与迂回，确保救治黄金时间。同时，医院创建"急性心肌梗死一键启动"机制，率先在全国制定施行"先救治、后收费"举措，确保每位胸痛患者的诊治标准化、规范化、有效化。

对急性心梗等致命性胸痛患者来说，时间就是生命。以急性心梗为例，发病两个小时后约 50%的心肌发生坏死，六个小时就有 90%的心肌发生坏死。早一分钟救治，就能挽回一条生命。一天，罗先生一早就来到胸科医院，他既不是看病，也不是探望病人，而是特意来感谢胸痛中心的医务团队。一个月前，他因为胸痛难忍，来到胸科医院就诊。可没想到，人刚刚踏进急诊室，还没来得及和接诊护士说上话，就突发心脏停跳，一下子就倒下了，不省人事。胸痛中心立即启动“一键启动”机制，心内科、急诊科、麻醉科、导管室、医务部全部到位。“先救人！”医生护士一下子扑了过去，气管插管，心外按压……半小时过去了，罗先生的心跳终于恢复了。随即他被转送导管室进行介入治疗。在医护人员全力抢救的同时，职能科室通过就诊卡等线索积极联系家属，在罗先生转危为安之时，家属也火急火燎地赶到了医院。回想起这段经历，罗先生感慨万分，胸科医院胸痛中心的一系列举措，让他得到了最及时的抢救。因此，在他身体基本康复的一个月后，他特意来到胸科医院，用一个深深的鞠躬向医务人员表达了感谢之情。

急救前移，打造“胸科—社区”网络化联动模式

胸痛中心救治的最大亮点在于“快”。为了实现这个“快”，胸科医院胸痛中心在院内建设的同时，将视线聚焦到了“120”急救车和社区卫生服务中心这两个点上。急救前移，为患者争取更多时间！

医院以贯彻落实“分级诊疗”为切入，率先将胸痛中心建设从“以点带面”逐步向“网络联动”转型，建立起“胸科—社区—120”网络化联动模式，将急性心梗患者的抢救前移至救护车或社区医院，实现“院前急救”无缝衔接，通过信息化手段，努力实现对急性致命性胸痛疾病的最优化救治。

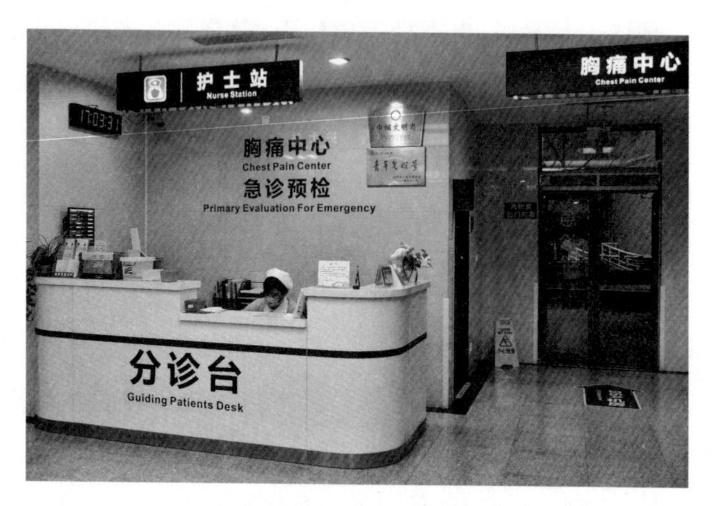

图 23-3 胸痛中心急诊绿色通道

2016 年,胸科医院与长宁区华阳路街道、新华街道、天山路街道、虹桥街道、江苏路街道社区卫生服务中心等五家社区医院建立合作。经过两年多的紧密协作,“胸科—社区—120”网络化联动模式已经初具规模。联动模式建立了一套远程心电会诊机制,患者在“120”或社区被接诊后,其心电图等检查数据能实时传输至胸科医院胸痛中心,经专科医师诊断后,可立即启动高危患者转诊。也就是说,在患者前往医院的路上,胸痛中心的医生们就已经可以根据心电图提示做好下一步接诊准备,遇到凶险万分的突发急性心梗患者,就直接将患者送至导管室进行抢救。

2017 年的欧洲心脏病学指南中,对于急性心肌梗死的治疗,再次强化了首次医疗接触时间(FMC)到血管开通时间的重要性。薛先生就是从“胸科—社区—120”网络化联动模式中获益,被成功救治的急性心梗患者之一。当时,他突发胸闷胸痛,前往虹桥街道社区卫生服务中心就诊。社区医生在为他做了心电图检查后,发现心肌梗死可能,随即立刻启动与胸科医院专科医生的微信群。通过双方医生沟通,患者就诊后仅 10 分钟就被明确诊断为“前壁心肌梗死”,并立刻启动转诊。“120”急诊转接患者至胸科医院后,急诊医生做了规范问诊,随即就将薛先生送至导管室进行冠脉造影。仅仅15分钟后，患者心脏堵塞最严重的地方就已经植入一枚支架，堵塞的血管被打通了。从薛先生走进社区卫生服务中心开始，诊断、转院、接诊、手术，直至解除生命危险警报，横跨徐汇区和长宁区，FMC用时仅96分钟，远短于全国胸痛中心平均水平。通过日趋完善的“胸科－社区—120”网络化联动及“院前急救”举措，胸科医院已经成功抢救了数十位从社区转诊过来的患者。

另一方面，胸科医院本着“授人以渔”的理念，与长宁区卫生健康委签订“区域医疗协作共建”协议，通过筛选社区高危人群、慢病健康干预、制定救治操作标准、培养专科医务人员、畅通患者转诊通道、探索康复服务模式等方式，提升长宁区疾病预防救治能力。医生之间建立起实时沟通渠道，通过家庭医生与专科医生的微信群，不仅能在救治患者时做到实时互动，还能在日常工作中进行病例讨论，给予家庭医生医疗诊断和治疗方面有效协助。同时，胸痛中心通过定期开展的“胸科—社区”医生之间的专业论坛，定期派出专科医师前往社区参加门诊和查房带教，为社区医生进行专业化、规范化诊疗理念、知识和实务培训，持续提升胸痛疾病诊治水平。

中国特色，助力建成中国胸痛中心联盟

胸科医院作为首批中国胸痛示范中心，努力在中国胸痛中心建设过程中发挥模范带头作用，为推进建设上海乃至全国协同的胸痛急救网络体系贡献积极力量。

在建设胸科医院胸痛中心的同时，医院以病人为中心，进一步将胸痛中心救治模式推广至全国。在中华医学会的大力支持下，胸科医院的胸痛中心专家团队将宝贵经验及实战心得悉数分享全国。作为发起单位之一，胸科医院参与了由中华医学会心血管病学分会的“中国胸痛中心认证”。截至2016年7月，全国已有63家胸痛中心获得认证，涵盖近20个

省市，此项工作已经成为具有全国影响力的项目。其间，胸科医院因在胸痛中心建设中的示范作用，于2014年通过认证成为第一批中国胸痛中心，2015年成为中国胸痛中心质控中心。同时，胸科医院积极履行质控中心职责，承办了第二届、第四届中国胸痛中心高峰论坛、第二届中国胸痛中心质控大会等行业会议。其间，医院充分利用大数据信息，积极为各胸痛中心服务，先后制定了十五项质控指标及《中国胸痛中心质控中心蓝皮书》。

近年来，胸科医院胸痛中心接待了由多国家同行组成的国际参访团，以及市一医院等兄弟医院数批次国内、国际同行来访交流，充分展现了胸科医院乃至中国胸痛中心的建设水平，展现出中国胸痛中心建设的“排头兵”实力。2016年9月，胸科医院“中国胸痛中心示范中心”挂牌之际，中华医学会心血管病学分会、中国胸痛中心认证工作委员会、中国心血管健康联盟共同在胸科医院发起了上海地区胸痛中心认证工作。全市共40余家医疗单位参加，逐步推进胸痛中心救治模式在上海地区的深入建设。2017年，上海地区有7家市级医院宣布成立胸痛中心。

砺术仁心　永不止步

——附属新华医院开展肝胆肿瘤防治历程

“如果我当时分离的刀法能更精准一点，这个病人的手术效果肯定会更好！”已是深夜10点，新华医院普外科刘颖斌教授做完最后一台手术，疲惫地靠在椅子上，对着身边的学生喃喃自语。即便从一个助手的角度来看，这台手术已经足够完美，但这句简短的话语中依然流露出深深的遗憾。

这句话折射出的恰恰是刘颖斌最难能可贵的品质，在医学这条布满荆棘的路上始终不忘初心，上下求索，而这种恪守与坚持也正是刘颖斌教授带领下的新华医院普外科始终秉持的，是这份恪守与坚持让我们这十几年在开展肝胆肿瘤防治的道路上历经风雨，砥砺前行。

肝胆肿瘤作为最常见的消化道肿瘤之一，其发病率在全世界特别是中国呈现逐年上升的趋势，其中胆囊癌更是被称为癌中之王，即便在医疗手段飞速发展的当下，肝胆肿瘤患者的术后五年生存率也仅仅在5%～15%。如何有效提升这部分患者的治疗效果及生存周期是全世界肝胆外科医生心头最迫切想解决却深感无力的问题。

面对这一连同行都认为近似无解的难题和这些难题背后无数怀揣希望的患者，刘颖斌带领着新华医院普外科团队迎难而上，针对肝胆肿瘤提出“临床、科研、预防，三者齐头并进”的思路，一路走来，不惧困难，不畏险阻，各项研究稳步前进，均取得令人瞩目的显著成绩。目前，普外科整体临床规模诊治技术已居国内先进水平，肝胆外科的临床和基础研究处于上海和全国同类院校的领先地位，其中胆道肿瘤规范化诊治及复杂肝胆疾病的诊治处于国内先进水平，完善了肝尾状叶和精准胆囊癌切除的手术策略和方法。科研方面，团队在国际上首次构建胆囊癌突变谱，发现 *ERBB*2/*ERBB*3 高频突变通过上调 PD -L1 表达促进胆囊癌免疫逃逸，相关的研究结果发表在 *Nature Genetics*、*GUT* 等国际知名杂志上，并获 2016 年华夏医学科技奖一等奖，2017 年中华医学科技奖二等奖，2018 年中国高校自然科学奖一等奖；同时为了获取更具说服力的肝胆肿瘤流行病学资料，刘颖斌组建了负责数据采集的团队，与全国十余省 40 余家三甲医院联合对肝癌和胆囊癌的流行病学特点进行分析，有望填补国内这一方面的研究空白。这些成果加快了肝胆肿瘤精准治疗的步伐，在胆道肿瘤的防治道路上留下了浓墨重彩的一笔。

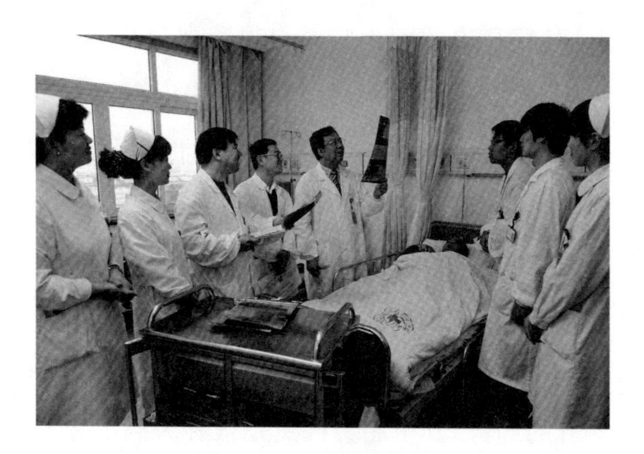

图 24－1　刘颖斌团队查房

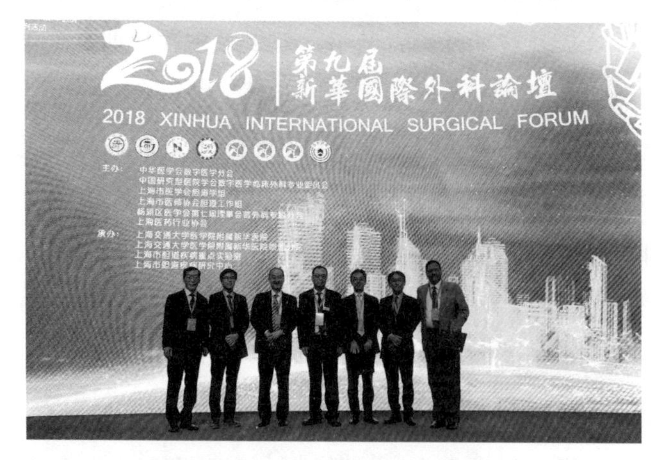

图 24－2　2018 年 10 月 19 日，第九届新华国际外科论坛召开

仁心砺术传递温度

新华医院普外科每年要完成100余例肝癌手术及100余例胆道恶性肿瘤手术,这意味着除去节假日平均每天都有一位肝胆肿瘤患者在这里获得了希望,患者家庭的命运也随之得到了改变。而这背后辛勤付出的便是刘颖斌教授带领的新华普外科团队的每一位医师。

患者小芬(化名)是一位年仅26岁的花季少女,可能她怎么也无法想到,自己因为普普通通的上腹部疼痛前往医院就诊得到的却是肝中叶胆管癌的诊断,对于一位刚刚踏入社会不久,刚开始美好恋情的小芬,无疑是一次沉重的打击。怀着对生命的渴望,小芬第一次来到新华医院普外科,找到刘颖斌教授团队。

"肿瘤位于肝中叶,门静脉右前支右肝管肝中静脉均受到了侵犯,手术没法做。"刘颖斌教授在仔细看过小芬的增强CT后,给出了令人绝望的诊断,小芬的母亲眼眶瞬间就湿润了,情绪激动地握住刘教授的手,"难道真的就没有其他办法了吗?求求您一定要救救我女儿,她还那么年轻。"

"目前的情况只能先进行靶向+化疗,期望肿瘤对药物敏感,缩小到可以进行手术时再开刀,但是药物能不能起到作用,就因人而异了,但我可以肯定的是我们医疗团队都会尽力!"

在完成靶向测序后,小芬开始了自己的靶向+化疗之旅。出人意料的是,第四次治疗结束复查CT时发现,小芬的肿瘤奇迹般地缩小了,又过了七次治疗,团队医生对小芬肿瘤病灶、残肝体积、总体情况再次做出了全面的评估,一致认为已经满足了手术的要求,在利用精准的三维成像技术对手术解剖路线反复演练,并与麻醉科、肿瘤科多学科讨论后,小芬在2017年接受了扩大右半肝切除的手术,手术取得了成功。

像小芬这样在新华普外科获得新生的肝胆肿瘤患者这些年有近千

例，也正是这些不断康复的患者激励着新华医院肝胆外科医生不满足于现状，不断追求自己医德与手术技术的突破，面对失败不轻言放弃不气馁，面对成功不骄不躁。

耕耘换来回报，在刘颖斌教授与普外科全体医生的努力下，该团队开展了一系列新技术和疗法，肝癌方面包括微创手术、复杂肝癌切除术、肝正中裂劈开术、肝尾状叶切除术、肝门胆管癌围肝门切除术、ALPPS手术、抽屉式右半肝联合尾状叶切除术、肝癌术后的综合治疗等，特别是在肝尾状叶切除手术的策略和方法研究上，积累了丰富的经验，成果曾获得中国高等学校科技进步一等奖；而对胆道肿瘤，肝门部胆管癌围肝门切除术，胆囊癌的规范化治疗，意外胆囊癌的外科治疗，胆管损伤、胆道恶性肿瘤的临床诊断和精准治疗（国际首次开展I期临床试验）等技术已经在国内居于领先地位。特别是在胆囊癌扩大根治术方面积累了丰富的经验。同时，科室通过每年举办7～10次全国、地区等大会或学习班，将临床技术向全国推广，特别是向地、市级医院推广，同时配合医院及上海市要求，对云南、西藏等地区进行肝胆肿瘤治疗的扶持。

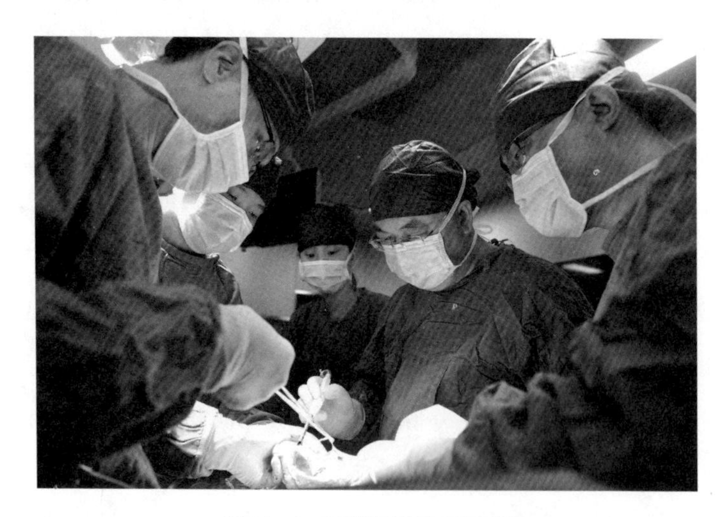

图24-3　刘颖斌带领团队手术

求真务实屡创佳绩

对于肝胆肿瘤这种恶性程度高、早期发病比较隐匿的消化道肿瘤，真正能有手术机会的患者不足40%，对于那些没有手术机会及术后复发的患者来说，没有更好的治疗手段便意味着丧失了生的可能，这样的困境也证明了当代的外科医生仅仅有鬼斧神工的手术技艺是远远不够的，必须同时兼具科研能力，深入了解疾病发生的内因，才能真正做到“双腿走路”，为患者带来更全面的福音。

想了解新华医院开展肝胆肿瘤的科学研究之路，不得不提两件事：上海市胆道疾病研究重点实验室的创立与在国际上首次构建胆囊癌突变谱。前者标志着新华医院普外科首次以团队的形式踏入医学科研之路，它让研究者们真正拥有了一个属于自己的世界；而后者则是胆道疾病研究所从上到下每一位付出者的心血第一次在国际舞台上获得肯定与认可，可以说“一剑露锋芒”，为后续研究打下了坚实的基础。

上海市胆道疾病研究重点实验室
启动仪式暨第一次学术委员会会议
上海交通大学医学院附属新华医院
2018.03.24

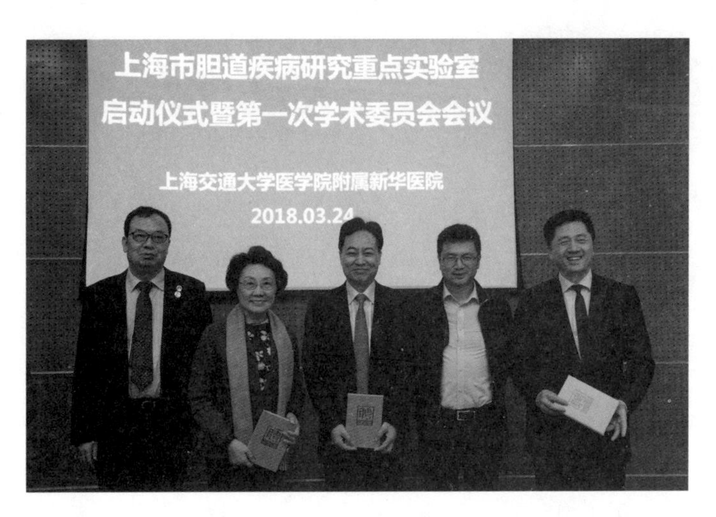

图24-4 2018年3月24日，上海市胆道疾病研究重点实验室成立

上海市胆道疾病研究重点实验室的前身是2013年7月成立的上海

交通大学医学院胆道疾病研究所，由刘颖斌牵头成立并担任所长，研究所依托上海交通大学医学院，由附属新华医院、瑞金医院、仁济医院、第九人民医院、第六人民医院等普外科在胆道疾病方面的优势学科整合而成，建立初期目标是搭建一个集医、教、研于一体的转化医学研究平台。

平台初期的建设是最艰难的，在实验经费、科研人员、实验条件和技术均未成熟时，每迈出一步都要付出成倍的努力，小到购置每一个 EP 管，大到细胞房的搭建联系，均是刘颖斌带着实验室起初的四五名研究生一手置办，实验技术不过关就利用周末和假期时间前往其他成熟的实验室进行学习锻炼，回来再通过不断的尝试凝练出一套适合我们实验的方法记录并留存；科研思路尚不明确，就在不断请国内外专家莅临指导的同时，付出更多的时间来弥补实验思路上走的弯路。实验室发展的步伐从未停歇，凝聚了团队大量汗水与心血。目前实验室确立了“以机制研究为基础，以转化医学为平台，构建胆道系统疾病防治和药物靶标筛选体系”的目标，并形成了五点研究特色，分别为：①构建胆道恶性肿瘤的细胞模型和动物模型；②胆道恶性肿瘤发生发展及复发转移的分子机制；③开展胆道恶性肿瘤的早期诊断与精准治疗；④胆道系统先天性疾病的诊断与治疗；⑤研究胆道感染与结石及其代谢成因。它们从不同维度多管齐下为胆道系统疾病添砖加瓦。

在硬件方面，实验室更是精益求精，400 平方米的实验室中配备有完善的细胞培养室，拥有荧光显微镜、低温超速离心机、定量 PCR 仪、激光共聚焦显微镜、流式细胞仪等分子生物学研究设备；拥有组学数据处理超级计算机、液相色谱－高分辨质谱仪、气相色谱－三重四极杆串联质谱仪等仪器设备；具有 SPF 级小鼠饲养房，可进行小鼠饲养及相关实验。这些齐全的设备可以让胆道疾病研究所的成员们开展从基因、细胞到整体动物等各个层次上的功能和机制研究。研究团队方面，实验室已初步形成了高水平、多学科交叉的研究队伍，拥有专职课题组长（PI）6 人、兼职课题组长（PI）5 人，博士生导师 5 人，硕士生导师 6 人。实验室拥有研究人员 29 名。其中,正高级职称 8 人,副高级职称 3 人,中级职称 9 人,博士后 3 人,技术员 6 人。实验室还与国外一些知名大学和研究机构建立了长期联系,聘请海外学者、专家任客座教授。

当然,软硬件实力终归只能反映一个实验室的规模,真正有意义的还是最终的研究成果,这也就要提到改变胆道疾病研究所格局的研究——国人胆囊癌的基因组测序,相关研究成果发表于国际顶尖杂志 *Nature Genetics* 上。

2013 年,肿瘤的全基因组测序正是全球研究热点,在敏锐捕捉到这一研究潜力后,刘颖斌教授团队立刻与上海生科院、复旦大学联合,开展了相关测序工作,前后完成了 57 例胆囊癌病人样本的体细胞突变分析,对于整体发病率相对较低且国内外研究几乎为零的胆囊癌来说,这已经是突破性的研究进展了,但当团队信心满满地将结果投向国际顶尖杂志 *Nature Genetics* 时,稿件被拒绝了。这对原本信心满满的团队无疑是巨大的打击,经过几番讨论,就在大家想要放弃另投一篇影响因子低的杂志时,刘颖斌教授提出,再试一试吧,为什么要轻易放弃呢,要对自己的研究有信心!

要知道当时在投入巨额成本的情况下,一拖再拖,研究的价值便会持续走低。就这样,课题组开始了连续 10 天的紧张工作,针对编辑的拒稿意见,逐一解释,用英文写了一份厚达 200 页的申诉材料向杂志编辑部进行申诉。成功也许会迟到,但所幸最终没有缺席,在团队的坚持和努力下,编辑部认同了团队的申诉意见,实验结果也于 2014 年见刊。

这篇刊登于 *Nature Genetics* 的研究论文既首次揭示了国人胆囊癌基因组的奥秘,又像一把金钥匙打开了实验室的科研之门,在之后的几年里,实验室先后在 *Gut*、*Cancer Letters*、*Cell Death & Differentiation*、*Oncogene*、*Molecular Cancer*、*Journal of the American College of Surgeons* 等知名 SCI 杂志上发表百余篇研究论文,并在《中华医学杂志》《中华外科杂志》《中华普通外科杂志》《中国实用外科杂志》等期刊上发

表200余篇研究论文；获得各类项目资助30余项，包括国家自然科学基金20余项，“863”项目1项；获得各类奖项十余项，其中实验室主任刘颖斌教授领衔的“胆囊癌侵袭转移模型构建与分子机制研究”项目荣获2016年度华夏医学科技奖一等奖。

如果科研不能为临床服务，科研便失去了其最初的意义，新华医院普外科团队深深意识到科研向临床转化的重要性，并一直也在朝这一方向而努力。实验室于2017年3月启动了国内首次针对不可手术切除的晚期胆囊癌药物治疗的I期临床试验。所采用的新药KBP－5209是我国自主研发的新一代不可逆的酪氨酸激酶抑制剂，它能有效阻断ErbB家族基因的相关位点。

虽然医学科研之路始终布满荆棘，充满坎坷，但新华医院普外科及实验室的同仁们始终肩负使命，敢于担当，脚踏实地地用心灵追求和探索，更用心地去打造明日的瑰丽风景。

追本求因无问西东

在尽可能完善整体肝胆手术的精确性与不断挖掘肝胆肿瘤发生发展机制的道路上，刘颖斌渐渐发现，肝胆肿瘤这种发生机制极为复杂且预后不乐观的疾病，有如很难抵抗的洪水猛兽，想要在洪水暴发后再去阻止，效果很难令人满意，所以医疗人员更应该针对肝胆肿瘤这种疾病的流行病学进行探索，将注意力集中在它们的一级预防。

在明确了下一步工作方向后，新华医院普外科在刘颖斌教授的带领下立刻组建了肝胆肿瘤流行病学研究小组，并迅速确立把胆囊癌作为首先研究对象。胆囊癌作为消化道发病率第六位的恶性肿瘤，目前国际上普遍认为饮食相关因素与胆囊癌发病密切相关，其中智利关于红辣椒、瑞典关于咖啡摄入过少及印度关于叶酸摄入过少等的研究发表在*JAMA*、*CELL*等具有影响力的杂志上，成为胆囊癌研究的新热点，但是中国作为胆囊癌发病率第一的国家，饮食相关研究竟然还是一片空白。基于以上研究背景，刘颖斌在2016年迅速与全国十余省市40余家三甲医院进行沟通，开始了这项耗时耗力但意义重大的研究。

想要获取真实世界的流行病学调查数据，对受试者的问询质量是重中之重，为了确保每一例珍贵的胆囊癌病人不被浪费，不论患者身处何地，在接到即将手术的消息后，流行病学研究小组的成员均会第一时间搭乘飞机等交通工具前往患者所在地区，按精心设计的调查问卷对患者的饮食情况进行详细且客观的问询，并留取患者术前血液及术中肿瘤样本以备后续机制研究使用。

整个流行病学调查过程所面临的最大困难便是各种突发的不确定事件，包括飞机延误导致未能及时赶上手术及问询，到达患者所在地区后由于患者个人原因而不愿进行手术治疗，患者及家属由于心情问题不愿配合问询，又或是一切问询工作完成后手术病理显示不是癌症而是罕见的良性疾病，等等。任何一种意外意味着一个小组成员2～3天的工作付诸东流，也意味着又失去一例弥足珍贵的样本资料。

流行病学调查小组成员耿亚军医生分享了这样一个故事。2017年的腊月二十八，他接到了内蒙古包头市一位医生的电话，得知第二天有一位患者准备进行胆囊癌根治术，本已收拾好行李准备回家过年的耿医生立刻订购了前往包头的机票，马不停蹄地北上，幸运的是，流行病学调查工作顺利完成，但是却因为买不到回乡的车票，无法在年三十的晚上与家人一同分享过年的喜悦，更令耿医生懊恼的是，术后石蜡病理显示，这位患者并不是胆囊癌，这就意味着耿医生这些天的付出变得毫无意义。耿医生说到这里不禁苦涩地笑了笑，从他的笑中看得出，这样的努力却没能换来应有的回报，多多少少让人失落，但当我问起他面对这种耗时很长但收效很慢的工作是否想过推脱时，他很果断地摇了摇头，他说，在这份研究的价值面前，我们的付出和努力远远不够，只要踏踏实实地坚持下去，为胆囊癌的预防带来的巨大获益，这不也正是作为医生最终的目标嘛。

截至2019年4月，在4年不到的时间里，研究小组成员先后前往新疆、内蒙古、黑龙江、湖南、广东等十余省市进行了约250次流行病学调查尝试，已经获得了大约120例完整且珍贵的报告数据，而针对胆囊癌的饮食结构与可能的饮食诱发因素分析也有了初步的结果，基于结果的实验室研究也紧锣密鼓地在前进中。

从古至今，医生所追求的最高境界始终都是“治未病”，相较肿瘤发生后进行手术或是辅助治疗，分析国内人群的生活及日常饮食从而找到诱发或增加患病可能的因素，进而有针对性地预防并降低总体发病概率，无疑是更科学且有效的策略，而这恰恰是新华医院普外科正在努力的方向，我们有理由相信，在流行病学调查小组及各地医院同僚的不断努力下，在不久的将来有望填补中国人饮食结构因素与胆囊癌发病之间相关研究的空白。

光荣与梦想在这里汇聚，在历史的长河中，十余年的肝胆肿瘤防治之路平凡而短暂，但又辉煌且非凡，凝聚了新华肝胆外科人的辛勤耕耘、开拓拼争。大家坚守信念，风风火火一路走来，硕果累累铭刻着我们拼搏努力的功勋，以晶莹的汗水辉映出这一代新华肝胆外科人绚丽的蓝图。

（李茂岚　朱逸获　李倩）

胚胎故事:打破遗传“魔咒”

——附属国际和平妇幼保健院阻断家族病“遗传通道”

胚胎植入前遗传学诊断技术(Preimplantation Genetic Testing ,PGT),或称“第三代试管婴儿技术”,是借助体外受精技术获得高危传递染色体病或基因病女性的卵子或早期植入前胚胎,通过遗传学检测后,将无疾病遗传的胚胎植入子宫妊娠,并出生正常子代的临床技术。这与传统产前诊断如超声、羊水穿刺等“先怀孕后诊断”的方法不同,是在胚胎期(植入母体前)即接受检测和筛选——因此,这是针对性地实现“先诊断后怀孕”的重要技术突破和创新。

中国科学院院士、上海交通大学医学院附属国际和平妇幼保健院院长黄荷凤,作为国内最早开展这项技术的专家之一,从2001年起,就带领团队开展针对PGT的研究和临床应用。

黄荷凤院士介绍,PGT技术的历史要追溯到1990年。当时,这项技术面对的主要挑战是PCR扩增效率低下和样本污染问题,所以在PGT应用之初,主要采取FISH杂交的方法进行检测。为了保证PGT结果的准确性,实验者必须进行大量的实验来寻找最优的扩增方法。通常,实验者往往要对50个淋巴细胞进行前期实验,优化扩增体系,保证脱扣率小于10%,才可进行正式检测。同时,实验者还必须从环境、耗材、试剂各方面减少污染的可能性。在2011年之前,PGT发展速度极为缓慢。直至2012年后karyomapping(核型定位)技术和二代测序的出现,才改良了之前PGT局限于单细胞层面检测结果存在偏倚的情况。她指出,目前PGT在我国应用前景广阔,技术发展迅速,将会为更多有遗传病家族史的家庭带来新的希望。

至今,黄荷凤院士带领的临床团队已运用胚胎植入前遗传学诊断/筛查技术,完成超过 1.5 万名胎儿的遗传学诊断、1700 余个遗传病家系的 PGT,并成功受孕近 350 例、顺利诞生近 300 个健康宝宝,诊断成功率 99%以上,健康新生儿出生符合率达到 100%!

这项技术是如何为患者一圆“母亲梦”的?有一个时间跨度长达十多年的真实故事,可以展现黄荷凤院士带领团队不懈努力的过程:来自浙江的 C 女士,经历两次痛失爱子、多次流产的艰难经历,最终得益于 PGT 技术,终于和丈夫实现了为人父母的心愿——而这一刻,夫妇俩以及各自家庭苦苦期盼了多年……

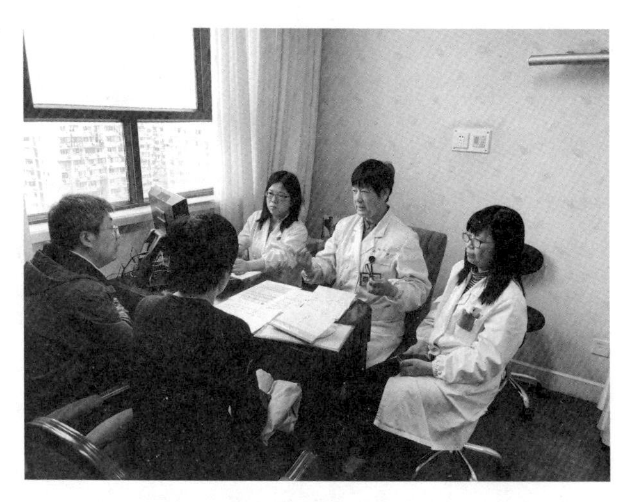

图 25-1 黄荷凤院士及其团队和患者进行充分沟通

一位母亲最悲伤的事

C 女士先后做过两个孩子的妈妈。但不幸的是,两个宝宝都是在全家人的期盼中降生,却又在家人的悲痛与不舍中离去,究其根本,竟是因为 C 女士携带了一个致命的家族遗传病基因。

2005年,C女士的第一个孩子降生了,是一个7斤多的漂亮男孩,眼睛黑亮、哭声嘹亮、四肢有力,一看就是一个好动的宝宝。手术室里,医生将宝宝捧到身边让她亲吻时,她觉得所有孕期不适和生产中的疼痛都不翼而飞,与她血脉相连的孩子是世界上最美好的珍宝。当宝宝第一次露出笑容的时候,她的心突然变得那么柔软,他太小了、太珍贵了,她愿意把自己能给的最好的一切都捧到他的面前,只希望他能健康长大。

但是,悲剧降临了,那么突然,猝不及防。当宝宝长到5个月的时候,突然发起高烧。本来,全家以为这只是小孩子常见的高热,谁知,过了几天依旧高烧不退,脸上和身上也逐渐起了红疹。持续高热让全家人心神不宁,孩子被送入当地医院的ICU。在固定的探望时间去监护病房看望宝宝成为家人最期盼的时候。每一天,当他们看着孩子痛苦的样子,内心不住祈祷奇迹出现,希望治疗手段能见效、孩子的体温能恢复正常。可是,上天似乎没有听见他们内心迫切的愿望,孩子的高热没有减退,而且出现了抽搐的症状。10天后,在医生的建议下,他们怀着最后的希望来到上海的医院,血常规、尿常规、X光片……大量检查之后,医院最终给出一个明确诊断:EB病毒感染。

EB病毒在人群中感染非常广泛,感染率超过90%,而且多数发生在儿童时期。临床上可无症状,也可表现为较严重的EB病毒感染相关疾病。病情确诊,并没有给他们全家带来新的希望,一个个令人心痛绝望的症状接踵而来,他们看着医生知情同意书上铅黑色的字体,恨不得以身代之:各脏器衰竭、凝血功能紊乱……自发病起,仅一个月,这个孩子就离开了他们。而一个月前,夫妇俩还开心地讨论孩子的周岁生日怎么办,要给他拍一组周岁照、要聚齐亲朋好友为他举办一场“抓周宴”,他会抓什么呢?书本、毛笔,还是算盘?但这一切消失得无影无踪。孩子的离去,给整个家庭带来巨大的伤痛。

到了2008年,第二个孩子在C女士全家的期盼中来临了。这又是一个强壮的男孩,甚至比他的哥哥出生时还重了一些。因为哥哥的夭折,这一次，全家更加精心地对待他的衣食住行。每一次出门都做好防护措施，家里人感冒了也不敢和他共处一室，他的每一次发热都让全家人寝食难安。孩子平安渡过半岁后，他们心里紧绷的那根弦终于松了下来，仿佛拉着他小小的胖手迈过了人生的一个大槛。当孩子用软糯的声音叫出妈妈的时候，C女士忍不住泪湿眼眶，因为这一声“妈妈”，她等了那么久。

在全家人的精心呵护下，3年过去了，宝宝到了上幼儿园的年龄。从此，一家人每天最开心的事情，就是听着他回家绘声绘色地讲述一天的经历。唱儿歌、跳舞、学小动物表演，他像一个调皮的小精灵，用可爱的语言和动作告诉全家他的收获，分享他成长过程中的喜怒哀乐。

但是，命运似乎对C女士分外苛责，这样快乐的日子并没有维持太久，托班的第二个学期刚刚开始，宝宝就发烧了。由于高烧一直未退，宝宝被收留住院。孩子穿着小小的病号服，扬起因为发烧而红通通的小脸，带着一丝撒娇的声音说：“妈妈你说马上天气暖和了，要给我买新衣服的，你什么时候给我买呀，现在我身上这件衣服一点儿也不好看呀。”C女士强忍泪水安慰他，许诺等他出院了要给他买最漂亮的衣服和他最喜欢的玩具。但是，来势汹汹的高热又将一家人拉到6年前的绝望中。虽然这一次孩子没有发疹，但很快出现小便隐血的症状。

专家会诊，发现孩子出现肝脾肿大，情况快速恶化，没有特效药可以使用。虽然进行了骨髓穿刺、胸穿，以及大量抽血检查，但病因仍旧无法确定。最后，专家推测孩子可能患的是一种基因缺陷病——嗜血细胞综合征。让C女士悲痛欲绝的是，一个月之后，宝宝还没有来得及穿上新衣服、玩上新玩具，就离开了人世。

决不能让悲剧再度重演！经专家分析，很有可能母亲一方的基因突变造成两个孩子发病。果然，通过基因检测发现，C女士携带有嗜血细胞综合征的致病基因，“凶手”终于被确认！

这是一组由活化淋巴细胞和组织细胞过度增生引起的全身高炎症反应的临床综合征，临床以持发热、肝脾肿大、全血细胞减少，以及骨髓、肝、脾、淋巴结组织发生噬血现象为主要特征，是X连锁隐性遗传疾病。致病性变异携带者母亲每次妊娠，均有50%的可能传递致病变异，若下一代为男孩，则有50%的可能罹患嗜血细胞综合征；若下一代为女孩，则有50%的可能为携带者。

要想生育一个健康宝宝，对C女士来说，成为遥不可及的奢望。

一个十年的漫长等待

曙光来自2011年！

这一年，在生殖科医生的介绍下，C女士第一次知道了PGT技术。详细了解PGT技术原理和特点后，他们全家一下子在茫茫黑夜里看到了希望的曙光。最终，他们慕名来到有着“送子观音”之称的当时在浙江大学医学院附属妇产科医院的黄荷凤院长那里求医，相信依靠这个在全国享有盛誉的专家团队，能为他们全家实现梦想。

正式应用PGT技术前，需要经过一系列严格的临床检测和诊断，首先就是要明确致病基因。从C女士前两个孩子（即被专家称为“先证者”）保存下来的胎发和脐带中，黄荷凤团队提取出他们的DNA，完成基因检测和家系共分离，确定致病基因SH2D1A。

和团队反复讨论后，黄荷凤院长认为可以采用PGT技术实现嗜血细胞综合征的阻断。当时PGT技术在我国乃至全世界仍处于探索阶段，为满足患者为人母亲的心愿，综合考虑C女士的情况后，黄荷凤团队还是决定运用这一技术帮助她实现生育健康宝宝的心愿。

由于没有karyomapping技术和二代测序的支持，团队只能进行变异位点的直接检测。同时为了防止基因脱扣问题影响检测结果的准确性，团队必须进行大量的实验以求找出最好的扩增方法。在和黄荷凤院士及徐晨明主任进行探讨后，陈松长主管技师从夫妻二人身上各取50个淋巴细胞，反复进行实验，保证脱扣率在10%以内。功夫不负有心人，经过大量的文献检索和实验探索，最终确定了整个方案。

2012 年 2 月，C 女士正式进入 PGT 周期。顺利经过取卵和体外受精后，在满怀希望而充满焦灼的等待中，考验的时刻来了。由于当时玻璃化冷冻技术还未十分成熟，主要采取新鲜移植，这就表示检测时间分外紧迫，必须在 18 小时内完成整个检测过程。争分夺秒是 PGT 检测的最真实写照。极少的检测时间，加上极高的技术要求，不允许在整个检测过程中出现任何差错，也不能浪费一分一秒。当陈松长主管技师拿到样本后，裂解、第一轮 PCR 扩增、电泳、第二轮 PCR 扩增，所有过程都根据前期预实验设计的步骤一气呵成，等到完成所有步骤时已经是凌晨。为了尽快获得检测结果，他驱车 1 个多小时将扩增产物送至测序公司，当他回到单位时，天已经蒙蒙亮。当他拿到测序结果，详细地分析好结果，出具临床报告并告知胚胎实验室选择最优胚胎移植后，他立刻马不停蹄地往家里赶。因为此时他的家中正在举办一场婚礼，宾客都已经就位，所有人都在等待新郎的到来，而这个迟到的新郎正是他……

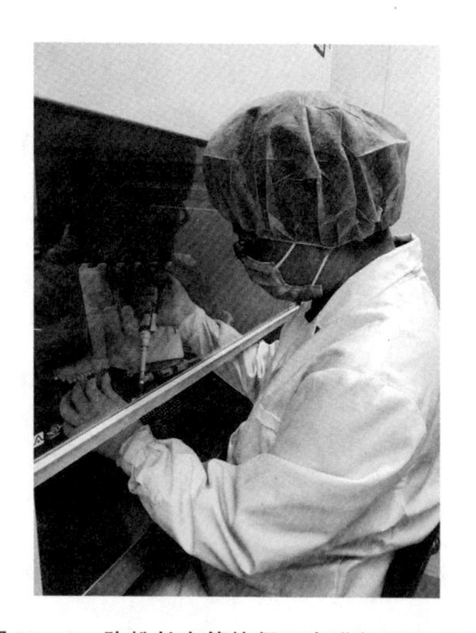

图 25－2　陈松长主管技师正在进行 PGT 实验

努力都没有白费。最终，实验室对获得的 5 枚胚胎进行检测，筛选出 3 枚健康胚胎，并选择 2 枚优质胚胎进行移植。

2013年,C女士再一次怀孕了。然而好事多磨,虽然专家团队制订了细致的临床方案,但因为之前有过两次剖宫产手术,导致早孕产检结果发现,胚胎最终着床在子宫疤痕之上,即“子宫切口妊娠”。反复诊断,由于切口妊娠胚胎着床部位血管非常丰富,继续妊娠的话,一旦发生植入性胎盘,导致大出血,就会对孕妇生命安全造成极大威胁。最终,经全院会诊及充分评估预后,还是决定通过引产终止妊娠来确保C女士的生命安全。在黄荷凤团队的解释说明下,他们全家理解并接受了现实。就这样,在不舍与失望中,C女士失去了第三个尚处在胚胎发育过程中的孩子。

接连经历身体和心理的双重打击,C女士被一下子击垮了,突然出现重症肌无力的症状,甚至无法发声。幸而在家人的陪伴和支持下,在医护人员的关心和鼓励下,她逐渐恢复健康,调整状态,准备再次接受命运的考验。

2014年,她来到了上海交通大学医学院附属国际和平妇幼保健院,再一次看到了黄荷凤院长和蔼又自信的笑容,C女士告诉自己:“我们的家庭又有希望了!”。

在C女士漫长的求子过程中,随着科学技术的不断发展,医学帮助她实现梦想的机会也不断增加。在这几年里,怎样更好地完成PGT检测一直是黄荷凤院长和她的团队努力的方向。这段时间里,黄荷凤团队在PGT实验室技术和试管婴儿的临床技术上持续探索,日臻完善。黄荷凤院长和生殖遗传科徐晨明主任对一个个病例不断进行研究,制定相应策略,发现了SNP在PGT方面的重要作用,并建立了单体型分析技术,推进了二代测序技术在PGT领域的应用。这次,黄荷凤院长和徐晨明主任为C女士潜心制订新方案。他们多次召开小组会议,对在PGT过程中起到重要决定作用的胚胎检测最优方案,以及如何更好地避免胚胎检测中可能存在的各种问题进行了充分探讨。为避免“等位基因脱扣”这一难题,PGT小组最终确定了采用单细胞高通量测序联合核型定位两个技术平台的双重检验策略。

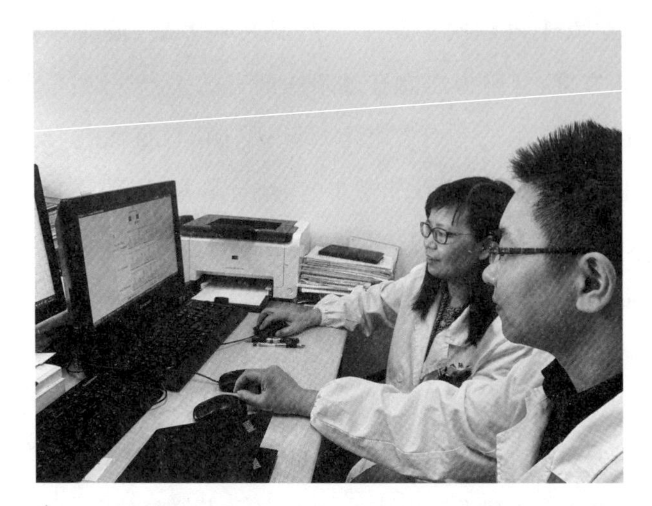

图 25-3　徐晨明主任和陈松长主管技师对 PGT 检测结果进行讨论分析

2015 年，在专家团队共同努力下，从 C 女士体内取得成熟卵子 21 枚，并经体外受精配成 10 个优质胚胎，择优检测其中 4 枚胚胎，发现 2 枚可供移植、排除致病基因的胚胎。

面临高龄、两次剖宫产术史、有子宫瘢痕妊娠流产史的患者，在移植上有很大的难度，因为格外需要注意移植位置的精准性，避免胚胎再次着床在之前的子宫瘢痕之上。命运多舛，之后，C 女士又经历了一次移植后胚胎停育流产、一次着床失败，是继续，还是放弃？C 女士再一次需要面对抉择。还是家人的支持和黄荷凤团队的建议，让她下了“绝不放弃”的决心。

通过检测剩余的几枚胚胎，医生挑选出了健康胚胎，对 C 女士进行了第四次的移植。这一次，幸运终于眷顾了她。移植非常成功，早孕 B 超提示胚胎着床位置正常，胚胎发育正常！一切都成了希望中最好的样子，再次降临的幸福让 C 女士更期盼 8 个月后宝宝的到来。

在家人的精心照料和医护人员的时刻关注中，孩子一天天平安长大。足月之后，为确保母婴安全，确定分娩方式和时间尤为重要。黄荷凤院长对 C 女士的情况进行了全面评估，并与团队制订了充分预案。

2016 年 3 月 8 日，她亲自为 C 女士进行手术，一切顺利，母婴平安——在这个特殊的节日里，医护人员为 C 女士送上此生最珍贵的礼物：一个阻断了家族疾病“诅咒”的健康宝宝。而这，也是国际和平妇幼保健院成功实施的第一例经胚胎植入前遗传学诊断技术后降生的婴儿。

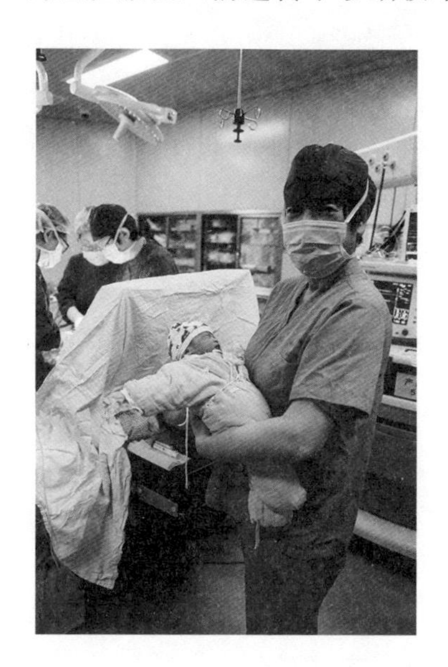

图 25－4 阻断嗜血细胞综合征的新生儿在国际和平妇幼保健院诞生

嗜血细胞综合征，从“没听说过它”到“知道它”“了解它”“阻断它”，十年间，黄荷凤院长带领团队不断突破技术难点，推进国内 PGT 技术飞速发展进步。“PGT 技术发展和进步，使我们可以从源头上阻断和消除家族遗传疾病致病基因对下一代的困扰。”黄荷凤说。

目前，单基因病 PGT 技术已常态化使用，完成包括遗传性多囊肾病、X 连锁嗜血细胞综合征、成骨发育不全、粘多糖贮积症Ⅱ型、先天性无痛无汗症、多发性外生性骨疣Ⅰ型和血友病等 111 个种类 296 个家系的变异位点检测和致病性分析，并已新出生数百名 PGT 家系的健康胎儿。这些遗传病包括：成骨不全、多发性内分泌腺瘤、重度联合免疫缺陷、地中海贫血、先天性免疫缺陷和嗜血细胞综合征等，其中部分病例在国内首次开展，部分疾病则为常见遗传性疾病，临床意义极为重大，将为更多原本不幸的家庭扫除阴霾，带来福音。就像C女士所说："心怀感恩与希望，交付医生以信任，相信医学技术的创新与发展，那么最终我们将走向圆满。"

（常椿欣　陈松长　高泳涛）

让星光再闪

——附属第一人民医院光学扫描眼底成像技术引导下的微创抗新生血管精准治疗

眼底病是目前世界范围内致盲的主要原因之一，新生血管性AMD（老年性黄斑变性，age-related macular degeneration）是临床上的眼底常见病与多发病。同时，新生血管眼病属于难治性眼病，常见病黄斑变性流行病学调查显示，中国发达城市55岁以上人群中，AMD患病率为15.5%，成为我国老年人群不可逆性视力损伤的主要原因。

新生血管眼病的诊断和治疗评估必须依靠准确、清晰的眼底成像技术。因而，诊断新生血管性AMD和确定病变的存在位置，并精确评估抗VEGF治疗后CNV的变化是非常必要的。

通常，眼底荧光血管造影技术（FFA）、光学相干断层扫描技术（以下称OCT）是新生血管性眼底病的主要的诊断工具。

但是，传统的诊断技术存在有创、引发患者过敏反应等弊端。与传统眼底血管造影相比，光学相干断层扫描血管造影（以下称OCTA）有显著的优越性，即快速无创、无放射损害、扫描时间短、不依赖造影剂，避免了侵入性的风险，可以实现视网膜脉络膜血管分层成像，量化病灶血流面积和指定区域血流指数，在很大程度上提高了异常血管的检出率，特别是一些微小病变，对眼底病医生来说，OCTA是直观而精准的优秀技术。

虽然病人往往不能区分OCT和OCTA的区别，但事实上，无创检查能够显著减轻病人的痛苦。有了OCTA，一些血管病变在亚临床期没有症状显现时就可以早期发现，一个扫描就可以当天诊断，甚至提前干预治疗。而病灶越小时往往越容易治疗，这对早发现、早诊断、早治疗的三早原则有重大意义。

OCTA是眼底影像技术的又一大进步，改变了临床疾病的认识水平，为更趋向个体精准化的治疗提供了精准的评估方法。它的价值越来越受到视网膜专家的认可，它将改变临床医生对眼底病的病理生理学机制的深层理解及鉴别诊断，并优化临床服务过程，使患者得到更好的诊疗方案和便捷的诊疗流程。

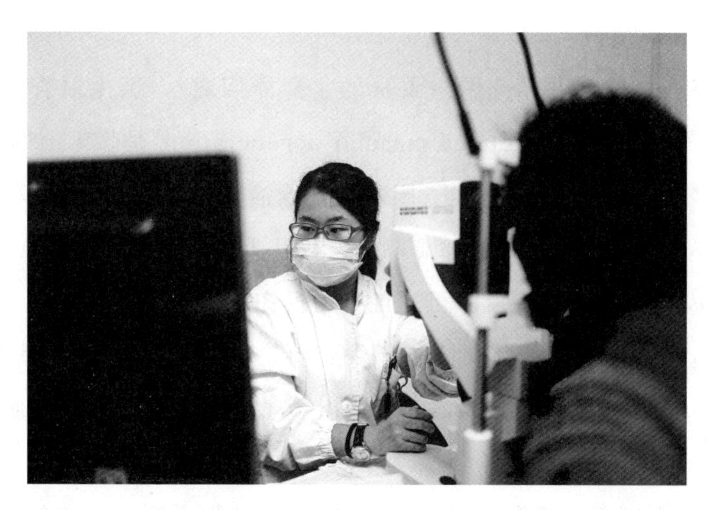

图26-1 OCTA检查已成为如今确诊眼底疾病的主要检查方式之一

上海市第一人民医院院眼科眼底病专业为重点专业，是国内外知名的眼底病诊治中心。OCTA新技术已在医院使用五年余，眼科每年需要进行眼底荧光造影的患者大约2000例，在该技术的应用下，大约60%的患者可以不需要进行有创造影检查，随着认知水平的提高，这一比率逐年增加，对于门诊大量的眼底病患者筛选诊治，极大提高了效率。

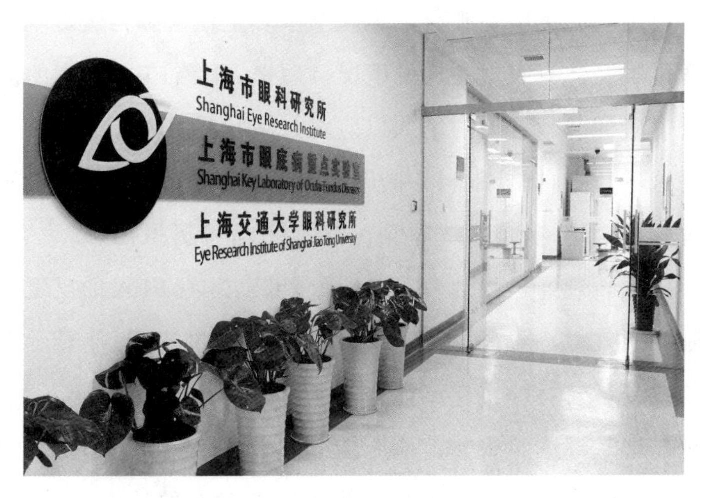

图 26－2　上海市第一人民医院是上海市眼科研究所等科研机构挂牌所在

五年多以来，医院在各方面进行了技术应用的探索和研究，迄今已发表十余篇 SCI 论文，并多次在国内外会议上进行报告，从而积累了丰富的经验。

诊断技术“改天换地”

“先要诊断明确，才能对症治疗。”上海市第一人民医院眼科临床医学中心常务副主任孙晓东，专攻眼底病的眼内科，擅长各类眼底病和神经眼科疾病的诊治，包括黄斑疾病、视网膜病变、葡萄膜病变、视神经病变等，擅长眼科各项特殊检查分析，对眼底病激光治疗、眼内药物注射治疗等有丰富经验。孙晓东说，从进入医院眼科开始，就亲历了眼科诊断技术一波又一波的发展，与二十年前相比，现在的技术已经“改天换地”。

FFA 技术是诊断的金标准，已经有半个多世纪的历史。尽管是“金标准”，但这个技术有相当程度的局限性，比如需要借助造影剂，属于有创检查，分辨率有限，不能分层显示异常血管，准确性欠佳，经常会有恶心呕吐等不适反应，甚至导致过敏性休克。

上海市第一人民医院眼科临床医学中心主任医师宫媛媛就曾遇到过患者出现过敏及休克表现这样的情况。后来，开展 FFA 检查的医生首先要接受对患者的急救措施的培训以应对过敏状况。

因为这些缺点，国外眼科诊断开始由 FFA 向 OCT 演变。OCT 技术借助物理和数学理论，通过光学信号把血管信号提取出来——血细胞相对运动产生的轨迹通过物理学算法提取，可以避免 FFA 的反复造影。

在临床上，OCT 虽然便捷，但对病变观察范围窄，只能显示视网膜断面的结构改变，结构性 OCT 不能检测血流，对新生血管的显示不够全面，也不能可靠地从纤维组织和其他周围组织中区分出脉管系统。由于疾病的多样性，以及不同的病程，结合血管的形态发育的特点，传统技术对微小及隐匿性病变的鉴别及精准治疗，尚存在难度。

随着新的诊断技术 OCTA 被上海市第一人民医院眼科引进，上海市第一人民医院眼科临床医学中心常务副主任孙晓东教授、主任医师宫媛媛等眼科专家成了中国第一批使用这项技术的医生。

OCTA 即光学扫描眼底血管成像技术，是在原有 OCT 技术的基础上新开发的技术及算法，能够在几秒钟内提供视网膜和脉络膜中血管流动的高分辨率 3D 图像，量化病灶血流面积，指定区域血流指数，在很大程度上提高了异常血管的检出率，特别是一些微小病变，既能够显示结构，也能显示血流信号。

OCTA 技术基于这样的概念：在静脉组织如神经感觉视网膜中，唯一的动态结构是血流。因此，技术最有价值和最有效的应用，是在对黄斑区新生血管性疾病的检测中，对各种 CNV 疾病的诊断，并能分层观察病变血流信息，很大程度上改变了医生对黄斑部疾病的诊疗思路和路径。

2000 年，OCTA 在美国初见雏形，并且经历了一系列的发展升级。

最初的时域 OCTA 图像颗粒比较粗糙，到了 2003 年以后，频域 OCTA 取而代之，图像更清楚，更细致。随着二代三代技术的出现，OCTA 的光线穿透力更强，能进入更深的组织，如今形成了更广深、更清楚的成熟技术。

由于密切的国内外交流，作为国内眼底病专业的顶尖医院，上海市第一人民医院敏锐地捕捉到了该技术的先进性，意识到它是一个全新的影像工具，率先在国内开始应用这一技术，成为国内第一批次引进 OCTA 技术的医院，早在 2014 年底，科室就拥有了第一台 OCTA 仪器。

要学会这项技术，不是那么容易。"我们对 FFA 的读片积累了丰富的经验；而 OCTA 图像和造影不能完全对应，要有一个适应过程。不过，我们很快发现了 OCTA 的巨大优势——分辨率高，不是实时血流图像，而是相对运动时虚拟的、提取的影像，能在 OCT 的基础上识别新血管，更加精准，连几微米的细节都能显示，这是造影做不到的。所以，OCTA 对于小病灶、模棱两可的血管病变的发现具有很大作用。"宫媛媛说。

充分发掘新技术"潜力"

OCTA 诊断技术是从国外引进的，如何把技术应用到极致，在治疗方面摸索出一种新的思路，是摆在上海市第一人民医院眼科医生面前的一道难题。

黄斑新生血管疾病属于难治性致盲性眼病，如何有效改善视力一直是困扰医患的重要问题。从 2004 年美国食品药品监督管理局（FDA）批准玻璃体腔注射抗 VEGF 药物治疗湿性 AMD 起，眼内注射抗 VEGF 药物已是国际公认的治疗湿性 AMD 等新生血管性眼病的有效的首选方法。

由于抗 VEGF 药物的显著治疗效果，随着药物上市及普及，眼内注药术是目前眼底病中常规治疗方法，手术操作便利，安全可靠。上海市第一人民医院眼科学科带头人孙晓东教授，十多年前在美国著名的 Bascom Palmer 眼科研究所学习观摩这一技术在临床的应用，回国后在国内率先开展了这一技术，使得大量以前无法有效控制的新生血管眼病患者得到救治,吸引了全国各地众多患者来院就诊。

随着抗 VEGF 治疗经验的积累和对于治疗效果评估的认识的加深,研究者发现,患者的病程、基因表型、CNV 的不同分型、治疗方案等诸多因素均会影响抗 VEGF 药物的疗效,临床医师越来越注意到新生血管性眼底病治疗的复杂性、长期性以及抗 VEGF 治疗的精准性需求。

而 OCTA 这一日新月异的无创技术,为监测和评估新生血管的早期变化、治疗效果提供了敏感特异的评估方法。早期诊断以及定期检测新生血管变化,监测对治疗的反应,做到个体化精准有效治疗,对提高此类疾病的诊疗价值具有重大意义。

正因为 OCTA 能检测 CNV 面积和流量,因此被证明是监测新生血管性 AMD 的有效工具,因为它清楚地显示在复发/持续存在 VEGF 治疗的 CNV 在不同亚视网膜层中对抗血管的反应。注射抗 VEGF 药物后,VEGF 表达下降的血管内皮细胞仍然存在于增殖组织中,表明抗 VEGF 治疗暂时减少新生血管血流,这与国内外相关研究结果相似。因此,OCTA 检查对于选择 CNV 治疗的最佳时机具有指导作用,通过确定抗 VEGF 药物在某个患者中减弱的确切时刻,医生可以定制个体方案,而不是使用固定的每月注射。用 OCTA 对视网膜和脉络膜血流进行成像,可以全面评估 CNV 形态。

现在,OCTA 在越来越多的医院普及,在眼内科运用很广泛。

“这是科技的力量。医生在 OCTA 技术的运用中主要扮演实践者的角色:指导病人配合,辅助技术员读片,指导哪些区域要重点拍摄,避免遗漏。有了 OCTA,医生对疾病的了解更加微细化,对以前一些诊断不清楚的疾病有了更多认识。打个比喻:在造影上很多东西不可辨认,细节看不清;OCTA 类似放大镜,很多细节、早期的变化都会显示比较清楚。”宫媛媛说。

此外,由于操作工作交给了接受过专门培训的相对固定的技术员,工作要求和 OCT 类似,这类检查并不需要医生本人去做,也提高了医生的工作效率。现在,上海市第一人民医院眼科一天能做上百例 OCTA,而之前造影一天才 20 例,效率大大提高。

集成技术优势实现精准检查

在市一眼科,有许多像宫媛媛一样的医生运用 OCTA,她们共同见证了 OCTA 技术的日趋完善。

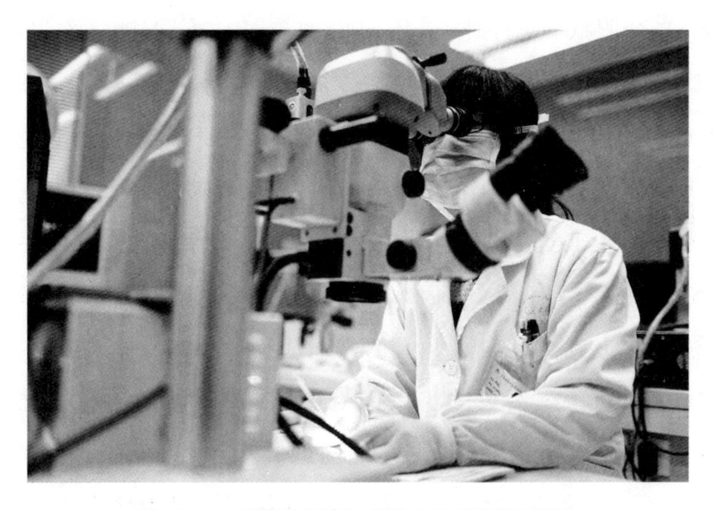

图 26-3 眼科研究所内,科研人员正在进行研究

OCTA 技术信号提取能力更好,可自动减噪、去除伪迹,更自动化、智能化,分辨力更好;广角化实现了从黄斑到整个眼底超广角的血管成像。但是,OCTA 目前仍无法取代造影,其中一个原因就是技术人员的读片经验和认知能力尚显不足。

由于眼动伪迹会造成识别上的偏差,如果医生认不出、不了解,往往分不清真正的病灶和伪迹。临床上的检查由技术员操作,医生看到的病灶图像都是“二手”的,因而遗漏信息的情况可能发生。所以,有些特殊的病灶需要在申请单上注明,即医生和技术员之间需要互动。在上海市第一人民医院,OCTA 技术由具有 5 年以上眼科 OCT 和眼底荧光血管造影临床操作工作经验，并通过眼底病诊疗示范中心（COE）项目培训课程且测试合格的中级专业技术人员及相关医师阅片完成。

OCTA的视角和穿透力都有限，因而对过大的病灶、深层脉络膜的病变还不能很好地显示。此外，OCTA只能显示血流信号，不能显示血管渗漏程度，新生血管的活动和渗漏这些最根本的特点难以看到，因此OCTA还没到取代金标准的程度。FFA仍是传统的参考标准，与OCTA互为补充而不可互相取代。

因此，当今眼底病的诊断采用多模型（multi-model）模式，各个影像学工具取长补短，不会只依赖其中一个，从而避免漏诊误诊。即便是20世纪七八十年代运用的眼底镜也没有被淘汰——任何病变可以直接通过瞳孔观察到，是眼底检查的第一步，是最直观的检查。

但是由于OCTA的便利性，如果是OCTA能诊断的疾病，一般只要做OCTA。现在，所有怀疑有眼底血管及黄斑病变的患者都可以用OCTA检查，约占到全部眼底病人的六七成。

可以确定的是，在不久的将来，OCTA将在不断的改良翻新中取得长足的发展，克服现有的弊端，更好地辅助临床工作。譬如，穿透性更强的光被应用于发现更深的病变；国内分析软件也会尽力比肩国外水平，软件的定期升级可以提升图像后期处理能力；对检查人员更规范的培训，有助于病灶的辨认和识别；等等。

（宫媛媛）

守护者

——附属儿童医院全国首创 FMT 治疗儿童重症肠炎

2013 年 11 月，一名 13 个月大的江西男孩林林（化名）来到上海交通大学附属儿童医院就诊。孩子十分消瘦，骨瘦如柴，他已经频繁腹泻 37 天，父母焦急万分却又无计可施。男孩得的是重症伪膜性肠炎，一种急性肠道炎症，肠道内菌群生态平衡失调，电解质紊乱，白蛋白极低，生命垂危。

让医生担心的是，已经给男孩进行了所有的内科治疗，但腹泻还在继续，并夹带着血丝。就在一筹莫展之际，上海市儿童医院消化科张婷主任脑海中闪现出一个大胆的想法：能不能通过粪菌移植救下林林的性命？

“粪菌移植”（Fecal microbiota transplantation，FMT）是指将健康人粪粪便中的肠道菌群移植到患者胃肠道内，重建新的肠道菌群，实现肠道及肠道外疾病的治疗。

这是上海交通大学附属儿童医院消化科张婷主任团队开展的第一例儿童 FMT 治疗，同时也是我国报道的第一例幼儿 FMT 治疗，更是当时世界上报道的最小年龄接受 FMT 治疗的病例。

粪菌移植挽救重病孩子

虽然国际上 FMT 在成人中的应用已经比较成熟，但肠道菌群移植在儿童病人中的应用在国际上尚不多见，而当时国内儿童 FMT 还没有先例。

愿不愿意给林林尝试一下？当张婷主任提出这个治疗方案时，已经为孩子病情忧心一两个月的妈妈表示愿意试一试。经过各项检查，妈妈能够成为林林的肠道菌群捐献者。

医生把妈妈的粪便进行处理后和生理盐水混合在一起，搅拌成混合物，然后通过胃十二指肠空肠管缓慢注入，四个小时后，林林就恢复了正常的活动和饮食。健康的肠道菌群进入林林体内后，不到12个小时，“奇迹”出现了，林林的粪便成形了。在随后长达四个月的追踪中，林林逐渐恢复，体重也在增加，现在林林已经是一名小学生了，身体健康，各项发育指标均合格。

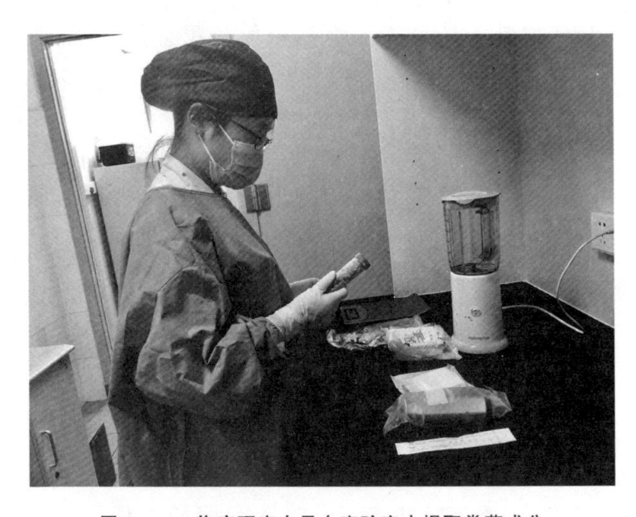

图27－1　临床研究人员在实验室中提取粪菌成分

粪便治病古已有之，最早的文献记载始于1700年前东晋时期葛洪所著的《肘后备急方》。葛洪的《肘后备急方》中记载了用人粪上清治疗食物中毒、腹泻、发热并濒临死亡的患者，述“饮粪汁一升，即活”，可见有奇效。李时珍所著《本草纲目》，也有记载使用发酵粪便的上清液、新鲜粪汁和儿童粪便来治疗严重腹泻、发热、疼痛、呕吐及便秘。

现代医学首篇粪菌移植的文献发表于1958年，通过对4例伪膜性肠炎成人患者使用粪菌移植治疗后，3例完全缓解。

人类肠道菌群的种类超过1000种，数量达10万亿。肠道菌群99%由厌氧菌组成，参与多种有益于宿主的反应，包括分解膳食纤维产生短链脂肪酸、外源性食物的无害化、维持肠上皮完整性、生成营养物质、维生素和介导免疫反应。人类肠道菌群的另一大重要功能为屏障功能，有效抵抗其他致病菌黏附或者定植。

肠道内大量且品种繁多的细菌可以产生类似于抑菌素的物质来抵抗外界细菌入侵。但是，炎症性肠病、肠易激综合征、哮喘和肥胖等疾病或疾病治疗过程中药物的使用均可引起肠道菌群失调。此外，肠道致病菌引起的肠黏膜炎症会影响肠道菌群多样性；其他影响肠道菌群稳定和定植的因素还有节食、生活方式、生活习惯等。

由此可见，人类肠道菌群的平衡对于人体健康、营养吸收均有重要意义，而肠道菌群失调参与许多疾病的发生与发展。由于对肠道菌群的深入研究，人们了解到肠道菌群平衡对于机体免疫及能量代谢的重要作用，这一理念扩大了FMT应用的疾病类型，除难治性或复发性艰难梭菌感染，文献报道中还涉及炎症性肠病、肠易激综合征、代谢综合征、神经发育障碍、自身免疫性疾病及过敏性疾病等多种疾病。

建“肠道菌群银行”，推广新技术

自林林接受FMT后，张婷主任团队对儿童FMT的开展积累了最初的经验，并对这一治疗方法的效果有了全新的认识。为了更好地开展FMT，张婷主任意识到让医务人员、患儿及家属接受FMT技术非常重要。张婷主任查阅我国古代医书记载和国际上的FMT相关文献，耐心地跟团队成员、家属讲解FMT的原理、操作过程以及治疗效果，让更多的患儿受益于FMT治疗。为解决健康粪菌的来源，张婷主任动员患儿健康家属、医务人员与社会热心人进行粪菌捐赠，建立“肠道菌群银行”，使患儿可得到安全可靠的粪菌。

自2013年11月至2019年2月,张婷主任团队已对58例患儿行FMT共计128次,最小年龄的患儿仅4月龄,并对这些患儿进行了长期的随访,第一例接受FMT的患儿目前已随访超过5年。

有效性和安全性是大家关注的重点,通过规范FMT治疗,患儿对FMT的耐受普遍较好,而对于如艰难梭菌感染等疾病,FMT的疗效也十分令人满意。目前上海市儿童医院消化科已通过FMT成功治疗儿童复发性难治性艰难梭菌感染20多例,治愈率达到95%。同时,FMT对儿童功能性便秘、儿童炎症性肠病的治疗效果也得到证实。

由于儿童是比较特殊的群体,儿童期肠道菌群处于发展阶段,且相对脆弱,易受到影响,所以关于儿童FMT的安全性也受到张婷主任团队的重视,每一次FMT前后,团队都会密切关注,长时间随访观察。张婷主任团队发现,接受FMT的患儿普遍耐受性较好,但是也有部分短期内不良事件的发生,其中以发热、腹痛、腹泻、呕吐最为常见,患儿输注FMT的不同途径可能与相关不良事件的发生有关。如通过鼻胃管行FMT的患儿更容易出现恶心呕吐,通过灌肠FMT的患儿更容易发生腹泻等,这为他们日后改进FMT的途径提供了思路。张婷主任团队还发现,很多年长患儿更容易出现不良事件,如食欲减退、胸闷、恶心等,这可能与年长患儿更能准确地描述其不适感有关。

针对儿童FMT不同的输注途径,张婷主任团队进行了新的探索,成功制备出肠溶粪菌胶囊,目前已有两名患儿接受了口服粪菌胶囊形式的FMT,取得了显著的疗效。

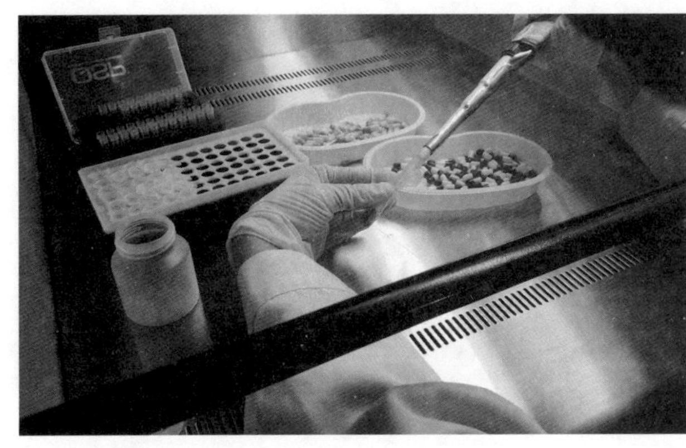

图 27-2 浓缩菌液装入胶囊

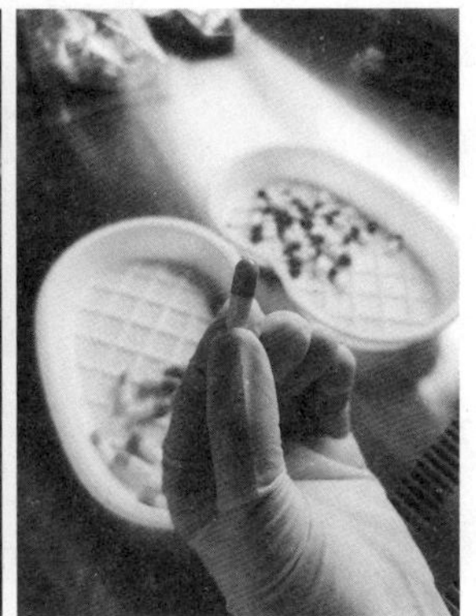

图 27-3 粪菌胶囊

其中一名患儿是9岁的彬彬(化名),因患罕见病IPEX综合征(immune dys-regulation, poly-endocrinopathy, enteropathy, X-linked syndrome, IPEX)合并顽固性腹泻住进了上海市儿童医院。入院后,彬彬已连续腹泻2周,每天大便次数达20次以上,并伴有血便,常规的治疗手段无效。

对此,张婷主任建议患儿进行FMT治疗,然而彬彬衰弱的身体无法承受麻醉下鼻空肠置管,因此不能进行常规的FMT。看着彬彬因严重腹泻导致的消瘦,体重连续下降了5斤,张婷主任焦急万分。经过科室内的多次讨论,最终决定为彬彬采用口服粪菌胶囊来完成FMT。不同于常规粪菌悬液的制备,粪菌胶囊需要经搅拌、过滤、混合溶剂、离心、浓缩等步骤后获得浓缩粪菌,于生物安全柜中双重封装后,置于零下80℃保存。经过5天的治疗,彬彬的大便次数从每天20多次并伴有血便减少到一天4次,血便消失,大大减少了严重腹泻带来的痛苦。彬彬见到张主任来查房时连声说,"这个小胶囊真有用!"更令人可喜的是,彬彬爸爸的造血干细胞与彬彬配型成功,彬彬将在儿童医院接受干细胞移植术,有望治愈IPEX综合征。

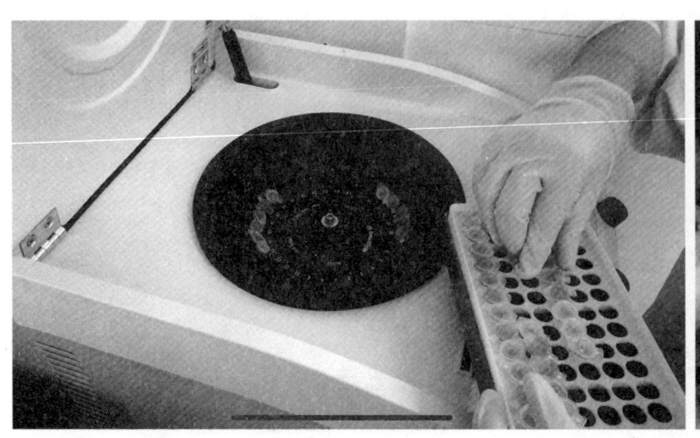

图 27－4 3 次离心

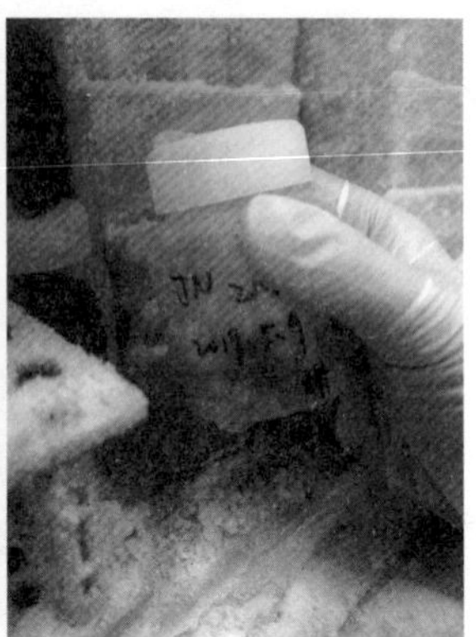

图 27－5 零下 80℃保存

随着接受 FMT 人群的不断扩大，儿童的免疫功能与不良事件发生也得到了重视，很多小朋友可能存在先天性的免疫缺陷或者后天接受免疫抑制剂等，他们更容易发生不良事件，因此张婷主任团队对免疫功能低下的患儿行 FMT 会更加谨慎。目前儿童 FMT 的队列中，小朋友长期随访时长平均为 28 个月，并没有 FMT 相关严重不良事件的发生，为儿童 FMT 提供了更多数据和信心。

多年来，张婷主任团队致力于儿童 FMT 的临床推广与研究工作。截至 2018 年底，团队已获得 FMT 与肠道菌群相关的国家自然科学基金、上海市自然科学基金等各类项目 10 项，发表学术论文 12 篇，其中 SCI 论文 7 篇。

如今，FMT 在儿童医院消化科临床应用已满五年，小朋友和家长健康开心地出院是张婷主任所带领的整个消化科医护团队的首要目标。从零到现在，每一点学习进步、规范制定、适应症禁忌症诊断和术前后护理，都是整个团队智慧的结晶。

攻关更多疑难消化系统疾病

上海市儿童医院消化科成立于20世纪60年代，目前是集医疗、教学、科研为一体的临床职能科室，实行专科化垂直管理模式(门诊—专科病房—出院病人专科门诊随访)，致力于提供儿童常见、罕见以及疑难消化系统疾病的综合诊治和规范的临床管理。

自2014年6月起，消化科运行床位扩至36张，目前，月收治消化专科疾病150余例，消化专科门诊周一至周五全天开放，消化专科门诊月诊治病例数约1700例次。规范的各类慢性疾病的出院后随访管理，让上海市儿童医院消化科在业内形成良好的口碑，慕名求诊的消化专科病例数逐渐上升。

上海市儿童医院消化科诊治范围涉及所有小儿胃肠病、肝病、营养性疾病以及感染疾病，重点擅长小儿胃肠道常见病以及疑难消化系统疾病的诊断与治疗，在国内较早开展了内镜钛夹技术治疗难治性小儿肠息肉病；消化道出血的内镜介入治疗；内镜下诊治各种小儿消化道狭窄、小儿消化道难治性异物及小儿肠套叠；儿童肝病的诊治，尤其是婴儿期胆汁淤积性肝病，幼儿期不明原因肝损等相关疾病的综合诊治。

针对专科门诊及病房就诊与收治的病种，消化科在专科门诊开展小儿慢性功能性便秘、儿童脂肪肝的规范诊治随访；在病房开展各类肝病的基因诊断、肝活组织穿刺术以及儿童肝移植术后合并病毒感染(EBV、CMV、HBV)的综合诊治，收到了良好的社会效应。

很多消化道疾病，尤其是小儿肝病均为慢性病，需要长期的随访、跟踪与管理。为了便于与家长沟通，消化科采用了多样化的随访模式，除门诊随访之外，还辅以电话随访、短信、微信、网络(如QQ群)等随访方式。这些措施取得了一举数得的效果，既提高了病人的满意度，保证了病人的忠实度和依从性，也收获了较为完整的临床队列随访资料。

30 年磨一针
——附属新华医院的胎儿宫内心脏术

胎儿期疾病的治疗，是一项较为复杂和重大的手术，因为它涉及的不仅仅是胎儿疾病的治疗，还牵连着一个健康的女性——准妈妈的安危。在我国，小儿心脏疾病的治疗已经取得飞跃式的发展，绝大部分的先天性心脏病的患儿得以回归健康人的生活。然而，将手术时机提前到胎儿期，手术地点“迁入”子宫内，并且由一家医疗中心独立完成，这在过去尚无先例。宫内胎儿的心脏，一直是小儿心血管医生期待攻克的领地。

上海交通大学医学院附属新华医院是中国开展婴儿先天性心脏病手术治疗的发源地，更是上海市唯一一家集“上海市产前诊断中心、上海市危重孕产妇会诊抢救中心、上海市危重新生儿会诊抢救中心、上海市小儿外科临床医学中心”于一体的三级甲等综合性医院。

从 1974 年 5 月我国首例婴儿补心术后至今，新华医院一代又一代医学专家致力于福泽更多患儿，他们提高技术，努力创新，挑战一个又一个医学禁区。2018 年 7 月 17 日，新华医院胎儿宫内治疗多学科团队为一个孕 31 周＋6 的胎儿进行了亚洲首例单中心胎儿宫内主动脉瓣球囊扩张术，获得成功，从而推动了胎儿宫内治疗的发展，使早期治疗胎儿结构性先天性畸形迈出了新的一步。

胎儿宫内的心脏手术到底怎么做？

2018 年 7 月 17 日上午 9 点 05 分，亚洲首例单中心独立完成的胎儿先天性重度主动脉瓣狭窄宫内球囊扩张手术即将开始。

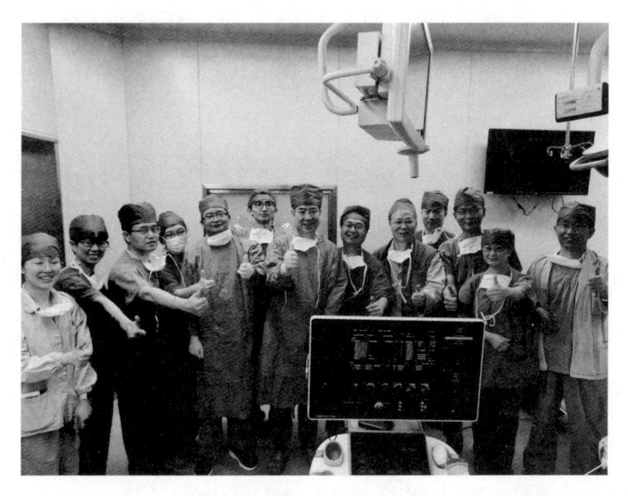

图 28－1 2018 年 7 月 17 日，亚洲首例单中心独立完成的胎儿先天性重度主动脉瓣狭窄宫内球囊扩张手术

接受手术的是一位孕 32 周的准妈妈，她腹内的宝宝患有极重度主动脉瓣狭窄。这个情况是在 8 周前的一次产检时发现的，当胎儿超声医生详细地向她解释了病情后，这位准妈妈依然强烈要求保留这个新生命，遂转至新华医院小儿心血管科陈笋主任处，尽一切可能为孩子争取生的希望。

先天性主动脉瓣狭窄约占先心病的 3%－6%，胎儿如果在孕早期就发生主动脉瓣狭窄的话，随着孕周的增长，左心室由于充盈血量持续降低，最终可能导致进行性发育不良和衰竭，形成左心发育不良综合征(HLHS)。HLHS 患儿出生后只能选择 Norwood 分期手术或 Hybrid 分期手术才有可能长期存活，而这两种手术方式一期死亡率仍在 20% 以上，即使完成了三期手术也只能建立以右心室供应体循环的单心室循环，且术后患儿远期预后不佳。

在新华医院密切观察到孕 31 周时，胎儿主动脉瓣压差由 25mmHg 逐渐升高到近 90mmHg，左右心室也逐渐比例失调，同时出现了心包积液和二尖瓣反流，所有迹象均表明，胎儿的主动脉瓣狭窄向极重度的方向发展。如不干预，极有可能危及胎儿的生命。在经过医院严格的医学评估和伦理审查后，在准父母的坚决要求下，新华医院决定为他们施行胎儿宫内心脏介入治疗(FCI)。

胎儿宫内心脏介入治疗FCI技术难度极高，国际仅少数研究中心能够独立开展。新华医院的此例手术由新华医院院长、小儿心血管学科带头人孙锟教授、小儿心血管科主任陈笋、武育蓉主任医师，妇产科主任汪希鹏、妇产科王磊副主任医师，麻醉科主任石学银、张成密医生等多学科专家团队共同实施。术前，经过团队反复研究，已经制定了“胎儿宫内干预”“必要时剖宫产”，以及“出生后马上治疗”等三套预案。

腹中的宝宝仿佛懂得爸爸妈妈和医生团队想要“救活他”的强烈信念。他“选”了一个非常有利于手术的位置，安静地“躺着”。B超确认了胎儿位置后，手术团队各司其职。

在准确穿刺脐血管麻醉后，妇产科王磊副主任医师很快将穿刺针通过孕妈妈的肚皮、子宫、胎儿胸壁，最终把穿刺针送到胎儿左心室。紧接着，小儿心脏科医生孙锟教授、陈笋主任将扩张导丝和球囊送至左心室，微调导丝顺利通过严重狭窄的主动脉瓣，把扩张球囊送到位置以后，扩张狭窄的主动脉瓣。

整个操作仅用了短短30分钟的时间。妇产科汪希鹏主任、小儿心脏外科鲁亚南主任、新生儿科张拥军主任在旁保驾护航，准备万一出现紧急情况，在30秒到1分钟内确保胎儿剖腹娩出，紧急进行EXIT手术。

手术过程中没有出现胎儿心率下降等并发症，手术顺利结束后，胎儿心率无明显变化，主动脉跨瓣流速降至3m/s，压差降至36mmHg，主动脉瓣狭窄由极重度减轻为轻到中度，极大地促进了胎儿左心发育，减轻了胎儿心脏负荷，为出生后的进一步手术治疗提供了有利条件。术后即刻，胎儿心超检测到少量心包积液，左室壁厚度2.7mm，右室壁厚度2.9mm，观察一小时后，心包积液无明显变化，胎儿情况稳定，孕妇无明显不适，转至产科病房后密切观察，目前母胎情况均良好。

30分钟的背后是3年

台上一分钟，台下十年功。临床医学的创新，需要训练的时间岂止十年。在过去很长一段时间内，遇到极重度主动脉瓣狭窄的胎儿，国内很多医院都会选择放弃治疗及建议终止妊娠。但在国际上，情况早就发生了变化。

1991年，Maxwell D等报道了第一例宫内心脏介入治疗病例，迄今国际上已相继报道超过200例的临床病例，其中主动脉瓣球囊扩张术占大多数，技术成功率在50%以上。胎儿心脏介入治疗FCI，是指在胚胎心脏及大血管形成不可逆病变之前进行的介入治疗。FCI的主要目的之一就是防止单心室循环的形成，提高胎儿出生后双心室循环建立的可能。

宫内心脏介入手术复杂，难度高，需要小儿心血管科、妇产科、新生儿科和麻醉科等多学科的全力合作配合，因此，国际上能开展该技术的研究中心很少，能独立开展的更少。经现有数据库检索，此前未有亚洲地区的医疗机构报告完成过这一手术。

孙锟教授说："新华医院小儿心血管团队等这一刻其实已经等了30年，准备了整整3年。"以往，每次看着一出生就生命垂危的宝宝，新华医院的小儿心血管团队的医生们就心痛不已。一些老专家很早就开始设想，能不能把治疗关口再次前移，到妈妈子宫里去做手术。

随着国际医疗交往日益频繁，一些曾经到过波士顿儿童医院进修的儿科医生们也希望获得学习的机会。但与所有的高科技一样，最高端的技术竞争往往也是极为激烈的。所有的宫内手术都是闭门手术。新华医院的医生们只能自力更生，自学加摸索。

产科王磊医生记得大约在3年前，团队获得了一个课题项目，拥有了一笔小额的课题经费。"钱虽然少，但毕竟可以买羊了。"动物实验是团队必须要经历的，也是至关重要的学习过程。

陈笋说："动物房的师傅们好不容易帮忙买了一头怀孕的羊，大家都兴高采烈地赶来做实验。"然而，B超一超，羊的子宫在哪里？找了半天，这群人类的产科专家、心脏专家、B超专家，都遍寻不到胎羊的踪迹。"整整搞了一个晚上，最终证实，这头羊只是胖，并没有怀孕。"王磊说，"明明大腹便便，怎么就没怀孕呢?!"

可笑又可气的是，同一个坑，还得跳两次。第二头买来的"胎羊"，仍然只是胖！

直到第三次，胎羊终于找到了。可是，为了能让球囊准确进入主动脉瓣的位置，穿刺针必须穿到心脏的心尖上，这根针到底该怎么穿？胎羊哪个体位是最好的？"我们研究了半天，还是孙锟教授功底深厚，胆大心细。"他确定了一条路线，果断地进针，并且准确地穿到了心尖。"这第一针居然就这么穿成了。"王磊还记得，孙锟教授穿刺成功后，就离开动物房了，临行前说："如何复制，就看你们的了！"

即便是复制，亦有挑战。复制成功，还有一系列的难题要解决，怎么给胎儿麻醉，用多少麻醉剂量，才能让飘在水里的宝宝不动弹？万一胎儿在术中有意外，又该如何抢救？通过不断地尝试，宫内胎儿治疗攻关团队一一找到了相应的解决方案。这段时间整整用了3年。

孙锟说："刻苦创新，始终走在学科发展的潮头，是新华医院围产医学历来的传统，今天的我们不仅要秉持传统，还要融合发展，打造胎儿宫内治疗的多学科团队，以期获得1+1远大于2的效果。"

胎儿宫内团队初具规模

创新始终引领学科的发展。

新华医院小儿心血管科创建于20世纪70年代，是国内最早开展小儿先天性心脏病诊治工作的临床专科。在老一辈专家刘薇廷教授、丁文祥教授的带领下，经过40多年的艰苦创业，新华医院小儿心脏病专业从无到有，逐步形成了系统化的学科体系和结构完整的学科梯队，逐渐发展为集医、教、研一体的国内一流的小儿心脏病诊疗中心。

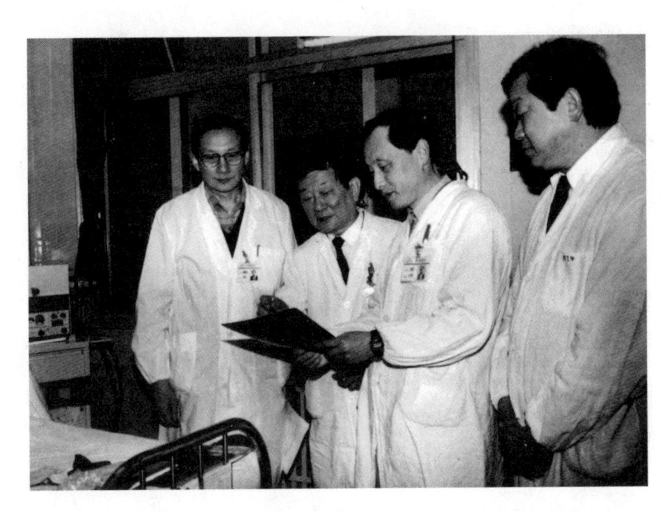

图 28-2 苏肇伉、丁文祥、陈树宝和周爱卿（左起）正在查房讨论

1971年10月，周爱卿教授回到新华医院筹建小儿心血管学组，主要方向是婴幼儿先天性心脏病诊治；1972年5月，第一例心导管检查为继发孔型房间隔缺损患儿，由周爱卿、张欢如医师完成，明确诊断后行外科手术治疗，从此在临床对先心病患儿逐步开展心导管检查。1981年，周爱卿和刘薇延医师在国内首次对生后8天的完全性大动脉转位新生儿，成功进行球囊房隔造口术，开创了国内小儿先天性心脏病的介入治疗。1999年，小儿心血管科开展导管射频消融和经心内膜永久起搏器植入术，并成为国内小儿心律失常诊治中心之一。2001年，周爱卿医师等首先报告应用Amplatzer封堵器封堵小儿肌部室间隔缺损。2003年，周爱卿医师参与并主持制定了我国第一版先天性心脏病经导管介入治疗指南。2004，新华医院最早开始报道复杂先天性心脏病内外科镶嵌治疗，进一步提高小儿先天性心脏病诊治水平。目前，新生儿及小婴儿危重先天性心脏病的介入治疗是新华医院儿科心血管的特色和优势，一直走在全

国的前列。近年来，随着胎儿超声心动图检查的应用和推广，一些危重先心病患儿能够在出生后第一时间得到及时诊治，尤其是上海交通大学医学院附属新华医院利用该院“妇儿一体的优势”，成立“先心病千天计划”，开展了较多的新生儿危重先心病的介入治疗。

同样有着卓越发展史的是新华医院的妇产科。这个学科于1958年成立，由老一辈学科带头人田雪萍、周郅隆、刘棣临等教授缔造。20世纪70年代末，新华医学妇产科在国内率先提出围产医学的理念，尤其对高危孕妇及其胎婴儿重点监护，力求“养一个、活一个、优一个”，是我国围产医学的发源地。近年来，新华医院妇产科更是经上海市卫计委批准的产前诊断中心，在产前筛查、产前诊断、胎儿异常孕期保健及围生期诊治方面积累了丰富经验。

新华医院产前诊断检测实验室是由检验科、儿研所、产前诊断中心等多个科室联合建立的综合性实验室，在上海市产前诊断领域一直居于领先水平，并处于全国先进水平。自2013年以来，新华医院妇产科联合儿外科又开展了宫外产时手术(EXIT)120余例，是国内开展此类手术最多的医院。

整合两大学科团队的力量，在上海市卫生健康委员会的公共卫生三年行动计划资助下，新华医院牵头，联合复旦大学附属妇产科医院，国际和平妇幼保健院，上海市第一妇婴保健院，仁济医院及长宁妇幼保健院，建立了上海市围产期先心病诊治中心，儿家中心共完成胎儿先心筛查2万余例，完成新生儿期危重先天性心脏病介入及手术治疗近300例。

这一切为胎儿宫内治疗的发展奠定了坚实的基础。

胎儿宫内治疗将向更深层次发展

2018年8月29日上午8点，新华医院的一间普通的手术室吸引了众人的目光，亚洲首例胎儿宫内主动脉瓣球囊扩张术的男宝宝出生了！他哭声响亮，体重 3980 克(7 斤 9 两)，新生儿评分 10 分，身体发育轨迹与健康新生儿一样。

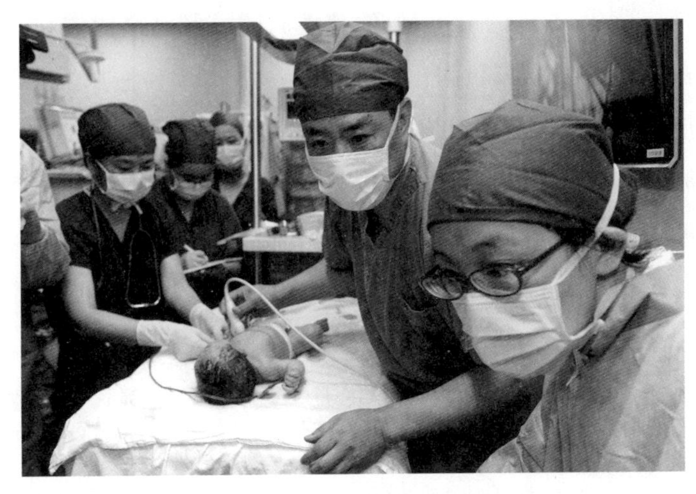

图 28－3　2018 年 8 月 29 日，亚洲首例胎儿宫内主动脉瓣球囊扩张术的男宝宝出生，并行心脏超声检查

宝宝出生后的第一时间，新华医院小儿心血管科学科带头人孙锟教授、小儿心血管科主任陈笋就开始为小宝宝做新生儿心脏超声评估。经过评估，这个宝宝原本重度的主动脉狭窄经过宫内治疗，已转为轻到中度主动脉狭窄。孙锟教授说："他的治疗效果好于预期，我们的宫内球囊扩张术将接近闭锁的主动脉瓣成功打开，经过在母体内 7 周的生长，瓣口直径增大到原来的两倍以上，可以让足够的血流顺利通过。"

不仅如此，子宫内 7 周的生长极为神奇，宝宝左侧乳头下原本应有一个宫内手术时穿刺的针眼，但如今已经没有任何痕迹。孙锟教授介绍，宫内治疗解决了三个问题：第一，救命。当时在宫内这个宝宝的心脏已经出现心包积液，心功能衰竭，宫内的主动脉瓣扩张术纠治了这一情况；第二，生长。经过扩张后的血管和心脏进一步发育；第三，机遇。经过这样的治疗，可以为宝宝赢得手术时机。

2019 年 4 月 10 日上午，新华医院胎儿宫内诊治多学科团队再次突破，又完成了一例先天性肺动脉闭锁胎儿的宫内治疗。这标志着，新华医院胎儿先心病介入治疗范围已趋完整,这有望令一些患有严重心脏病的胎儿赢得一次“活得更好”的机会。

这是一个孕30周的宝宝,他的肺动脉瓣已经完全闭锁,三尖瓣重度反流、右心房极度扩大,心胸比0.45以上,并出现4毫米心包积液,皮肤也有轻度水肿的表现。经胎儿宫内多学科团队会诊后,决定为该孕妇实施宫内肺动脉瓣球囊成形术。这次手术由于肺动脉瓣呈完全闭锁状态,肺动脉瓣下的流出道也明显狭窄,穿刺针必须通过几乎和胸骨平行的流出道,刺穿只有4毫米的肺动脉瓣,这对胎儿体位和医生的水平都有极高的要求。

术中还一度出现险情,由于准备充足,新华手术团队当机立断,积极干预,解除危象。30分钟后,术中心脏超声提示,胎儿已经闭锁的肺动脉瓣被成功打开,前向血流增加,三尖瓣反流程度减轻,返流峰值流速也明显下降。术后一天,胎儿再未出现心包积液,心跳稳定有力,产妇无并发症。手术获得成功。

胎儿肺动脉瓣狭窄是在东方人当中相对常见的先天性心脏病,大多数愈合良好,出生后通过经皮的介入治疗就可以获得根治的效果。但部分重度的肺动脉瓣狭窄甚至闭锁会导致右心室发育不良,严重的右心室发育不良导致出生后只能进行单心室修补,远期预后欠佳,少数胎儿会逐渐出现心衰,甚至胎儿期夭折。

孙锟教授说:“胎儿在宫内是否适合治疗需要经过严格而科学的产前评估,既要保护好胎儿,更要保护好孕妇。这一技术的发展最终会令更多严重的先心病孩子有治疗的机会,或是生活质量更高的机会。”

新华医院小儿心血管科主任陈笋说:“在中国,治疗先心病患儿的方法及预后效果都越来越好了,希望怀孕家庭在听说胎儿有先心病的时候,不要轻言放弃。”

新华医院作为中国围产医学的发源地,作为国内率先开展儿童先天性心脏病诊治的医院,近年来,新华人努力攻克子宫内先天性心脏病的治疗，这一夙愿如今终于得以实现。至此，新华医院充分发挥大型综合性医院中强大的儿科学科优势，正式建立了先天性心脏病从胎儿期、围生期、婴幼儿期直至成人期的完整的全生命周期的诊断治疗体系，且该体系不仅仅关注早诊断，早发现、早治疗，而且更关注先心病患儿的体能、智力、言语等康复和全潜能的发育，提高先心病患者的生活质量。这也是国内仅有的能够完成这一体系建设的医疗机构。

（施嘉奇）